国家卫生健康委员会"十四五"规划教材

全国高等学校教材

供本科护理学类专业用

口腔保健与护理

主　编　李秀娥　毛　靖

副主编　毕小琴　刘　蕊　谢培豪

编　者　（以姓氏笔画为序）

于　洋　锦州医科大学附属第一医院	刘东玲　吉林大学口腔医学院
王　鸣　首都医科大学口腔医学院	苏哲君　承德医学院附属医院
王春丽　北京大学口腔医学院（兼编写秘书）	李秀娥　北京大学口腔医学院
毛　靖　华中科技大学同济医学院口腔医学院 /	吴红梅　南京医科大学附属口腔医院
护理学院	侯雅蓉　南方医科大学口腔医院（广东省口腔医院）
古文珍　中山大学附属口腔医院	侯黎莉　上海交通大学医学院附属第九人民医院
石兴莲　遵义医科大学口腔医学院 / 附属口腔	俞雪芬　浙江大学医学院附属口腔医院
医院	贾丽琴　赤峰学院附属医院
毕小琴　四川大学华西口腔医院	郭三兰　华中科技大学同济医学院附属同济医院
吕艾芹　山东大学口腔医学院	谢培豪　广东医科大学
刘　蕊　空军军医大学第三附属医院	谭晓娟　天津医科大学口腔医（学）院

人民卫生出版社

·北　京·

图书在版编目（CIP）数据

口腔保健与护理 / 李秀娥，毛靖主编. —北京：
人民卫生出版社，2022.11（2024.8 重印）
　ISBN 978-7-117-33979-7

　Ⅰ. ①口…　Ⅱ. ①李…②毛…　Ⅲ. ①口腔－保健－
高等学校－教材②口腔疾病－护理－高等学校－教材
Ⅳ. ①R780.1②R473.78

　中国版本图书馆 CIP 数据核字（2022）第 205653 号

人卫智网　www.ipmph.com	医学教育、学术、考试、健康， 购书智慧智能综合服务平台	
人卫官网　www.pmph.com	人卫官方资讯发布平台	

口腔保健与护理
Kouqiang Baojian yu Huli

主　　编：李秀娥　毛　靖
出版发行：人民卫生出版社（中继线 010-59780011）
地　　址：北京市朝阳区潘家园南里 19 号
邮　　编：100021
E - mail：pmph @ pmph.com
购书热线：010-59787592　010-59787584　010-65264830
印　　刷：人卫印务（北京）有限公司
经　　销：新华书店
开　　本：850×1168　1/16　　印张：18　　插页：4
字　　数：533 千字
版　　次：2022 年 11 月第 1 版
印　　次：2024 年 8 月第 2 次印刷
标准书号：ISBN 978-7-117-33979-7
定　　价：65.00 元

打击盗版举报电话：010-59787491　E-mail：WQ @ pmph.com
质量问题联系电话：010-59787234　E-mail：zhiliang @ pmph.com
数字融合服务电话：4001118166　E-mail：zengzhi @ pmph.com

第七轮修订说明

2020年9月国务院办公厅印发《关于加快医学教育创新发展的指导意见》(国办发〔2020〕34号)，提出以新理念谋划医学发展、以新定位推进医学教育发展、以新内涵强化医学生培养、以新医科统领医学教育创新，并明确提出"加强护理专业人才培养，构建理论、实践教学与临床护理实际有效衔接的课程体系，加快建设高水平'双师型'护理教师队伍，提升学生的评判性思维和临床实践能力。"为更好地适应新时期医学教育改革发展要求，培养能够满足人民健康需求的高素质护理人才，在"十四五"期间做好护理学类专业教材的顶层设计和规划出版工作，人民卫生出版社成立了第五届全国高等学校护理学类专业教材评审委员会。人民卫生出版社在国家卫生健康委员会、教育部等的领导下，在教育部高等学校护理学类专业教学指导委员会的指导和参与下，在第六轮规划教材建设的基础上，经过深入调研和充分论证，全面启动第七轮规划教材的修订工作，并明确了在对原有教材品种优化的基础上，新增《护理临床综合思维训练》《护理信息学》《护理学专业创新创业与就业指导》等教材，在新医科背景下，更好地服务于护理教育事业和护理专业人才培养。

根据教育部《关于加快建设高水平本科教育 全面提高人才培养能力的意见》等文件要求以及人民卫生出版社对本轮教材的规划，第五届全国高等学校护理学类专业教材评审委员会确定本轮教材修订的指导思想为：立足立德树人，渗透课程思政理念；紧扣培养目标，建设护理"干细胞"教材；突出新时代护理教育理念，服务护理人才培养；深化融合理念，打造新时代融合教材。

本轮教材的编写原则如下：

1. 坚持"三基五性"　教材编写坚持"三基五性"的原则。"三基"：基本知识、基本理论、基本技能；"五性"：思想性、科学性、先进性、启发性、适用性。

2. 体现专业特色　护理学类专业特色体现在专业思想、专业知识、专业工作方法和技能上。教材编写体现对"人"的整体护理观，体现"以病人为中心"的优质护理指导思想，并在教材中加强对学生人文素质的培养，引领学生将预防疾病、解除病痛和维护群众健康作为自己的职业责任。

3. 把握传承与创新　修订教材在对原有教材的体系、编写体裁及优点进行继承的同时，结合上一轮教材调研的反馈意见，进一步修订和完善，并紧随学科发展，及时更新已有定论的新知识及实践发展成果，使教材更加贴近实际教学需求。同时，对于新增教材，能体现教育教学改革的先进理念，满足新时代护理人才培养在知识结构更新和综合能力提升等方面的需求。

4. 强调整体优化　教材的编写在保证单本教材的系统和全面的同时，更强调全套教材的体系性和整体性。各教材之间有序衔接、有机联系，注重多学科内容的融合，避免遗漏和不必要的重复。

5. **结合理论与实践** 针对护理学科实践性强的特点,教材在强调理论知识的同时注重对实践应用的思考,通过引入案例与问题的编写形式,强化理论知识与护理实践的联系,利于培养学生应用知识、分析问题、解决问题的综合能力。

6. **推进融合创新** 全套教材均为融合教材,通过扫描二维码形式,获取丰富的数字内容,增强教材的纸数融合性,增强线上与线下学习的联动性,增强教材育人育才的效果,打造具有新时代特色的本科护理学类专业融合教材。

全套教材共 59 种,均为国家卫生健康委员会"十四五"规划教材。

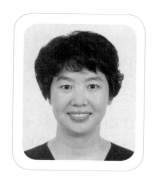

李秀娥，主任护师，硕士研究生导师，北京大学口腔医院党委委员、护理部主任。兼任国家卫生健康标准委员会医院感染控制标准专业委员会委员、国家健康科普专家库专家、中华护理学会口腔科护理专业委员会主任委员、北京护理学会口腔专业委员会主任委员、中华口腔医学会口腔护理专业委员会主任委员、中国生命关怀协会人文护理专业委员会副主任委员，北京口腔医学会口腔护理专业委员会副主任委员、中国研究型医院学会护理分会理事、全国护理学专业临床学术专家指导委员会常务委员等。

主要研究方向：口腔护理、护理管理。曾牵头起草中华口腔医学会行业标准2项，承担科研项目11项，在核心期刊发表论文80余篇，获专利3项，编写书籍23部。

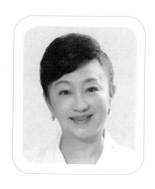

毛靖，博士，教授，主任医师，护理学与口腔医学博士、博士后导师，华中科技大学同济医学院护理学院院长、口腔医学院副院长，口腔颌面发育与再生湖北省重点实验室副主任。国际牙医师学院院士、教育部口腔医学、护理学类专业教学指导委员会委员。

主要研究方向：护理教育、老年护理、口腔正畸、口腔生物材料和颅颌面再生修复等多学科领域。发表论文145篇，SCI论文51篇，主编、副主编国家"十三五"规划教材、中国医疗卫生事业发展报告、中国健康政策与新医改研究丛书等教材与专著16部，获国家发明专利1项、实用新型专利2项，主持国家自然科学基金、教育部重大项目等33项，获湖北省科技进步一等奖、二等奖和三等奖各1项，湖北省教学成果一等奖1项。

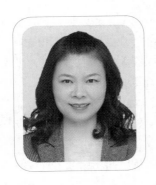

毕小琴，教授，硕士生导师，医学博士，四川大学华西口腔医院护理部副主任。四川省卫健委学术技术带头人、教育部研究生教育评估监测专家、中华护理学会口腔科护理专业委员会副主任委员、中华口腔医学会口腔护理专业委员会副主任委员、四川省护理学会口腔护理专业委员会主任委员、四川省口腔医学会口腔护理专业委员会主任委员。

主要研究方向：口腔临床护理、护理管理。发表论文 100 余篇；出版专著、教材 31 部，其中主编 8 部。负责主持省部级课题 12 项。获全国教育系统教学成果大赛一等奖、四川省医学科技进步三等奖等。

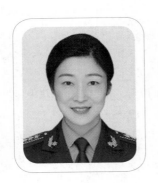

刘蕊，副主任护师，口腔临床医学硕士，硕士研究生导师，空军军医大学第三附属医院护理部主任。中华护理学会口腔科护理专业委员会副主任委员，中华口腔医学会口腔护理专业委员会副主任委员，中国人民解放军护理专业委员会副组长，陕西省护理学会口腔护理专业委员会主任委员。

主要研究方向：口腔护理、护理管理、手术室护理。获得中华护理学会科技三等奖、军队医疗成果奖，承担军队及省部级课题 6 项，发表源期刊论文 50 余篇，获批专利 10 余项，主编及参编学术专著、团体标准 10 部。担任多个护理源期刊编委。

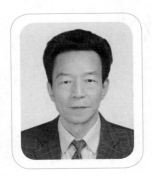

谢培豪，主任医师、教授，硕士研究生导师，广东医科大学教务处处长。曾获广东省科技进步奖三等奖，广东省教学成果奖二等奖，广东省高等教育学会第一届优秀高等教育研究成果奖三等奖。

主要研究方向：口腔临床管理与研究。发表论文 40 余篇，主持各级课题 10 项；主编出版专著、教材 7 部，参编 4 部。

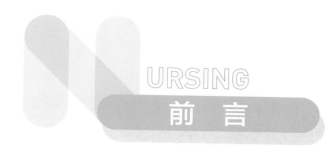

　　口腔保健与护理是口腔医学和护理学交叉形成的一门年轻学科，它既包括了护理学的基础理论和基本实践内容，又突出了口腔医学的专业特点和专业技巧。口腔护理是口腔医疗服务环节中不可或缺的重要组成部分。随着口腔医学的进步，口腔护理技术也在不断地更新完善。本教材是以护理本科生的培养目标为依据，以提升学生能力和素质为中心，精心编写的适用于本科护理学类专业的教材。

　　本教材把立德树人作为教育的根本任务，发挥教育在培育和践行社会主义核心价值观中的重要作用。依据教育部高等学校护理学类专业教学指导委员会制订的教学标准，紧扣护理学本科教育的培养目标，坚持以学生为中心，以能力培养为导向，建设融"知识、能力、素质"于一体、体现护理专业特色、渗透人文精神和情怀的口腔科护理学教材。同时，在教材中融入"大健康""全生命周期"等理念，更好地服务于高质量护理人才培养。

　　全书共分 25 章，系统、全面地介绍了口腔护理基础理论、基础技术、常见口腔疾病的预防保健及护理等内容，循序渐进，与临床紧密结合，从理论和实践上提高学生对口腔疾病的认识和护理水平，培养适应当代口腔护理发展需要的专业性人才。

　　本教材依据学科发展趋势，在编写体例上以护理程序为编写框架，体现口腔护理的连续性、整体性、系统性。章前设立学习目标，有助于学生明确学习重点与难点；重点口腔疾病采用经典案例导入情境与思考的方式，引导学生建立口腔科护理的临床思维方法；正文中设置"知识拓展"的模块，引导学生对学科前沿趋势、相关领域研究热点、最新研究成果等进行更深层次的思考，鼓励学生发散性思维；章后设置思考题，引导学生运用知识去思考和实践。此外，每章均配有数字资源，通过扫描章首二维码可以获取包括教学课件、目标测试题、案例护理解析及口腔护理技术视频等数字内容，以增强教材的生动性和多样性，旨在为学生提供一个课程学习的立体化平台。

　　本教材在编写过程中，得到了所有参编院校领导、同仁的帮助和支持，谨致以真诚的感谢！由于时间和水平所限，本书难免存在不足之处，敬请护理界同仁和广大读者批评指正。

李秀娥　毛　靖

2022 年 5 月

NURSING
目 录

第一章

绪　论

01章　数字内容

学习目标

知识目标：

1. 掌握口腔护理进入萌芽阶段的标志性特点。

2. 熟悉口腔护理发展的 3 个阶段。

3. 了解口腔护理进入专业化阶段后的主要变化；我国口腔护理目前所处的发展阶段；我国口腔护理的工作任务及特点。

能力目标：

通过了解口腔护理目前发展现状和存在问题，理解口腔护理未来的发展趋势。

素质目标：

理解口腔护理发展及专业特点，具备传承创新的素养。

第一节 口腔护理发展简史

口腔护理学是护理学与口腔医学相互交叉融合形成的护理分支学科。随着口腔医学技术的发展和护理理念的转变，口腔护理的内涵和外延在不断演变。由于经济、文化等因素的影响，不同国家口腔护理发展情况各不相同，但其发展大致分成早期口腔护理萌芽、口腔护理专业化形成、口腔护理专科化发展3个阶段。

一、口腔护理发展的3个阶段

（一）早期口腔护理萌芽阶段

在古代，人类就出现了口腔疾患和口腔护理活动。公元前500年，简帛医书《养生方》曾记载："朝夕啄齿不龋"。公元25年，《金丹全书》记载："今人漱齿每以早晨，是倒置也。凡一日饮食之毒，积于齿缝，当于夜晚洗刷，则污垢尽去，齿自不坏"。秦汉时期，食物种类变得丰富，漱口难以满足口腔清洁的需要，民间开始流行揩齿，并发明了剔牙和刷牙用具。敦煌莫高窟196窟有一幅公元900年晚唐壁画——揩齿图，展示了当时揩齿的场景。1578年，《本草纲目》记载了"柳枝祛风消肿止痛，其嫩枝削为牙杖，剔齿甚妙"。在我国出土的辽驸马卫国墓的陪葬品里也发现了骨制牙刷柄。国外也有保持牙齿健康的记载，如意大利德托马斯（Cinto d' Amato）1632年出版的《勤勉发匠之所有新颖有用的医疗执行》提及了："每人应于清晨洗净牙齿，否则牙会变色并覆盖上一层牙垢，导致蛀牙或牙脱落"。可见，18世纪以前，人类已初步积累了口腔保健与护理经验，发明了口腔护理用具，但此时牙医学尚未形成一门学科，牙科从业者多为非专业人员，并未出现牙科辅助人员。

1728年，"现代牙医学之父"Pierre Fauchard出版了世界第一本牙科专著《外科——牙医学》，将牙科独立为一门专业学科。18世纪后，口腔疾患的治疗手段迅速发展，治疗内容和过程较之前繁多复杂，医生对诊治中的辅助需求不断增加，开始招募并培训口腔辅助人员。1885年，美国牙科医生C. Edmund. Kells开始雇佣"女助理"，进行辅助治疗和诊所的日常管理。其他牙医也纷纷将教师、护士等其他职业女性培训为诊所的助理。1840年前后，西方近代牙医学传入中国。1911年，加拿大林则博士在我国成都建立四圣祠牙症专科医院，开始招收牙医助手从事技工工艺、洁牙和椅旁辅助等工作。1921年，日本开始培养可协助医生进行口腔疾病预防及治疗的护士。随着牙科辅助人员在世界各地陆续出现，口腔护理开始进入萌芽阶段，但此时专业教育发展滞后，辅助人员多由牙科医生招募并培训，缺乏系统的口腔专业知识和技能。

（二）口腔护理专业化形成阶段

在专业化形成阶段，出现了口腔辅助人员专业培训项目、执业资格认证机制和专业学术组织，辅助人员能完成专业、高效的诊疗配合和初级预防保健工作，口腔护理逐步规范并走向专业化。

1. 设置并开展专业培训 1913年美国牙科医生Alfred C. Fones创建第一所牙科卫生士学校，培养可从事洁牙等预防性操作的牙科卫生士。其他国家纷纷效仿并开展牙科辅助人员的专业培训。1921年，新西兰开始培训牙科护士，为学校儿童提供基础口腔保健服务。1923—1974年，挪威、英国和日本等国家也开展了学制1～4年的牙科（齿科）卫生士培训和牙医助理培训。

直至20世纪70—80年代，我国开始出现专业的口腔辅助人员培训。1978年，香港理工学院在菲腊牙科医院开设口腔卫生士和牙医助理员培训。当时，我国内地主要由护士承担诊疗辅助和疾病护理工作。20世纪80年代，上海第二医学院口腔医学系曾招收培养了6届口腔卫生士学生。1986年，北京医科大学附属卫生学校开设口腔护理专业方向，招收了6届学制3年或4年的全日制中专护生。2001年，四川大学华西口腔医学院从全国招收了2届3年制的口腔护理方向大专护生。个别高等职业院校也基于临床需求，尝试在护士培养中增加口腔护理课程。2004年，吉林大学、四川大学开始培养口腔护理方向硕士研究生。除自主开设的全日制培训外，浙江大学还尝试与国外高校开设口腔卫生士联合培养项目。虽然进行了诸多尝试，但目前我国的口腔护理教育仍主要采用护理学历教育和口腔护理继续教育相结合的方式。

2. 完善临床辅助模式 20世纪40—50年代，机电和人机一体化的口腔综合治疗台与气动涡轮牙科手机相继出现，对口腔医学和诊疗模式产生了深远影响，团队治疗成为口腔治疗的重要模式。随着四手操作理念及其核心理论的相继提出，我国也陆续开展了医护协同的四手操作。牙医助理（口腔护士）的工作内容由巡回辅助改为一对一、个性化的护理配合，辅助工作更加专业、高效，患者的就诊舒适度显著提高。

3. 执业资格认证和专业学术组织成立 随着专业队伍不断壮大，1948年之后，各国陆续设立专门机构负责口腔辅助人员的考核及认证，如美国牙医助理协会认证委员会（Certifying Board of the American Dental Assistants Association）、英国牙科管理委员会（General Dental Council，GDC）等，并成立了专业协会和联盟。中华护理学会成立了口腔及五官科护理专业委员会，是我国最早成立的口腔护理专业学术组织。目前，我国还未建立口腔护士执业认证机制，其注册和认证由地方卫生行政部门参照护士执业注册要求进行。

（三）口腔护理专科化发展阶段

1997年，世界卫生组织（World Health Organization，WHO）在《关于全球护理实践发展》一书中阐述：当今护理发展较为迅速，一是教育水平的提高，二是与教育水平同步发展的专业程度不断提高。随着口腔保健需求多样化的增加，口腔护理的专业内涵不断丰富，向疾病预防领域拓展，并逐渐出现了正畸、种植、牙周和儿科等口腔亚专科方向牙医助理或齿科卫生士的培训和认证。我国目前还未进入口腔护理专科化发展阶段。随着对专科护理人才培养的重视，部分口腔诊疗机构和中华护理学会尝试开展了"口腔专科护士培训项目"，但该类培训主要为口腔全科培训层面，未深入到口腔亚专科培训。

二、我国口腔护理的发展趋势

《第四次全国口腔健康流行病学调查报告》显示：我国人群龋病、牙周病等慢性口腔健康问题仍较突出，居民的口腔健康维护面临严峻挑战。2016年，《"健康中国2030"规划纲要》颁布，以人民健康为中心、以基层为重点、以预防为主的健康中国战略给我国口腔护理发展带来前所未有的机遇和挑战。

1. 口腔护士执业准入机制的建立 口腔护士的准入直接关乎口腔护理质量和诊疗安全。目前很多国家的口腔辅助人员为独立的职业角色，有明确的执业准入机制。我国的口腔护士目前执行的是护士执业准入，无口腔专业培训相关要求。由于我国的口腔护士既要对门诊患者进行诊疗辅助，还要对口腔颌面外科病房患者进行围手术期护理，因此，为了适应未来专业发展的需要，现阶段可考虑与院校护理教育结合起来，通过全国统一的口腔护士准入考核和护士执业注册相结合的方式完成口腔护士的执业准入。随着口腔护理学科的发展，逐步形成国家层面独立的口腔护理执业认证。

2. 口腔护理教育的转变 专业的生存与发展离不开教育。目前，我国口腔护士的专业教育以入职后的继续教育为主，部分院校在口腔护理方向的高等职业教育和专业学位硕士研究生教育方面进行了探索。未来，口腔护理教育仍是需要重点关注和改革的方向，可通过统一行业的职责范围，基于岗位核心胜任力建立大专、本科和硕士研究生等多个层次的学历教育课程体系，建设国家级规划教材等举措，不断推动我国的口腔护理教育的发展，使专业教育更好地助力口腔临床护理工作。

3. 口腔护士工作职能不断拓展 我国的口腔护士主要从事诊疗辅助工作。随着口腔诊治和保健需求的增加，口腔护士可在传统职能的基础上逐步涵盖口腔影像资料的留取、印模制取、模型灌注和氟化物涂布等辅助工作，让医生有更多时间从事复杂口腔疾病的诊治，在一定程度上缓解口腔保健的供求矛盾。同时，随着健康中国战略的提出、"互联网＋护理"的推进和护士多点执业的实施，未来口腔护士也可能在满足临床辅助需求的同时，逐步向社区人群全生命周期口腔健康管理等保健领

 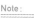

域拓展,在口腔疾病初级预防保健工作中承担重要的角色,实现人群口腔健康的良性循环。

4. 口腔护理逐步向专科化方向发展 我国的口腔护理处在专业化发展阶段。随着专业化发展的推进,我国也会逐步过渡到专科化发展阶段,在全科口腔护士的基础上,分化出预防保健、牙周、正畸和语音训练等具备不同口腔亚专科知识和技能的护士,其职责范围也会向专科方向拓展。

总之,我国的口腔护理发展尚有诸多需要完善和发展的领域。结合我国国情,积极借鉴其他专业人员的培养与实践经验,相信可以走出一条具有中国特色的口腔护理发展道路。

第二节 我国口腔护理的工作任务及特点

随着医学模式由传统的生物医学模式向生物 - 心理 - 社会医学模式转变,口腔健康的概念及口腔卫生需求也发生了相应转变。新的口腔健康模式为:预防口腔疾病,保护和维护自身完好的牙颌系统,建立良好的口腔卫生习惯,增强自我口腔保健能力。口腔专科护士为口腔保健团队的重要成员,在促进不同人群全生命周期口腔疾病的预防和健康维护方面发挥重要作用。

一、口腔护理的工作任务

(一)口腔疾病诊治期间患者的护理

在我国仍以疾病治疗为主的工作模式下,口腔疾病诊治期间患者的护理是口腔专科护士重要的工作任务之一。

1. 口腔门诊椅旁辅助和患者管理工作 给患者提供全流程的诊疗护理服务,包括患者的预约、接诊与分诊,门诊治疗的护理配合、患者心理护理和治疗后的复诊与随访等,这些辅助配合可提高门诊的诊疗效率和患者满意度。

2. 应急和急救事件的处置与抢救 及时发现和处置跌倒、晕厥、过敏性休克、误吞误吸等突发急救事件,协助医生开展抢救。

3. 口腔颌面外科患者围手术期护理 包括健康宣教、术前评估与准备、术后病情观察、用药治疗、护理风险评估、康复指导等内容,其与综合医院的护理工作内容基本一致。

(二)口腔健康教育与促进

针对不同人群的口腔健康问题,通过开展有效的口腔健康教育计划或科普宣讲活动,提高人群的口腔保健意识和知识水平,帮助其采取如定期口腔检查、定期洁治、早晚刷牙等有利于口腔健康的行为,促进口腔健康。

(三)医院感染预防与控制

口腔是微生物寄居数量最多的器官之一。病原体极易通过口腔操作中产生的喷溅和气溶胶等进行传播,引起交叉感染。感染预防及控制是口腔护理工作的重要内容。护士可通过标准预防、正确洗手、诊疗环境和物表清洁、消毒与防护、口腔诊疗器械的消毒与灭菌等措施降低医院感染的发生。

(四)诊疗护理单元的日常管理

对患者诊疗护理期间的病历资料、影像资料、模型资料和修复体等进行管理,避免资料遗失,保证诊疗工作顺利进行;参与科室各类高值和低值物资的请领及管理,设备的维护保养管理等。

二、口腔护理的工作特点

口腔护理不单纯是护理理论和技术在口腔领域的延伸,还是口腔医学与护理学之间的交叉融合,既有一般护理的内容,又有口腔护理的特点。

(一)口腔颌面外科护理工作特点

口腔颌面外科护理工作与其他临床医学专科护理工作相似,均属于护理工作范畴。口腔护理工作主要涉及口腔颌面部肿瘤、口腔颌面部创伤、先天性唇腭裂、牙颌面畸形、唾液腺疾病和颞下颌关节疾病等患者的围手术期护理。由于手术部位在口腔颌面部且邻近呼吸道,因此,除了常规的治疗护理、健康宣教和营养指导外,护士还应关注患者的呼吸道管理、康复训练(吞咽功能训练、语音训练、皮瓣提供部位的功能锻炼等)和心理护理。

(二)口腔门诊护理工作特点

1. **口腔专业特色明显** 口腔门诊护士的工作内容主要是椅旁的辅助配合,如口腔治疗器械和材料的传递、材料调拌、吸引和治疗灯光调整等。因此,口腔护士除需具备护理知识和技能外,还需掌握口腔护理专业理论和技能。

2. **团队合作更密切** 口腔保健团队包括口腔医生、口腔护士和口腔技师等。团队合作是口腔医护人员重要的工作模式。口腔门诊护士像手术室器械护士一样,通过四手操作(1 名医生与 1 名护士)或六手操作(1 名医生与 2 名护士),与医生进行高效的配合,为患者提供个性化的护理服务。

3. **院感防控职责突出** 口腔诊疗机构具有患者流量大、不固定,口腔器械精细繁多,操作中经常出现喷溅等特点,对诊疗机构的感染防控提出了更严格的要求。口腔护理感染控制工作包含诊前防护、诊间环境消毒、诊室终末消毒、器械消毒灭菌处理等多个方面。

4. **护理贯穿口腔诊疗全过程** 口腔诊疗通常为多次连续治疗过程,需患者多次复诊。护理工作贯穿于患者的预约、接诊与辅助治疗、健康宣教和治疗后随访等治疗的全过程。

5. **沟通密切** 在口腔诊疗过程中,护士需与医生和患者保持沟通,以更好地评估患者的病史和口腔健康状况;了解治疗方案,做好用物准备和配合内容的调整;对患者进行健康宣教指导等。

(李秀娥)

思 考 题

1. 口腔护理发展经历了哪 3 个发展阶段?
2. 口腔护理进入专业化阶段后发生了哪些变化?
3. 我国口腔护理的工作特点有哪些?

NURSING

第二章

口腔解剖与生理

02章 数字内容

学 习 目 标

- 知识目标：
  1. 掌握牙的组成、牙体和牙周组织结构以及特点；乳恒牙的名称、数量、萌出时间以及书写方式；牙的功能特性分类；颌面部的解剖生理特点；切牙孔、腭大孔、眶下孔、腮腺导管口的解剖位置；颞下颌关节的主要结构及其特点；颌面部动脉的主要分支和静脉的解剖特点；面神经与三叉神经的分支及其支配范围；唾液腺的分类及其特点。
  2. 熟悉口腔内的组织器官及其主要解剖标志；舌乳头的分类及其特点；上、下颌骨的解剖特点及其临床意义。
  3. 了解牙的萌出规律；唇、颊系带的解剖位置与临床意义。
- 能力目标：
  1. 能应用临床牙位记录法与通用编号系统记录法正确书写和记录乳、恒牙牙位。
  2. 能正确识别切牙孔、腭大孔、眶下孔、腮腺导管口的解剖位置。
- 素质目标：
  具有良好的识别口腔颌面部解剖标志的能力和尊重患者的职业精神。

口腔解剖与生理学（oral anatomy and physiology）是一门以研究口腔、颅、面、颈部各部位的正常形态结构、功能活动规律及其临床应用为主要内容的学科。

口腔颌面部（oral and maxillofacial region）是口腔与颌面颈部的统称。它上起于额部发际，下至舌骨水平，左右达颞骨突垂直线之间的区域（图 2-1），承载着人体正常生长发育和生存的重要功能，且与人的容貌、幸福感和自信等密切相关。因此，学习这些结构与功能，有利于直接指导口腔疾病的保健与护理。

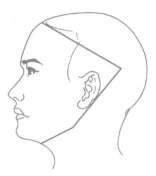

图 2-1 口腔颌面部的范围

第一节 牙体及牙周组织解剖生理

一、牙的组成、分类与功能

（一）牙的组成

1. 牙体的外部形态及其主要表面标志 每颗牙从外观上看均由牙冠、牙根及牙颈 3 个部分组成（图 2-2）；每个牙冠表面有一些主要表面标志。

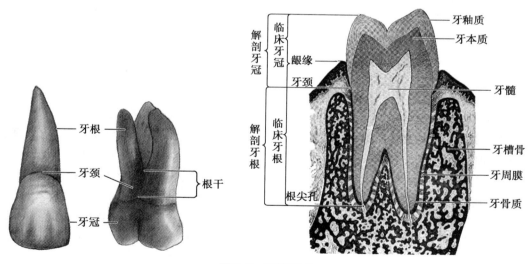

图 2-2 牙的组成

（1）牙冠（dental crown）：牙体外层被牙釉质覆盖的部分，是牙发挥咀嚼功能的主要部分。每个牙冠均有 4 个与牙体长轴大致平行的轴面，分别称为唇（颊）面、舌（腭）面、近中邻面和远中邻面，以及一个与牙体长轴基本垂直的𬌗面和切嵴（图 2-3）。𬌗面是指上、下颌后牙咬合时发生接触的面；前牙无𬌗面，其切端舌侧有切咬功能的嵴，称为切嵴。同时，每个牙冠上有着诸如牙尖、沟、窝、点隙等表面标志，其中的裂沟、窝和点隙是龋病的好发部位，也是口腔保健和临床检查的主要部位。

Note:

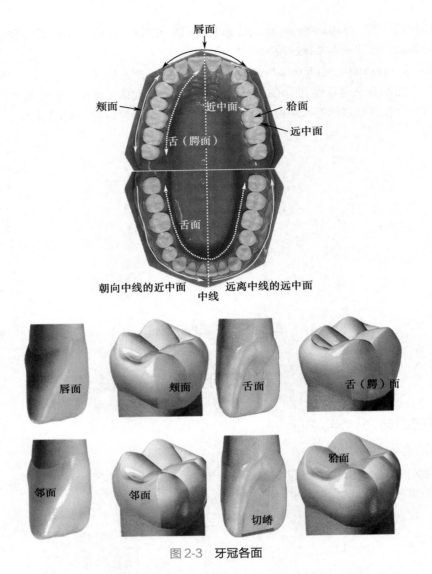

图 2-3　牙冠各面

（2）牙根（dental root）：埋在牙槽窝内，被牙骨质覆盖的牙体部分，是牙体的支持部分，起到稳固牙体的作用。牙根的尖端为根尖，根尖部供牙髓的血管神经通过的小孔称为根尖孔。

（3）牙颈（dental cervix）：牙冠和牙根交接处形成的弧形曲线，又名颈缘或颈线。

2. 牙的剖面形态　从牙体的纵剖面来看，牙体在组织学上由牙釉质、牙骨质、牙本质三种硬组织及牙髓一种软组织构成。

（1）牙釉质（enamel）：是覆盖于牙冠表层呈乳白色、半透明、有光泽的高度钙化组织，是人体矿化组织中最坚硬的一种组织。对咀嚼压力和摩擦力具有高度耐受性，对牙本质和牙髓具有保护作用。牙釉质没有感觉器官，缺失后不会再生。

（2）牙骨质（cementum）：是覆盖牙根表层色泽较黄的矿化硬组织。牙骨质借牙周膜将牙体固定于牙槽窝内，是维持牙与牙周组织联系的重要结构。当牙根表面受损时，牙骨质有修复功能。

（3）牙本质（dentin）：是构成牙主体的硬组织，位于牙釉质（冠部）与牙骨质（根部）的内层，主要起保护牙髓和支持其表面的牙釉质和牙本质的功能。牙本质内有牙本质小管，有痛觉感受器，故当牙本质外露时，牙对外界的冷、热、酸、甜刺激敏感，会产生酸痛感。

（4）牙髓（dental pulp）：是牙体组织中唯一的软组织，位于髓腔中，内含丰富的血管、淋巴管、神经纤维和成牙本质细胞，其主要功能是形成继发性牙本质，具有营养、感觉和防御能力。牙髓对外界刺激异常敏感，但无定位功能；同时，牙髓组织仅通过根尖孔与根尖部牙周组织相连通，一旦发生炎症，可因髓腔内压力增高而引起剧烈疼痛。

3. 牙周组织结构　牙周组织结构包括牙龈、牙槽骨和牙周膜，是保持牙稳固的支持组织（图2-2）。

（1）牙龈：是包围和覆盖于牙颈部及牙槽骨表面的口腔黏膜组织，呈浅粉色，坚韧而有弹性。以其边缘是否附着于牙槽骨表面将牙龈分为游离龈和附着龈，游离龈与牙面之间形成龈沟间隙，正常龈沟深度一般不超过2mm，如超过该深度则为病理现象；位于两牙体之间突起的牙龈，称为龈乳头；当牙龈发生病变时，其色泽和质地会改变，出现点彩消失，龈乳头肿胀或消失。

（2）牙槽骨：是包绕牙根周围的骨性突起，为支持牙的重要组织。牙槽骨容纳牙根的骨性凹陷称牙槽窝，游离缘称为牙槽嵴。牙槽骨骨质较疏松，是人体骨骼中最易变化的部分，其变化与牙的发育、萌出、脱落、咀嚼功能及移位关系密切。

（3）牙周膜：是介于牙根与牙槽骨之间、富有血管和胶原纤维的纤维结缔组织（又称牙周韧带）。既能缓冲、调节牙体所受的压力，又能对牙槽骨形成生理刺激，还有营养牙体组织的作用。牙周膜上密布神经末梢，能感受触压和本体感觉。

（二）牙的分类

1. 根据牙在口腔内存在的时间分类　人的一生拥有两副天然牙——乳牙与恒牙。

（1）乳牙（deciduous teeth）：婴儿出生后6～8个月开始萌出，2岁半左右萌齐；正常乳牙有20颗，上、下颌左右两侧各5颗（图2-4）。自6～13岁，乳牙逐渐脱落而被恒牙所替代。乳牙对保障儿童消化、促进营养吸收、刺激颌面部正常生长发育、引导恒牙正常萌出有着重要的作用。乳牙萌出的时间和顺序见表2-1。

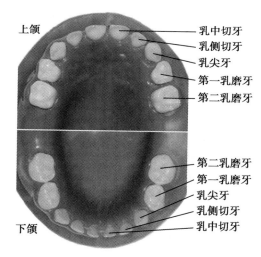

图2-4　乳牙

表2-1　乳牙萌出时间、顺序与表达形式

牙名称与顺序	萌出时间/月	表达形式/罗马数字
乳中切牙	6～8	I
乳侧切牙	8～10	II
第一乳磨牙	16～20	IV
乳尖牙	12～16	III
第二乳磨牙	24～30	V

（2）恒牙（permanent teeth）：一般从6岁左右开始萌出，共28～32颗，上、下颌左右两侧各7～8颗（图2-5）。恒牙一般在12～13岁时已萌出28颗；之后会萌出第三磨牙俗称智齿。恒牙的萌出时间和顺序见表2-2。

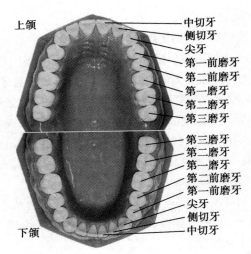

上颌

中切牙
侧切牙
尖牙
第一前磨牙
第二前磨牙
第一磨牙
第二磨牙
第三磨牙

第三磨牙
第二磨牙
第一磨牙
第二前磨牙
第一前磨牙
尖牙
侧切牙
中切牙

下颌

图 2-5　恒牙

表 2-2　恒牙萌出时间、顺序与表达形式

牙名称与顺序	萌出时间 / 岁		表达形式 / 阿拉伯数字
	上颌	下颌	
第一磨牙	5～7	5～7	6
中切牙	7～8	6～7	1
侧切牙	8～10	7～8	2
尖牙	9～10	10～12	3
第一前磨牙	10～12	10～12	4
第二前磨牙	11～13	11～13	5
第二磨牙	12～14	11～14	7
第三磨牙	17～26	17～26	8

　　牙的萌出遵循一定规律：在一定时间内按一定顺序左右同名牙同时萌出；下颌牙萌出一般早于上颌同名牙；同名牙女性萌出早于男性。乳牙与恒牙替换时间发生在 6～12 岁，这种乳牙与恒牙混合排列于牙弓上的时期称为混合牙列时期。

　　2. 根据牙形态特点和功能特性分类　根据牙的功能特性，可将乳牙分为乳切牙、乳尖牙和乳磨牙三类，其名称从中线起向两侧排列分别称为乳中切牙、乳侧切牙、乳尖牙、第一乳磨牙、第二乳磨牙；恒牙则分为切牙、尖牙、前磨牙和磨牙，其名称从中线起向两侧排列分别为中切牙、侧切牙、尖牙、第一前磨牙、第二前磨牙、第一磨牙、第二磨牙、第三磨牙。切牙和尖牙位于牙弓前部，统称为前牙；前磨牙和磨牙位于牙弓后部，统称为后牙。

　　（1）切牙（incisor）：位于口腔前部，包括上、下颌左右中切牙及侧切牙，共 8 颗；牙冠简单，切端薄，牙根多为单根。其主要功能是切割食物。

　　（2）尖牙（canine）：位于口角处，俗称"犬齿"，包括上、下颌左右尖牙，共 4 颗；牙冠较厚，切端有一牙尖，牙根多为长大且粗壮的单根。其主要功能是穿刺和撕裂食物。

　　（3）前磨牙（premolar）：位于尖牙和磨牙之间，又称双尖牙，包括上、下颌左右第一、第二前磨牙，共 8 颗；牙冠多呈立方体形，咬合面有两个尖，牙根有分叉。其主要功能是捣碎食物，并协助牙尖撕裂食物。

　　（4）磨牙（molar）：位于前磨牙远中，包括上颌与下颌左右第一、第二、第三磨牙，共 12 颗；牙冠体积大呈立方体形，有 4～5 个牙尖，多有 2～3 个牙根。其主要功能为磨细食物。

Note:

（三）牙的功能

1. 咀嚼功能　通过切割、撕裂、捣碎、磨细等牙一系列的机械运动，使食物与唾液混合成便于吞咽、利于消化与吸收的食团；同时反射性地促进胃肠蠕动，刺激消化液分泌，促进消化。

2. 辅助发音与语言功能　人的发音和语言均与牙、唇、舌等器官有关，牙对发音的准确性与言语的清晰程度有着重要影响。

3. 保持面部形态协调美观　牙与牙之间所形成的牙弓以及咬合关系，对维持唇颊部丰满和面部形态正常起到重要作用。如当多数牙缺失后，唇角会因失去支持而塌陷，面部皱纹增加而显得面容衰老。

二、临床牙位记录法

（一）部位记录法

部位记录法是目前我国常用的临床牙位记录法。

1. 牙弓分区　以"十"符号将患者的全口牙分为四区，并分别用 A、B、C、D 命名，即 $\frac{A|B}{C|D}$，A 区代表右上区，B 区代表左上区，C 区代表右下区，D 区代表左下区（图 2-6）。

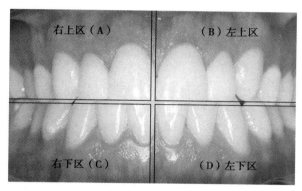

图 2-6　牙弓分区

2. 牙位记录

（1）恒牙：采用阿拉伯数字记录，1～8 分别代表恒牙的中切牙至第三磨牙。牙位越靠近中线，数字越小；越远离中线，数字越大。如中切牙为 1，第三磨牙为 8（图 2-7）。

如：6̄ 代表左下颌第一磨牙。

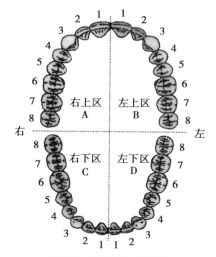

图 2-7　恒牙部位记录法

（2）乳牙：采用罗马数字记录，Ⅰ～Ⅴ分别代表乳中切牙至第二乳磨牙。牙位越靠近中线，数字越小，如乳中切牙为Ⅰ；牙位越远离中线，数字越大。如第二乳磨牙为Ⅴ（图2-8）。

如：$\overline{\rm V}$ 表示左下颌第二乳磨牙。

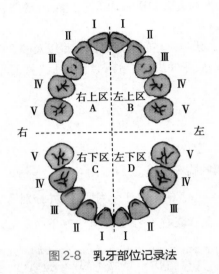

图2-8 乳牙部位记录法

（二）通用编号系统

采用通用编码系统记录牙位时，每颗牙有着其固定的编号。

1. 恒牙 采用阿拉伯数字1～32代表恒牙。上颌牙从右至左依次编号，即右上颌第三磨牙编为#1，右上颌第二磨牙编为#2，以此类推至左上颌第三磨牙编为#16；下颌牙从左到右依次编号，即左下颌第三磨牙编为#17，左下颌第二磨牙编为#18，以此类推至右下颌第三磨牙编为#32（图2-9）。

如：#18表示左下颌第二磨牙。

2. 乳牙 采用英文字母A～T代表乳牙。上颌乳牙由右向左依次编号，A表示右上颌第二乳磨牙，J代表左上颌第二乳磨牙；下颌乳牙由左向右依次编号，K代表左下颌第二乳磨牙，T代表右下颌第二乳磨牙（图2-10）。

如：L表示左下颌第一乳磨牙。

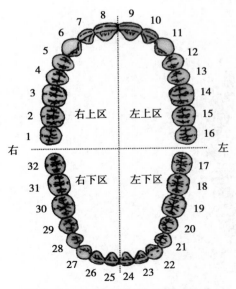

图2-9 通用编号系统记录恒牙牙位

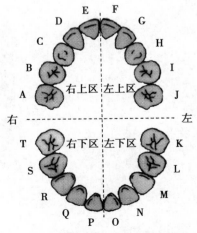

图2-10 通用编号系统记录乳牙牙位

三、牙列与咬合

牙列是位于上颌骨或下颌骨上的牙的结合,即排列在上颌骨或下颌骨上的牙就构成上颌牙列或下颌牙列;咬合则是上、下牙列的接触状态。牙、颌骨发育异常以及发生病变或损伤时,常可破坏正常的咬合关系,从而影响咀嚼功能。在临床上,常以牙列和咬合关系的变化作为颌骨疾病诊断和治疗的主要参考依据。

第二节 口腔颌面部解剖生理

在临床上,常以眉间点及鼻下点的两条水平线,将颜面部分为面上、面中和面下三部分。口腔颌面部为颜面部的下 2/3 区域,根据其形态及解剖特点,可分为额区、颞区、眶区、眶下区、鼻区、颧区、唇区、颊区、腮腺咬肌区和颏区(图 2-11)。颌面部有眼、耳、鼻、咽和口腔等器官,具有视、听、嗅、呼吸、摄食、咀嚼、味觉、吞咽、语言和表情等重要功能,是口腔颌面部疾病多发、好发的区域。

颌面部具有如下解剖生理特点:一是因外露而易受损伤,其血供丰富损伤后出血较多,利于早发现、早治疗、早愈合;二是腔、窦多,损伤后易出血与感染;三是有三叉神经、面神经、腮腺及其导管等重要结构,损伤后易发生面部麻木、面瘫及涎瘘等并发症;四是颌面部毗邻颅脑和咽喉部,当发生疾病与损伤时,易波及颅脑和咽喉部而发生颅脑外伤或窒息,甚至危及生命;五是基于美观,区域内的手术切口均应选择在颌面部隐蔽区域或顺着皮纹方向进行。

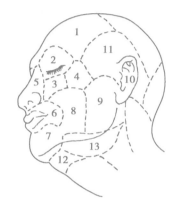

图 2-11 颌面部解剖分区
1. 额部;2. 眼眶部;3. 框下部;4. 颞部;5. 鼻部;6. 口唇部;7. 颏部;8. 颊部;9. 腮腺咬肌部;10. 耳部;11. 颞部;12. 颏下部;13. 颌下部。

一、口腔应用解剖与生理

口腔以上、下颌骨为框架,经口裂通向外界,后经咽门与口咽部相连接。在闭口和牙咬合状态下,口腔被分为前后两个独立的腔隙:前外侧部为口腔前庭,后内侧部为固有口腔。口腔的两侧为颊部,上下部分别为腭部和口底部,其中间有舌,后界是咽门(图 2-12)。口腔参与消化、协助发音、言语和呼吸等重要生理功能。

(一)唇

唇分为上唇和下唇,其间为口裂,双侧联合处形成口角,两侧以鼻唇沟为界,上唇上面与鼻底相连,其中央有一浅垂沟称为人中沟,是面部中线的标志(图 2-13)。唇部组织含有丰富汗腺、小黏液腺、皮脂和毛囊,是疖、痈、黏液腺囊肿的好发部位。

(二)口腔前庭

在唇、颊与牙列、牙龈以及牙槽骨弓之间的"U"形潜在间隙称为口腔前庭。由唇颊向下后方或上后方移行至牙槽的黏膜穹窿部,称为前庭沟或唇沟。前庭沟黏膜下组织松软,是口腔局部麻醉常用的注射及手术切口部位。上颌第二磨牙冠的颊黏膜上有腮腺导管开口,是腮腺造影或腮腺导管内注射治疗的注入口。大张口时,平对上、下颌牙𬌗面的黏膜上有一三角形隆起称为颊脂垫,其尖端是下牙槽神经阻滞麻醉的进针标志。

(三)颊

颊位于面部两侧,构成口腔前庭的前外侧部,主要由皮肤、浅层表情肌、颊脂垫、颊肌和黏膜构成,该处组织疏松且有弹性。颊脂垫与颞后及颞下脂体连为一体,当感染时,感染灶可通过相连的蜂窝组织互相扩散。

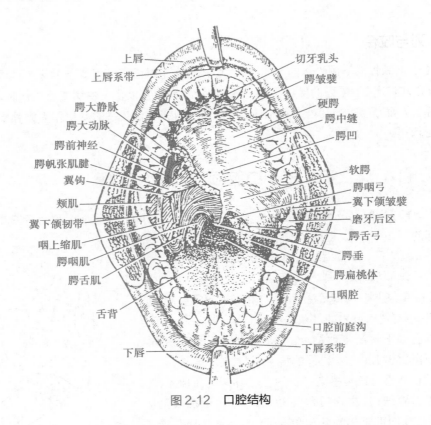

上唇
上唇系带
腭大静脉
腭大动脉
腭前神经
腭帆张肌腱
翼钩
颊肌
翼下颌韧带
咽上缩肌
腭咽肌
腭舌肌
舌背
下唇

切牙乳头
腭皱襞
硬腭
腭中缝
腭凹
软腭
腭咽弓
翼下颌皱襞
磨牙后区
腭舌弓
腭垂
腭扁桃体
口咽腔
口腔前庭沟
下唇系带

图 2-12　口腔结构

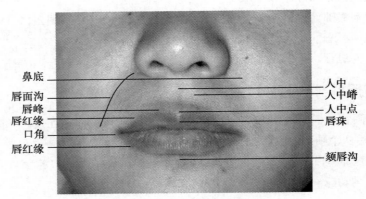

鼻底
唇面沟
唇峰
唇红缘
口角
唇红缘

人中
人中嵴
人中点
唇珠

颏唇沟

图 2-13　上下唇的表面解剖标志

（四）固有口腔

固有口腔是口腔的主要部分,固有口腔的门由上、下牙列构成,其上下部分别为腭部和口底部,中间有舌,后界是咽门。

1. **牙、牙列与咬合**　详见本章第一节"牙体及牙周组织解剖生理"。

2. **腭**　构成固有口腔的顶部,由前2/3的硬腭和后1/3的软腭形成固有口腔的上界和后界(图2-14),并借之与鼻腔、鼻咽部分隔开,参与发音、语言和吞咽等功能活动。硬腭被牙弓围绕呈穹窿状,是参与分隔口腔与鼻腔的重要结构。软腭为一能动的垂幕形肌肉膜样隔,其中央有一伸向下方的小舌样物称悬雍垂。软腭两侧向下外方形成两个弓形黏膜皱襞,前外方者为舌腭弓,在稍后内方者为咽腭弓,两弓之间容纳扁桃体。在正常情况下,软腭和咽部肌肉协调运动,共同形成腭咽闭合,行使语言功能。

3. **舌**　位于口底上方,几乎充满整个固有口腔,为口腔内重要器官。舌是肌性器官,主要由横纹肌组成,能进行前伸、后缩、卷曲等多方向活动,参与言语、咀嚼、感受味觉和吞咽运动等重要生理

Note:

功能。舌前 2/3 的感觉神经为舌神经，舌后 1/3 为舌咽神经及迷走神经；舌的运动由舌下神经支配；舌的味觉由面神经的鼓索支支配。舌的主要动脉是舌动脉，沿两侧舌缘行走，当舌出血或手术时，可以通过阻断舌动脉来减少出血。

4. 口底 指舌腹以下和两下颌骨体之间的新月形区域，组成口腔的底部。口底组织较为疏松，当口底外伤或感染时，易形成较大的血肿或脓肿，造成呼吸困难或窒息。

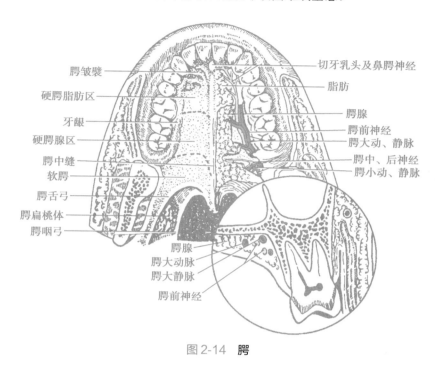

图 2-14 腭

二、颌面部应用解剖与生理

（一）颌骨

颌骨通常指上颌骨和下颌骨。

1. 上颌骨（maxilla） 为颜面部中 1/3 最大的骨骼，左右各一，互相对称，其解剖形态不规则，由一体（上颌骨体，分为前、后、上、内四壁以及位于其内的上颌窦）与四突（额突、颧突、腭突与牙槽突）构成（图 2-15）。

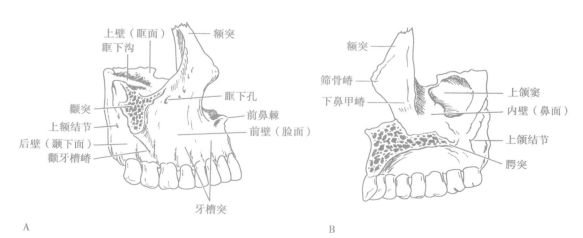

A   B

图 2-15 上颌骨

A. 外侧面观；B. 内侧面观。

上颌骨具有中空支柱和支架式结构,有利于咀嚼压力与外力的有效传导。上颌骨骨质较疏松,血运丰富,抗感染能力较强,故较少发生上颌骨骨髓炎;但手术或外伤后容易出现错位畸形。上颌骨厚薄不一,连接骨缝多,构成结构上的三个薄弱环节,易发生骨折。

2. **下颌骨**(mandible) 是颌面骨中唯一可以活动且最坚实的骨骼,双侧对称,在正中线处融合呈马蹄形。分为水平部和垂直部,水平部为下颌体,呈马蹄形,分为内、外两面和上、下两缘。垂直部为左、右下颌支。下颌支是从下颌骨的后端向后上方伸出的内外扁平的长方形骨板,分内外两面,上下前后四缘及两突(喙突和髁突)。喙突与髁突之间"U"字形的凹陷称为下颌切迹或乙状切迹。下颌体下缘与下颌支后缘相交为下颌角(图2-16)。

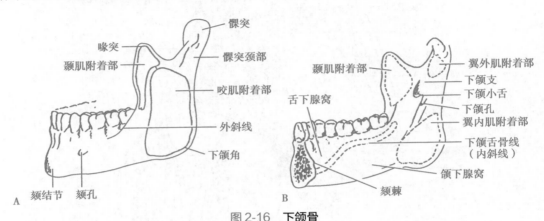

图 2-16 **下颌骨**
A. 外侧面观;B. 内侧面观。

下颌骨骨折的好发部位有正中联合、颏孔区、下颌角、髁突颈部。由于下颌骨粗壮的咀嚼肌牵拉方向不同,常使骨折块移位,导致咬合紊乱;其牵引也会影响骨折断端的复位与愈合。同时下颌骨上有强大的肌肉和筋膜包绕,不利于炎症的引流,骨髓炎的发生率比上颌骨高。

(二)**颞下颌关节**(temporomandibular joint,TMJ)

颞下颌关节是人体中结构、功能最复杂,唯一具有转动和滑动功能,左右联动的关节。由下颌骨髁突、关节窝和关节结节、关节盘、关节囊和关节韧带组成(图2-17),参与咀嚼、吞咽、语言以及部分表情等重要活动。

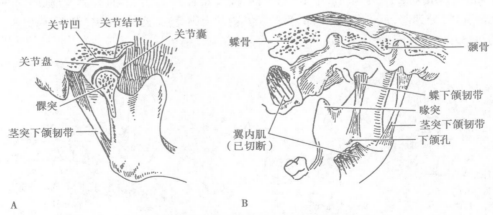

图 2-17 **颞下颌关节的结构**
A. 外侧面观;B. 内侧面观。

(三)**肌肉**

与口腔颌面部有关的肌群包括表情肌和咀嚼肌,参与颌面部表达喜、怒、哀、乐等表情以及完成咀嚼、语言和吞咽动作。

1. 表情肌 位置表浅，薄而短小，收缩力弱，多围绕眼、鼻和口腔等裂孔，呈环形或放射状排列，通过牵引额部、眼睑、口唇和颊部等皮肤，形成不同的纹理以表达喜怒哀乐等多种表情。表情肌的运动由面神经支配，如面神经受到损伤，可出现面瘫。

2. 咀嚼肌 主要附着在下颌骨上，与下颌骨运动关系最密切，可分为闭口、开口两组肌群以及翼外肌，共同完成开口、闭口、前伸及侧方运动，均由三叉神经的下颌神经前股纤维支配。

（四）血管

包括动脉与静脉。

1. 动脉 口腔颌面部血液供应丰富，主要来自颈外动脉的分支，有舌动脉、颌外动脉、颌内动脉和颞浅动脉等主要动脉（图 2-18）。由于大多数动脉位置较为表浅，可通过压迫其供血动脉的近心端来暂时止血。其中面动脉（又称颌外动脉）为颌面部软组织的主要供血动脉，在下颌骨体下缘体表处能扪及其搏动，可在此测脉和压迫止血。上颌动脉（称颌内动脉）为口腔颌面部的主要供血动脉，位置深而分支多。颞浅动脉在颧弓根部上方皮下可扪到该动脉搏动，可在此测脉和压迫止血。

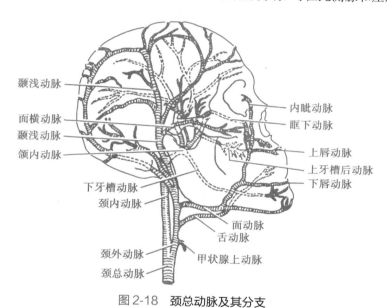

图 2-18 颈总动脉及其分支

2. 静脉 颌面部静脉系统大多与动脉一路伴行，但分支多变异大，吻合更丰富，常呈现网状分布，可分为浅、深两个静脉网。浅静脉网由面前静脉和面后静脉组成；深静脉网主要为翼静脉丛（文末彩图 2-19）。翼静脉丛可通过卵圆孔和破裂孔与颅内海绵窦相通，加上面部静脉的静脉瓣较少，或有瓣但不能完全阻止血液反流，易将感染原或血栓随血液反流而逆行入颅内，引起海绵窦血栓性静脉炎等严重并发症。

（五）淋巴组织

颌面部的淋巴结和淋巴管分布十分丰富，淋巴管密集成网状结构，接纳淋巴液，流入相应区域的淋巴结，构成口腔颌面部重要的防御系统。颌面部常见且重要的淋巴结有腮腺淋巴结、颌上淋巴结、颌下淋巴结、颏下淋巴结以及位于颈外侧的颈浅淋巴结和颈深淋巴结（图 2-20）。正常情况下，淋巴结与软组织硬度相似，不易触及；只有当淋巴结所收集的区域有炎症时，该淋巴结才会肿大和疼痛；如为肿瘤所侵及，淋巴结多呈无痛性肿大，质地由软变硬且逐渐固定并可触及。

（六）神经

与口腔颌面部相关的主要神经有三叉神经和面神经。

1. 三叉神经 为第 5 对脑神经，是以感觉神经纤维为主的混合性神经，是口腔颌面部主要的感觉神经以及咀嚼肌的运动和本体感觉神经（文末彩图 2-21），主要传递口腔黏膜、舌、牙及头面部皮肤

Note:

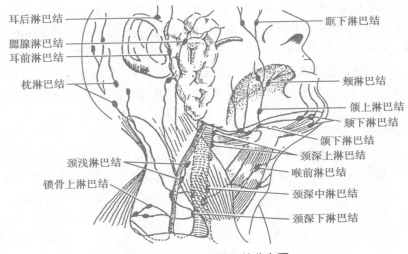

图 2-20　头颈部淋巴结分布图

的感觉，并支配颞肌、咬肌、翼内肌和翼外肌的运动。其感觉神经根较大，可分出眼神经、上颌神经和下颌神经；运动神经根较小，加入下颌神经，组成混合神经。

2.面神经　为第 7 对脑神经，分为颞面干和颈面干进入腮腺浅、深两叶之间，颞面干行向前上分为颞支、颧支和上颊支；颈面干行向前下分为下颊支、下颌缘支和颈支（文末彩图 2-22）。

（1）颞支：由腮腺上缘穿出，主要分布于额肌，受损后可出现额纹消失。

（2）颧支：自腮腺前上缘穿出，主要分布于上、下眼轮匝肌，损伤后可出现眼睑不能闭合。

（3）颊支：自腮腺前缘穿出，上、下颊支走行于腮腺导管上下各 10mm 的范围内，主要分布于面部表情肌，损伤后可出现鼻唇沟变浅或消失、口角偏斜、不能鼓腮等症状。

（4）下颌缘支：由腮腺前下缘穿出，分布于下唇表情肌。当其损伤后，可出现口角下垂、流涎的症状。

（5）颈支：由腮腺下缘穿出，分布于颈阔肌。

（七）涎腺

涎腺又称唾液腺，由 3 对大唾液腺和许多散在分布于口腔及口咽等部位黏膜下的小唾液腺组成（图 2-23）。大唾液腺包括腮腺、下颌下腺和舌下腺，其分泌的唾液经导管系统排入口腔；小唾液腺又称无管腺，通过口腔黏膜将唾液泌入口腔。涎腺分为浆液腺、黏液腺和混合腺 3 类，其分泌的唾液具有清洁、润滑、保护口腔黏膜，消化食物，以及抑菌等作用。

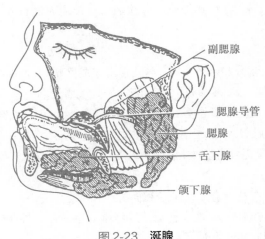

图 2-23　涎腺

1. **腮腺**　位于两侧耳垂前下方和下颌后窝内,是最大的一对唾液腺,属浆液腺。外形呈不规则的楔形,分为浅、深两叶;其间有面神经主干及分支穿过。腮腺导管开口于正对上颌第二磨牙的颊侧黏膜上,开口处的黏膜略有隆起,口腔护理时要注意观察和清洁腮腺导管口。

知识拓展

腮腺导管的临床意义

腮腺导管与面神经上、下颊支的解剖位置相对恒定,故腮腺导管常被作为寻找面神经颊支的解剖标志。腮腺导管口可以用于化脓性腮腺炎和病毒性腮腺炎的诊断和鉴别诊断。当腮腺肿大并疼痛时,如其导管口乳头出现红肿,挤压腮腺可见炎性分泌物流出腮腺,则为化脓性腮腺炎;反之,如其导管口乳头无红肿,挤压腮腺为清亮分泌物流出,则为病毒性腮腺炎。同时,腮腺导管口通常还作为腮腺造影和腮腺冲洗、灌注药物的入口。

2. **下颌下腺**　位于下颌下三角内,形似核桃,属于以浆液性为主的混合腺,开口于舌系带两侧的舌下皱襞。其导管行程较长而弯曲,导管开口位置低,易形成涎石,堵塞导管,导致下颌下腺炎症的发生。

3. **舌下腺**　位于口底舌下区,为大唾液腺中最小的一对,属于以黏液性为主的混合性腺。其导管小而多,多数直接开口于口底。一般不会发生逆行性感染。

（谢培豪）

思　考　题

1. 当患者出现颜面部损伤时,如何有效、快速确认其是否存在面神经损伤,并确定是哪一分支损伤?

2. 在口腔腮腺、下颌下腺和舌下腺这3对大腺体中,哪一对最容易发生腺体结石?为什么?

常用口腔诊疗设备、器械与材料

03章　数字内容

───── 学 习 目 标 ─────

知识目标：

1. 掌握口腔科常用诊疗设备、器械和材料的名称。

2. 熟悉口腔科常用诊疗设备、器械和材料的用途。

3. 了解口腔科常用材料的操作常规和注意事项。

能力目标：

1. 了解口腔科常用诊疗设备的使用注意事项。

2. 了解口腔科常用器械和材料。

素质目标：

1. 工作细心、认真，保证仪器设备的正常使用，保障患者安全。

2. 给予患者相关知识的说明，减轻患者焦虑。

在口腔临床诊治过程中，口腔设备、器械和材料是必备用物，掌握或熟悉常用诊疗设备、器械和材料的性能、用途和注意事项，有利于开展诊疗护理工作，提高工作效率，保证护理质量和安全。

第一节 常用口腔诊疗设备

一、口腔综合治疗台

口腔综合治疗台（dental unit）又称牙科综合治疗台，是口腔临床诊疗中对口腔疾病患者实施检查、诊断、治疗操作最基本的口腔医疗设备（图3-1）。

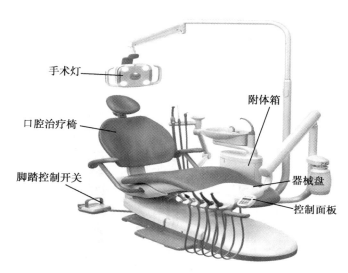

图 3-1 口腔综合治疗台

（一）结构组成

口腔综合治疗台分外部结构和内部结构，外部结构主要由器械盘、牙科椅、冷光手术灯以及脚控开关等组成，内部结构主要由气路、水路和电路3个系统组成。气路系统主要以压缩空气为动力，为高速手机、低速手机、三用枪、超声治疗设备以及器械臂气锁和气流负压吸唾等供气及动力。

（二）使用注意事项

1. 定期检查电源、电压、水压和气压，保证符合本机工作要求及管路通畅。
2. 使用前必须确保口腔综合治疗台功能正常，处于备用状态。
3. 吸唾器和强力吸引器每次使用前、后，必须吸入一定量的清水，以清洁管路，防止堵塞和损坏。
4. 每天诊疗结束后清洗、消毒痰盂和排水系统并将治疗台调整至适当位置。关闭气、水阀门和电源。

二、牙科手机

牙科手机（dental handpiece）是口腔临床工作中最基础的工具之一，与口腔综合治疗台配套使用，用于切削、钻磨、抛光牙体组织或修复体等。包括高速手机和低速手机。

（一）高速手机

1. 结构组成 高速手机分为机头、机身和接头3个部分（图3-2）。机头是手机的核心部分；机身为操作者手持部分；接头是高速手机与口腔综合治疗台的输水、输气软管的连接体。

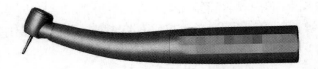

图 3-2　高速手机

2. 使用注意事项

（1）牙科手机使用前、后，在带钻针情况下使用口腔综合治疗台水、气路系统冲洗手机内部水路、气路 30s。

（2）必须使用标准钻针。装卸钻针时必须检查是否夹持到位，运转中勿按下钻针按钮。

（3）禁止空转牙科手机，避免造成涡轮芯损坏。

（4）使用时发现钻针夹持失效、过度抖动、声音异常时应立即停止使用。

（5）牙科手机不能浸泡在消毒液或清洗液中。

（二）低速手机

1. **结构组成**　低速手机主要由马达及与之相配的直手机或弯手机组成（图 3-3）。

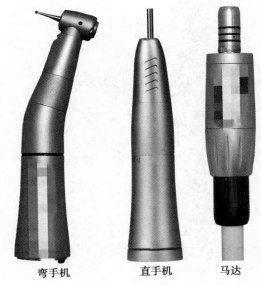

弯手机　　　　　直手机　　　　马达

图 3-3　低速手机

2. 使用注意事项

（1）选择标准钻针。

（2）未装钻针或未与马达可靠连接时，禁止启动低速手机。

（3）有碳刷电动马达应根据实际情况定期更换碳刷和清除积碳。无碳刷电动马达需定期注润滑油。

（4）马达不能浸泡在清洗液、消毒液中。

三、超声洁治器

超声洁治器（ultrasonic scaler）是一种高效去除牙石、菌斑和色素的设备，是龈上洁治的常规首选仪器，常与口腔综合治疗台配套使用。

（一）结构组成

由超声发生器（即主机）和换能器（即手柄）、工作头、冷却水系统及脚踏开关等四部分组成。工作头又称工作尖，具有不同形状（图 3-4）。

Note:

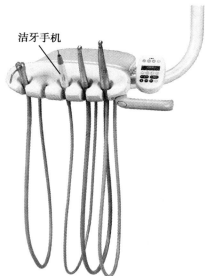

洁牙手机

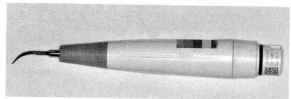

图 3-4 超声洁治器手机和工作头

（二）使用注意事项

1. 根据牙石部位和大小选择合适的工作头。

2. 操作时工作头须喷水使局部降温。

3. 工作头锐利，注意防止刮伤。

4. 一般不用于种植体、修复体表面的洁治。安装心脏起搏器的患者慎用。

四、光固化装置

（一）结构组成及功能

光固化装置（light curring unit）是用于聚合光固化复合树脂材料的光源设备，又称光固化机，主要由电源适配器（或充电器及锂离子电池作为电源）和手柄组成（图 3-5）。目前广泛使用以 LED 为光源的光固化装置。

导光棒

遮光板

（二）使用注意事项

1. 医生、护士、患者均佩戴遮光护目镜。

2. 避免长时间连续照射，温度过高可引起牙髓损伤、软组织灼伤等风险。

3. 保持手柄导光棒端面清洁。

4. 定期检测输出光强度，确保固化效果良好。

图 3-5 光固化装置

五、口腔无痛麻醉注射仪

（一）结构组成

口腔无痛麻醉注射仪（the painless oral local anesthesia apparatus）主要由主机、脚踏控制板、麻醉输液管、麻醉手柄及针头组成（图 3-6），用于口腔局部组织麻醉时的麻药注射。

（二）使用注意事项

1. 设备应放置稳固，防止电源线、麻药输液管缠绕等安全隐患。

2. 使用前应确认功能设置正确。

Note:

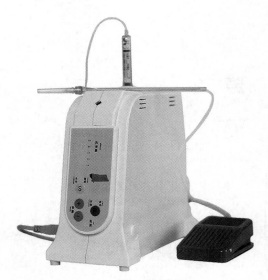

图 3-6　口腔无痛麻醉注射仪

六、口内扫描仪

（一）结构组成及功能

口内扫描仪（intraoral scanner）又称光学印模（图 3-7），由硬件和软件组成。硬件包括光学探头、扫描头套、显示器、连接线、支架，软件为口腔数字化成像系统。口内扫描仪可取代临床制取印模、翻制石膏模型等传统操作流程，在口腔正畸、种植、修复等领域广泛应用。

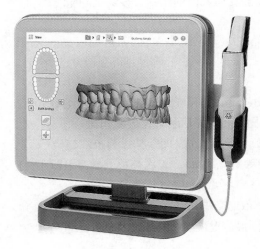

图 3-7　口内扫描仪

（二）使用注意事项

1. 光学探头、扫描枪等贵重部件应轻拿轻放，妥善放置，避免撞击或坠地。
2. 注意散热，使用过程中散热口不应被遮挡。
3. 保持光学探头洁净光亮，用纤维纸擦拭，使用一次性或可消毒扫描头套。
4. 设备定期校准。

七、牙种植机

（一）结构组成及功能

牙种植机（dental implant unit）是在口腔种植修复工作中，用于种植床成形手术的一种专用口腔种植设备,主要由控制系统、动力系统、冷却系统组成。其中动力系统主要由种植手机、马达构成;冷却系统包括灭菌水源、蠕动输水泵、供水管道(图3-8)。

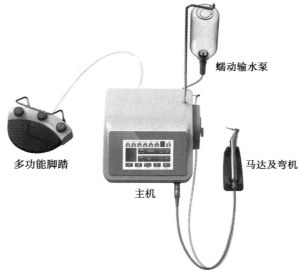

蠕动输水泵

多功能脚踏

马达及弯机

主机

图3-8 牙种植机

(二)使用注意事项

1. 连接设备,注意对齐连接口,尤其注意马达线和脚踏线连接口,禁止插头左右拧动,防止接口处金属针拧断。

2. 必须选择对应传输比的种植手机。

3. 切削钻具应与种植手机相匹配,无偏心、粗钝等现象;检查钻针是否锐利,有无变形。使用前,须确认钻针是否夹持到位。

4. 种植手机和马达妥善放置,防止摔落和磕碰。

第二节 常用口腔诊疗器械

一、口腔检查器械

(一)口镜

1. **结构** 由口镜头和柄组成,通过螺母连接口镜头和柄(图3-9)。

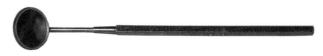

图3-9 口镜

2. **用途** 反射并聚光于被检查部位,显示被检查部位的影像;牵拉或拨压唇、颊、舌等软组织,扩大视野,保护软组织;叩诊检查。

(二)探针

1. **结构** 由手柄与两个尖锐的工作端组成,一端为大弯(镰形),另一端为双弯(图3-10)。

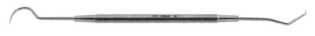

图3-10 探针

2. **用途** 用于检查牙体缺损的范围，深度及硬度；检查龋洞、牙敏感点及穿髓点，探测牙周盲袋和窦道等。

（三）镊子

1. **结构** 由柄和两个工作端构成，工作端呈反角形，尖端可密合（图3-11）。

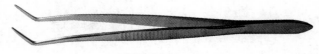

图 3-11 镊子

2. **用途** 用于夹持各种物品，检查牙的松动度等。

二、牙体牙髓治疗器械

（一）挖匙

1. **结构** 由柄和两个圆形匙状工作端组成。边缘为刃口，有大小不同的规格（图3-12）。

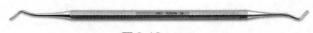

图 3-12 挖匙

2. **用途** 刮除软化牙本质、腐质、炎症组织及多余材料。

（二）水门汀充填器

1. **结构** 由柄和两个工作端组成，一端为镰刀状，用于取材料和邻面洞充填；另一端为倒锥状，用于垫底充填等操作（图3-13）。

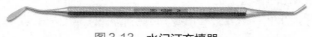

图 3-13 水门汀充填器

2. **用途** 用于窝洞垫底充填。

（三）近远中刀（雕刻刀）

1. **结构** 由柄部和两头抹刀形的工作端组成。一端与柄平行，用于𬌗面雕刻，另一端与柄成直角，用于牙近远中面雕刻（图3-14）。

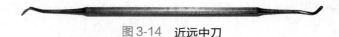

图 3-14 近远中刀

2. **用途** 取用树脂类材料和暂封材料，充填时修整和雕刻牙外形。

（四）银汞合金充填器

1. **结构** 由柄和一个或两个工作端组成，工作端有网状条纹凹槽，有大小不同规格（图3-15）。

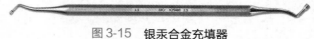

图 3-15 银汞合金充填器

2. **用途** 银汞合金充填。

（五）研光器（磨光器）

1. **结构** 由柄和工作端组成，工作端呈球形或卵圆形，有大、小两种型号，表面光滑（图3-16）。

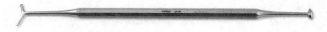

图 3-16 研光器

2. **用途**　用于银汞合金和树脂充填后的填压修整,使表面光滑,边缘与洞壁贴合。

（六）成型片夹和金属成型片

1. **结构**　成型片夹有两个工作端,可套入金属成型片小孔,后端有螺纹帽,可调节成型片夹的松紧。金属成型片呈薄片状,两侧的小孔固定在成型片夹上,根据长短分大、中、小三种（图3-17）。

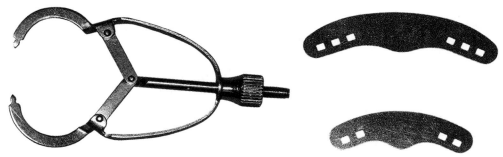

图 3-17　成型片夹和金属成型片

2. **用途**　邻面窝洞充填材料时分隔相邻两牙,做临时洞壁,防止形成悬突。

（七）粘固粉调拌刀

1. **结构**　由手柄及工作端组成（图3-18）,根据材质分不锈钢和塑料两种类型。

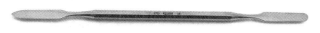

图 3-18　粘固粉调拌刀

2. **用途**　混合与调拌材料。

（八）牙科钻针

1. **结构**　分为工作端、颈和柄3个部分。柄部安装在高速手机或低速手机上,分为高速钻针和低速钻针。根据外形可分为裂钻、球钻、倒锥钻、梨形钻、开髓钻等（图3-19）。

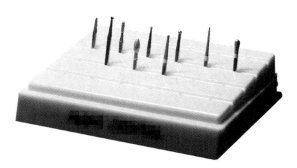

图 3-19　牙科钻针

2. **用途**　开髓、去腐、备洞、牙体预备、修复体打磨和骨组织切削等。

（九）拔髓针

1. **结构**　由杆和工作端组成,工作端有许多倒刺,便于拔出牙髓（图3-20）。

2. **用途**　拔除牙髓组织,取出根管内封药棉球等。

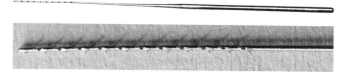

图 3-20　拔髓针

三、牙周治疗器械

（一）牙周探针

1. 结构　由柄和一个带有刻度的工作端构成，工作端为圆柱形，尖端逐渐变细，利于插入牙周袋，尖端处为钝头，直径为 0.5mm（图 3-21）。

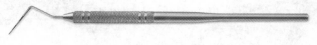

图 3-21　牙周探针

2. 用途　用于测量牙周袋深度、宽度、形态和位置。

（二）手用洁治器

1. 结构　由工作端、颈和柄构成。按形态和功能不同，分为镰形洁治器和锄形洁治器（图 3-22）。分为前牙镰形（直角）1 支、后牙镰形（牛角）1 对、大镰形 1 支、锄形 1 对。其中大镰形和锄形洁治器用于全口牙洁治。

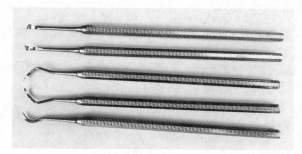

图 3-22　手用洁治器

2. 用途　用于手动龈上洁治。

（三）龈下刮治器

1. 结构　由工作端、颈和柄构成。工作端为匙形，顶端为圆形，横断面为半圆形，一侧或两侧为刃口，有前后牙之分（图 3-23）。

2. 用途　用于刮除位于牙周袋内根面上的牙石和菌斑。

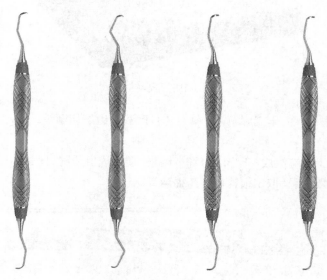

图 3-23　龈下刮治器

四、口腔修复器械

（一）印模托盘

1. 结构　由手柄和印模托构成，分为上颌托盘和下颌托盘（图3-24）。上颌托盘为半椭圆形，覆盖牙槽嵴和上腭；下颌托盘为马蹄形，仅覆盖牙槽嵴。临床常用的印模托盘有：

（1）按照制作方法，可分为成品托盘和个别托盘（图3-24）。

（2）根据覆盖牙列可分为全牙列托盘和部分（局部）托盘、无牙颌托盘（3-25）。

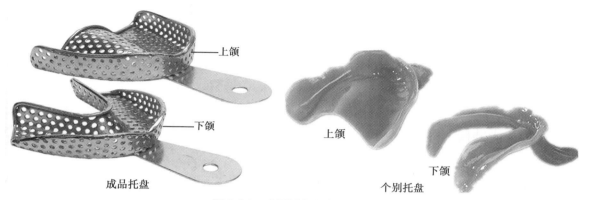

成品托盘　　　　　个别托盘

图3-24　成品托盘和个别托盘

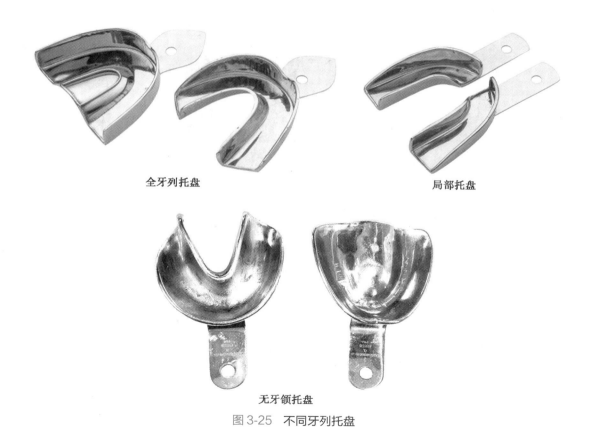

全牙列托盘　　　　　局部托盘

无牙颌托盘

图3-25　不同牙列托盘

2. 用途　承载印模材料，在口腔内取得印模的一种工具。

（二）橡皮碗和调拌刀

橡皮碗和调拌刀用于调和各类印模材料及石膏材料（图3-26）。

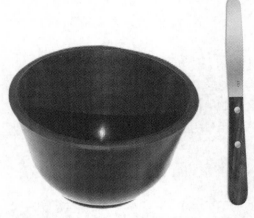

图 3-26　橡皮碗和调拌刀

五、牙槽外科器械

(一) 牙钳

1. **结构**　牙钳(forceps)由钳柄、关节和钳喙构成。根据牙的形态、大小、牙根数目和部位的不同,以及操作者握持稳固、舒适的需求,牙钳的钳柄和钳喙的设计有多种形态(图 3-27)。

2. **用途**　用于拔牙。

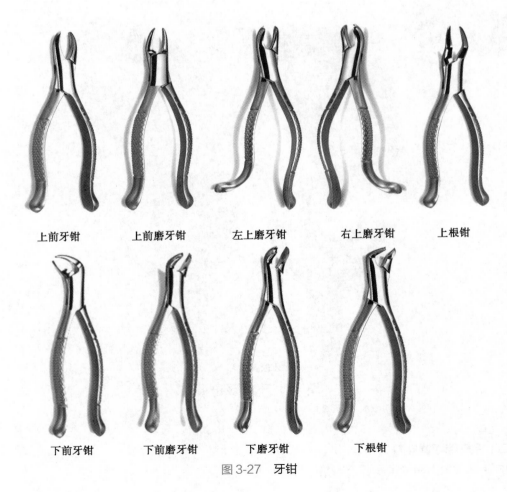

上前牙钳　　上前磨牙钳　　左上磨牙钳　　右上磨牙钳　　上根钳

下前牙钳　　下前磨牙钳　　下磨牙钳　　下根钳

图 3-27　牙钳

（二）牙挺

1. 结构　牙挺（elevator）由刃、柄和杆构成。按形状分为直挺、弯挺和三角挺（图 3-28）；按挺刃的宽窄和功能分为牙挺、根挺和根尖挺。

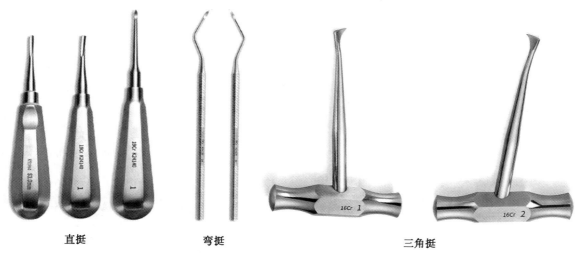

|直挺|弯挺|三角挺|

图 3-28　牙挺

2. 用途　用于挺松完整患牙以及断根、残根。

（三）刮匙

1. 结构　刮匙（curette）由手柄和两个工作端组成，工作端形似小匙，边缘为刃口（图 3-29）。

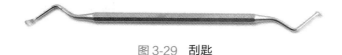

图 3-29　刮匙

2. 用途　用于探查牙槽窝，并刮除牙槽窝内的肉芽组织、异物和碎骨片。

（四）牙龈分离器

1. 结构　由手柄和两个工作端组成，两端为方向相反的光滑弧形（图 3-30）。

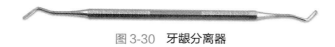

图 3-30　牙龈分离器

2. 用途　可彻底分离附着的牙龈，避免拔牙过程中造成牙龈撕裂。

第三节　常用口腔材料

口腔材料种类繁多，常用的口腔材料分为牙科水门汀、根管充填材料、窝洞充填材料、印模材料和模型材料等。

一、玻璃离子水门汀

玻璃离子水门汀（glass-ionomer cements，GIC）是一类常用的牙科水门汀。

1. 成分　由氟铝硅酸盐玻璃粉和聚丙烯酸组成，两者通过反应生成以离子交联的聚合体为基质的一类水门汀。

2. 性能　初步固化时间为 2～6min，色泽与天然牙接近，呈半透明状。有良好的粘接性和生物

Note:

相容性,能释放氟离子,提高牙的抗龋能力。材料固化初期,易吸水溶解,临床应用时需注意隔湿。固化过程中对牙髓有刺激,可导致牙髓坏死,临床应用时不可直接接触牙髓组织。

3. **用途** 牙体缺损的充填修复,窝洞垫底,冠、桥及正畸附件的粘接。

4. **注意事项** 粉液比准确,现调现用。

二、牙胶

牙胶(gutta-percha)为生物学惰性材料,现代根管充填技术多采用牙胶作为根管充填的主要材料,同时辅以根管封闭剂,以严密封闭根管系统。牙胶分为热牙胶和牙胶尖两种类型(图3-31)。

1. **成分**

(1)热牙胶:来源于天然树胶。

(2)牙胶尖(gutta-percha points):由天然橡胶、氧化锌、蜡、树脂和金属盐等组成,有些产品还添加氢氧化钙、碘仿等抗菌物质,具有抗菌性能。

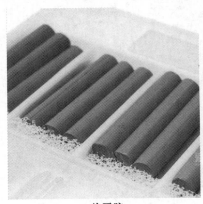

热牙胶　　　　　　　　　　　　　　　牙胶尖

图 3-31　热牙胶和牙胶尖

2. **性能** 对根尖周组织刺激性小,过敏反应少,易于放入和取出,不使牙着色,有 X 线阻射性,不易折断;加热软化后具有良好的流动性,能较好地封闭根管系统。熔融状的牙胶在冷却变硬的过程中有收缩,需加压压紧。

3. **用途** 用于恒牙根管治疗中封闭根管和髓腔。

4. **注意事项** 皮炎及过敏患者禁用;避光保存,防止潮湿,避免与有腐蚀性气味的物品一起存放。

三、复合树脂

复合树脂(composite resin)是临床常用的一种窝洞充填材料。

1. **成分** 由树脂基质、无机填料、偶联剂、引发体系、阻聚剂以及赋色剂等组成。

2. **性能** 抗压强度较高,硬度较低,粘接性能不高,色泽稳定,与牙相似,不溶于唾液,具有 X 线阻射性。

3. **用途** 所有窝洞的修复,牙形态的改形和贴面修复。

4. **注意事项** 避免与氧化锌丁香酚水门汀同时使用。材料取出后注意遮光,已取出但未使用完的材料应弃去。

四、银汞合金

银汞合金(amalgam)是由银合金粉与汞在室温下混合后形成的坚硬合金,是临床常用的一种窝洞充填材料。

1. **成分**　粉剂为银、锡、铜、锌;液剂为汞。

2. **性能**　具有良好的抗压强度、硬度和耐磨性,性能稳定,无粘接性,操作方便、可塑性强,色泽与牙不协调,价格低廉,不能隔绝温度。调和后 3min 内成型,15～20min 内完成雕刻,充填 24h 后完全固化,再进行磨光。

3. **用途**　后牙窝洞的永久性充填。

4. **注意事项**

(1)环境通风良好,调制时应在有通风设备的密闭箱中进行。

(2)操作者应戴口罩、帽子和手套,禁止用手直接接触银汞合金调和物。

(3)严格隔湿,防止唾液、血液等污染,影响充填效果。

(4)充填时将银汞合金少量、逐次填入窝洞内,逐层加压直至填满。

(5)多余的银汞合金收集于装有硫代硫酸钠水溶液的容器中;胶囊使用后立即盖紧,并收集于密闭容器中。

五、藻酸盐印模材料

藻酸盐印模材料(alginate impression material)是临床常用的印模材料之一。

1. **成分**　主要含藻酸盐、惰性填料(滑石粉、硅藻土、碳酸钙等)、缓凝剂和增稠剂。

2. **性能**　是一种弹性不可逆的水胶体印模材料。从调拌开始到材料凝固的工作时间不少于 60s,凝固时间 2～4.5min,尺寸稳定性较差。

3. **用途**　常用于正畸印模、可摘活动义齿修复和全口义齿初印模等的制取。

六、模型材料

模型材料(model material)是灌注于印模内形成有关口腔组织阳模的材料,可将牙、牙龈等口腔组织的形态等信息复制下来,为技师制作各类修复体提供参考依据。常用的模型材料包括熟石膏、普通人造石和高强度人造石,不同的模型材料具有不同的成分和力学性能。

1. **成分和性能**

(1)熟石膏:主要成分是 β- 半水硫酸钙。需水量较大,强度最低。

(2)普通人造石:主要成分是 α- 半水硫酸钙。结晶致密,杂质少,强度较高。需水量较小。

(3)高强度人造石:主要成分是 α- 半水硫酸钙。比人造石纯度更高,晶体不变形,表面积小,需水量小,强度和硬度比人造石更高。流动性好,可得到形状精密的模型。

2. **用途**　熟石膏用于灌注研究模型、上颌架;普通人造石用于灌注工作模型;高强度人造石用于灌注工作模型。

(古文珍)

思　考　题

1. 口腔综合治疗台的使用注意事项有哪些?

2. 牙科手机使用注意事项有哪些?

3. 印模托盘有哪些类型?

4. 三种模型材料在用途方面有哪些区别?

5. 复合树脂可以与氧化锌丁香酚水门汀放在一起吗?

URSING

第四章

口腔基本检查

04章 数字内容

学习目标

知识目标：

1. 掌握口腔检查椅位调整的要求；口腔检查的顺序和内容；正常的张口度；常见牙髓活力测验的方法；常见的口腔X线检查。

2. 熟悉口腔科常用的基本检查方法；牙活动度的分度；温度测验法和电活力测验法的原理；牙髓活力的状态；张口度检查的方法、张口受限的分类及标准。

3. 了解口腔专科检查中问诊、视诊、触（扪）诊、叩诊、探诊、嗅诊和咬诊的主要检查内容；锥形束CT检查的意义；穿刺检查和活体组织检查的适用范围。

能力目标：

能协助医生对口腔各主要部位、牙、颌面部、颞下颌关节、张口度和唾液腺进行检查。

素质目标：

1. 具有良好的口腔检查操作能力与识别能力。

2. 具有细心、耐心、专心的医学素养及以患者为中心的职业精神。

口腔检查是诊治口腔疾病的重要基础。口腔医务人员需熟知并遵循常见的检查要求,全面掌握患者的基本信息与状况,为口腔疾病的诊疗、护理与保健提供第一手翔实资料。

第一节　一般检查

一、检查要求

(一)诊室要求

保持诊室安静、整洁;光线充足,以自然光最为理想;室温保持在 20～24℃,室内相对湿度保持在 55%～60%;设备器材摆放有序。

(二)护患准备

检查前,护士要做好着装、心理等方面的准备,手部做好消毒,戴好手套、帽子和口罩,与患者沟通检查目的和流程。

(三)椅位调整

让患者仰卧于牙科椅上,患者的头、颈和肩部应在一条直线上,保证患者的安全与舒适。椅位上缘与患者肩部平齐,以保护患者的腰部;头枕保持在患者的枕骨部位,以保持其头部稳定。再根据检查需要及时调节椅位,检查上颌牙时,患者背部和头部稍微后仰,使上颌牙牙列与地面约成 45°～60°;检查下颌牙时,下𬌗面与地面平行,高度与医生肘部平齐(图 4-1)。

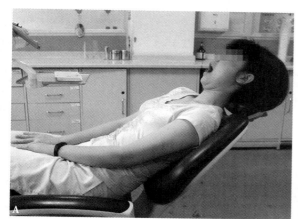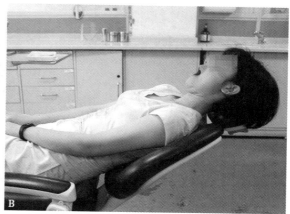

图 4-1　患者的椅位调节
A. 检查下颌牙的体位;B. 检查上颌牙的体位。

(四)检查顺序与内容

遵循由外向内、由前至后、由浅入深并兼顾整体的顺序进行,必要时应进行健、患侧对比检查。检查内容一般包括口腔、颌面部、颞下颌关节和唾液腺检查。

二、基本检查方法

包括一般性观察和专科检查。一般性观察是观察患者的意识和精神状态是否正常,体质、发育、营养状况,身体和颌面部有无畸形等。专科检查包括问诊、视诊、触(扪)诊、叩诊和听诊,还包括具有专科特点的探诊、嗅诊和咬诊;但听诊在口腔检查中较少使用。

(一)问诊

主要针对患者的主诉、现病史、既往史和家族史等进行询问。问诊环境要温馨舒适,语言简明扼要、通俗易懂,注重聆听,及时获取及追问主要病史信息。

（二）视诊

主要观察患者颜面部和口腔内牙齿、牙龈、舌、口腔黏膜、唾液腺以及颞下颌关节等组织器官，以及病变部位的颜色、形状、功能性活动等。

（三）探诊

主要用探针确定病变的部位、范围、程度及疼痛反应程度等，以及确定龋洞的部位、深浅、牙髓暴露情况、充填物边缘密合度、有无继发龋等。牙周探诊可探测牙周袋的深度。

（四）叩诊

用口镜柄在牙咬合面（切缘）或唇颊侧轻轻垂直叩击（图4-2），以检查根尖周和牙周是否存在病变。正常牙的叩诊音清脆、无痛；当根尖或牙周膜存在病变时，叩诊音为浊音并伴有一定程度的疼痛。叩诊时要先选择对照牙，最好的阴性对照牙是健康的对侧同名牙和邻牙。从健康牙开始叩诊，逐步过渡到可疑牙，牙对叩诊的反应可用（-）、（±）、（+）、（++）、（+++）来表示，分别代表"无""可疑""轻度""中度""重度"5个等级。

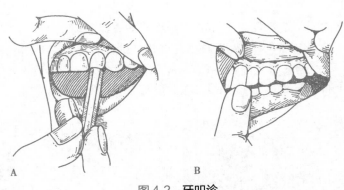

图 4-2　**牙叩诊**
A. 口镜柄；B. 手指法。

（五）触（扪）诊

用手指或器械在病变部位进行触摸或按压，凭检查者和被检查者的感觉，对病变部位的范围、大小、形状、质地及局部压痛、波动、溢脓、是否移动等情况进行判断的方法（图4-3）。触（扪）诊时动作要轻柔、细致。

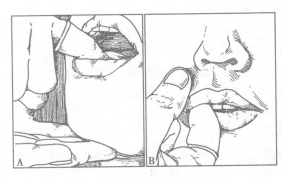

图 4-3　**扪诊法**
A. 口底双手扪诊法；B. 唇部双指扪诊法。

（六）嗅诊

通过鉴别气味进行诊断的方法，如坏疽性牙髓炎和坏死性龈炎等都具有特殊腐败臭味。

（七）咬诊

检查牙有无咬合痛和/或早接触点的诊断方法。通过空咬或咬棉签、棉球等实物时是否出现疼痛及其性质等情况来判断是否存在牙体及牙周病变；也可将咬合纸或蜡片放在检查牙的牙面，指导患者进行各种咬合动作，根据其留在牙面上色迹的深浅或蜡皮上牙印的厚薄，来判断早接触牙的接触点和范围等。

三、口腔检查

口腔检查主要采用视诊、触（打）诊和部分探诊，对唇、颊、黏膜、牙龈、牙周、系带、舌、腭、口底等部位进行检查。

（一）唇

正常呈粉红色。主要检查唇部皮肤、黏膜、形态，有无肿胀、疱疹、脱屑、皲裂，口角有无糜烂、色素沉着、白斑和增生物等。

（二）颊

检查颊黏膜的色泽、对称性，有无角化异常、白斑、条纹状病损，有无肿胀、压痛、瘘管等情况。特别要检查腮腺导管口，注意其乳头有无充血、水肿、溢脓等。

（三）牙龈

正常牙龈呈粉红色，质硬，表面有点彩。主要检查牙龈组织有无色、形、质的改变，即是否有颜色异常、质地改变，牙龈有无出血，是否存在瘘管、窦道，龈缘有无红肿、增生、萎缩、溃疡、坏死等。当牙龈出现组织松软、表面点彩减少或消失时，可提示存在疾患。特别注意艾滋病患者的口腔表征，如牙龈线形红斑、坏死性牙周炎等，应引起重视。

（四）系带

检查系带的形状、位置和附着情况以及对牙和口腔功能有无影响等。

（五）舌

正常舌质淡红，舌体柔软，湿润有光泽，舌背表面覆盖有薄层白苔，无裂隙，舌腹部黏膜薄和平滑。主要观察舌体、舌根、舌腹黏膜的色泽，舌苔的颜色，舌乳头是否充血、肿大，舌体有无肿物、是否上抬，舌背是否有裂纹，舌的运动和感觉功能是否正常等。

（六）腭

正常硬腭黏膜呈粉红色，黏膜下有硬骨板；软腭为肌肉膜样，黏膜略呈暗红色。依次检查硬腭、软腭、悬雍垂黏膜的色泽、质地和形态，观察有无畸形、缺损、肿块、充血、水肿等；对腭部肿物应仔细检查其颜色、大小、形态、质地和活动度。

（七）口底

主要检查舌系带是否过短，舌下肉阜处导管及其开口情况、有无红肿及异常分泌物，口底有无肿胀。有口底包块的，主要检查其大小、形态、质地和活动度。

四、牙齿检查

主要有视诊、探诊、叩诊、扪诊、咬诊和牙松动度的检查。

（一）视诊

主要检查牙齿的数目（是否有多生牙、缺失牙等）、牙齿的形态（有无过小牙、融合牙、畸形中央尖等）、牙齿的颜色（有无氟斑牙、釉质发育不全等）、牙齿的位置（有无错位牙以及错位的方向和位置）、萌出替换情况（有无乳牙早失和滞留等）、牙体牙周组织（有无龋齿、楔状缺损、过度磨耗等，牙龈的颜色、形态、龈沟深度，牙周有无溢脓等）和咬合关系等。

（二）探诊

主要检查并确定牙齿的病变部位、范围和反应情况。包括检查牙有无龋坏及深浅，有无探痛和牙髓是否暴露;探查充填物和修复体边缘与牙体是否密合以及有无继发龋;当牙本质过敏时,探测其敏感部位和程度;检查牙龈是否出血、牙周袋深度、龈下结石的分布以及窦道(瘘管)方向等。必要时用牙周探针检查牙周袋的深度。

(三)叩诊

主要检查牙齿有无疼痛及其程度。

(四)触(扪)诊

主要检查牙龈、牙周组织的质地,有无脓液溢出,有无压痛和波动感等。

(五)咬诊

主要检查是否有牙隐裂和确定牙早接触的具体部位及范围等。

(六)牙活动度检查

主要检查牙齿的松动情况。根据松动幅度及方向,分为:

Ⅰ度松动:仅有唇(颊)舌向活动,或牙松动幅度不超过 1mm。

Ⅱ度松动:唇(颊)舌向和近远中向均有活动,或牙松动幅度为 1～2mm。

Ⅲ度松动:唇(颊)舌向、近远中向和根向均有活动,或牙松动幅度大于 2mm。

五、专项检查

(一)颌面部检查

主要采用视诊和触诊进行检查。视诊主要观察颜面部表情、意识状态;外形和轮廓的对称性、丰满度和各器官的关系以及颜面皮肤等。触诊主要检查病变部位、形态、大小、表面特征、硬度、有无压痛、波动感等。与口腔疾病关系密切的淋巴结主要是下颌下、颏下和颈部淋巴结,触诊时注意确定肿大淋巴结的数目、大小、硬度、活动度以及是否有压痛等。

(二)颞下颌关节检查

主要用于协助关节病的诊断。检查内容包括髁状突的运动是否协调、有无杂音和弹响;下颌运动轨迹有无偏移中线;髁状突、喙突、乙状切迹和咀嚼肌群情况,是否有压痛及压痛点的位置等。

(三)张口度检查

检查开口度情况。临床常采用测量上下切牙切缘间的具体距离,或手指宽度(即示指、中指和无名指合拢时三指末关节的宽度)来表示。张口度异常有张口受限和开口过大两种,正常开口度平均为 3.7cm,小于 3.7cm 为张口受限,大于 5.0cm 为开口过大。

轻度(或Ⅰ度)张口受限:上、下切牙切缘间距离为 2～3cm 或仅能置入两横指(示指和中指)。

中度(或Ⅱ度)张口受限:上、下切牙切缘间距离为 1～2cm 或仅可置入一横指(示指)。

重度(或Ⅲ度)张口受限:上、下切牙切缘间距离不足 1cm 或不足以置入一横指(示指)。

完全性张口受限:指完全不能张口者,也称牙关紧闭。

张口受限多见于翼外肌痉挛或颞下颌关节存在损伤者,开口过大常见于翼外肌功能亢进或颞下颌关节脱位者。

(四)唾液腺检查

对腮腺、颌下腺、舌下腺进行检查。正常时这 3 对大唾液腺质地较软,不易触及,如有触及或有触痛,多提示腺体存在炎症或其他病变。

1. 视诊 观察两侧腺体是否对称,形态大小有无变化,腺体导管口有无红肿、瘢痕和分泌物情况,特别应注意观察分泌物的颜色、量及其性质。

2. 触诊 腮腺的触诊用于了解导管的质地、有无导管结石。舌下腺和颌下腺的触诊常用双合诊。必要时进行双侧同名腺体的比较。

3. 探诊 主要用软细管或专用导管进行检查,了解唾液腺导管是否狭窄或为诊疗需要而注入造影剂或药物。

第二节 辅助检查

辅助检查是指一般检查后仍不能确诊或需要进一步的确诊,常借助一些特殊仪器、设备,包括牙髓活力测验、影像学检查、实验室检查和其他检查。

一、牙髓活力测验

牙髓活力测验是判断牙髓状态的常用方法,对牙髓病和根尖周病的诊断十分重要。正常牙髓能耐受一定量的电流和温度刺激而无不适感。临床上常根据牙髓对温度和电流的不同反应来协助诊断牙髓是否正常、病变的程度以及牙髓活力是否存在。常见的牙髓活力测验方法有温度测验法、电活力测验法和试验性备洞法。

(一)温度测验法

根据患者对冷或热刺激的反应来判断牙髓活力状态的方法,分为正常、敏感、迟钝、无反应。正常情况下,牙髓对突然、明显的温度刺激有一定的耐受阈。但当牙髓存在病变时,其温度耐受阈会发生改变,如牙髓发炎时,其刺激阈降低而出现感觉敏感;牙髓变性时,其刺激阈提高而感觉迟钝;牙髓坏死时无反应。温度测验法包括冷诊法(图4-4)和热诊法(图4-5),其中冷诊法常用冰棒进行测验,热诊法常用牙胶棒等。

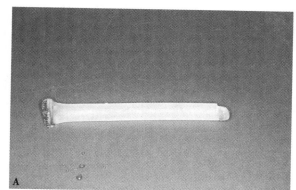
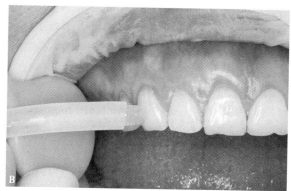

图4-4 冷诊法
A. 冰棒;B. 冷诊法。

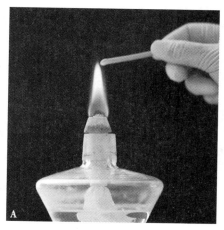
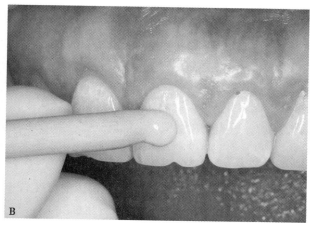

图4-5 热牙胶棒热诊法
A. 酒精灯加热牙胶棒;B. 热诊法。

Note:

（二）牙髓电活力测验法

使用牙髓电活力测验仪观察牙髓神经对不同强度电流的耐受程度，对牙髓状态进行判断的方法。主要用于判断牙髓"生"或"死"的状态。使用前应仔细阅读说明书，熟悉仪器的性能及具体操作方法。测验前应向患者说明测验的目的，以取得患者的合作；嘱患者在牙出现"麻刺感"时要抬手示意。应注意询问患者是否安装有心脏起搏器，如有应禁止测验。

（三）试验性备洞法

又称诊断性备洞，是指用牙钻缓慢向牙髓方向磨除牙釉质和牙本质来判断牙髓活力的方法。只有在其他方法不能断定牙髓活力或不能实施时才考虑使用。

二、影像学检查

影像学检查是诊断和治疗口腔疾病的重要辅助检查手段。主要包括 X 线检查和锥形束 CT 检查。

（一）X 线检查

主要包括根尖片（也称口内片）、咬合翼片和全口牙位曲面体层片。

1. 根尖片　具有放射剂量小、空间分辨率高、操作简单等特点，可了解牙体、牙周、牙髓组织和根尖周组织的病变情况，是龋病诊疗和根管治疗中最常用的检查方法。

2. 咬合翼片　咬合翼片是胶片感光面有一个与胶片垂直的翼片，以利胶片固定时用或使用𬌗翼片专用持片夹，主要用于检查邻面龋、继发龋和充填体邻面悬突。

3. 全口牙位曲面体层片　是利用体层摄影原理和狭缝摄影原理，一次曝光可全面显示上、下颌骨，上颌窦，颞下颌关节及全口牙等情况。常用于检查上、下颌骨肿瘤，外伤，炎症，畸形等病变及其与周围组织的关系。在患者口内存有多颗患牙情况下，全口牙位曲面体层片较拍摄全口根尖片可显著减少患者接受的放射剂量，但其清晰度不如根尖片，在需要了解特定牙的牙体、根尖周情况时，还需要补充根尖片。

（二）锥形束 CT 检查

锥体束 CT（cone beam computed tomography，CBCT）检查是数字化三维影像技术在口腔中的应用，一般多采用小视野 CBCT 检查，对牙髓病和根尖周病的病变位置、范围、性质、程度及其与周围组织的关系有更加准确的了解，可用于牙体、根管系统、牙根、根尖周等组织结构的检查，但不作为牙体、牙髓病变常规的诊断检查手段，只有在常规 X 线检查因结构重叠或清晰度等问题提供信息有限的情况下，作为进一步检查的手段。

三、实验室检查

常用的检查方法主要包括化验检验、穿刺检查、活体组织检查等。

（一）化验检验

化验检验对疾病的诊断治疗和全身情况的监测具有参考价值，主要包括临床检验、生化检验、细菌学检验等。

（二）穿刺检查

穿刺检查适用于触诊有波动感或非实质性含液体肿块的检查。通过穿刺抽吸肿块内容物，了解内容物的颜色、透明度及黏稠度等性质来进一步协助诊断，具有简便、易行、直观的优点，有时可直接确诊。如血管瘤或血管畸形可以抽出血液，舌下腺囊肿可以抽出鸡蛋清样黏液等。

（三）活体组织检查

活体组织检查用于口腔颌面部无法确诊的可疑病变，是目前比较准确可靠的结论性诊断方法，可以确定可疑病变的性质、肿瘤类型及分化程度。

知 识 拓 展

普通造影检查在口腔医学中的应用

口腔颌面部常用普通造影检查包括唾液腺造影、颞下颌关节造影和瘤体造影等。

唾液腺造影一般仅限于腮腺和下颌下腺，对唾液腺慢性炎症及舍格伦综合征的诊断价值很高；也适用于唾液腺良性肥大、肿瘤、唾液腺瘘等。

颞下颌关节造影检查主要用于观察关节盘的位置和是否存在关节盘穿孔。

瘤体造影检查是检查颌面部静脉畸形范围和血液回流情况的重要方法，对治疗方式的选择具有一定的指导意义。

四、其他检查

在某些口腔疾病的检查中，还可以采取局部麻醉检查、透照检查和超声检查。

（一）局部麻醉检查

局部麻醉检查多用于牙髓炎疼痛但难以确定具体是哪颗牙或三叉神经痛难以确定具体分支时，常用 2% 利多卡因或 2% 普鲁卡因行神经阻滞麻醉，在初步判断的基础上，用排除法的方式进行逐一排除后确定。

（二）透照检查

透照检查是用光导纤维装置进行患牙透照检查，多用于龋病、隐裂牙的检查。

（三）超声检查

超声检查多用于唾液腺、下颌下和颈部肿块的检查，以明确其病变大小和深度，以及是囊性还是实性等，还可用于分辨深部肿瘤和邻近重要血管的关系。

（谢培豪）

思 考 题

1. 协助医生检查上颌牙和下颌牙时，牙椅的椅位应如何调整？
2. 牙髓活力测验的方法有哪些？
3. 常见的口腔 X 线检查有哪些？

Note：

URSING

第五章

口腔护理基本技术

05章 数字内容

学习目标

- 知识目标：
  1. 掌握四手操作技术的定义和原则；医、护、患的体位要求；操作分区和位置关系；单手和双手传递器械的方法；吸引的原则；三用枪的组成；橡皮障隔离装置的组成与翼法放置橡皮障的方法；玻璃离子水门汀、藻酸盐印模材料的调拌要点；上、下颌印模的制取方法；双人口腔冲洗的方法和注意事项。
  2. 熟悉治疗灯灯光调节的时机与原则；强力吸引器常见的放置原则；橡皮障隔离的优点。
  3. 了解四手操作技术的发展；玻璃离子水门汀、藻酸盐印模材料的性能及用途；模型灌注的方法。

- 能力目标：
  1. 能遵循四手操作的要求，独立配合医生完成简单的口腔治疗。
  2. 能正确调拌垫底用和粘接用玻璃离子水门汀，正确调拌藻酸盐印模材料。

- 素质目标：
  熟知操作流程，配合默契；关心爱护患者，能为患者提供优质的诊疗服务。

口腔护理学在口腔医学与护理学交叉融合的过程中形成了专科特有的基础技术,如四手操作技术、口腔治疗材料调拌技术、术野隔离技术和口腔冲洗技术等。护理学专业学生应学习并掌握口腔护理基本技术,以更好地将其应用到口腔护理工作中。

第一节 四手操作技术

四手操作技术(four-handed dentistry)是在口腔治疗过程中,医生和护士采取舒适的坐位,患者采取放松的仰卧位,医护人员四手同时在口腔治疗中完成各种操作,平稳而迅速地传递及交换所用器械材料的技术。该技术可提高医生、护士和患者的舒适度,缩短诊疗时间,提高口腔诊疗效率及医疗质量,降低交叉感染的发生。

一、概述

四手操作技术的发展与口腔医学、口腔材料和人体工程学的发展密不可分。早期的牙齿治疗以拔牙和镶牙为主,患者在坐立式理发椅或普通座椅上进行治疗,"医生"站立操作,没有辅助人员配合。

18—19 世纪,脚踏式、手动和电动牙钻相继问世。1875 年,世界第一台配有头托与漱口系统的手摇牙科椅问世,其座椅高度可调,靠背可调至接近水平位。随着龋齿和牙周疾病治疗技术的发展,牙科辅助人员出现并进行巡回辅助,但医生和辅助人员均站立操作,职业健康问题突出。

20 世纪 40—50 年代,机电和人机一体化的口腔综合治疗台、气动涡轮牙科手机出现,牙科椅能进行椅位升降、俯仰和头托角度的调整。医生将患者调整到舒适体位,在坐位下实施更精细复杂的治疗。但辅助人员并未在椅旁进行一对一配合,仍存在医生自行拿取器械、患者频繁起身漱口及交叉感染等问题,影响工作效率和治疗效果。1945 年,美国的 Kil Pathoric 提出了"四手操作"理念,但并未得到应用。

随着人体工程学和吸引系统的发展,1960 年美国的 Beach 医生提出并应用了"平衡家庭操作位"(balance home operating position,BHOP),医护人员在平衡的操作体位下进行四手操作,减少了不良工作姿势,提高了工作效率。该技术在欧美等地迅速发展。1985 年,Beach 在"BHOP"的基础上提出"以人为中心,以零为概念,以感觉为基础"的固有感觉诱导(proprioceptive derivation,pd)理论。该理论成为四手操作的核心理论,进一步规范了医护人员的操作姿势、工作区域和患者的诊治体位。

二、基本条件及要求

(一)人力配备

四手操作时,原则上 1 名操作者至少配备 1 名护士。操作者为实施治疗的医务人员,可为医生、洁治员和护士等。

(二)设备要求

1. 口腔综合治疗台

(1)牙科椅:患者坐卧的设备。椅面软硬度适宜,机械曲度与人体生理性弯曲尽可能一致,使患者的头、背、坐骨及四肢得到安全支托;椅垫高度及椅背角度可灵活调节,头托可上、下、前、后移动。

(2)治疗灯:是口腔综合治疗台的照明装置,由灯杆、灯头和灯罩等组成,可根据操作区域的变化灵活移动,灯光亮度可调节,为医护人员提供清晰的操作视野。

(3)三用枪:是冲洗和吹干操作区域,保持操作视野清晰的装置。此外,它还具有冷却牙体组织、辅助牵拉口角及口内软组织的功能。

(4)吸引系统:是吸除操作过程中产生的冷却水、血液、唾液、碎屑等,以保持操作视野清晰的装置。口腔综合治疗台应配备强力和弱力吸引系统。

2. 座椅

座椅应软硬适当,上下可灵活调节,使臀部完全得到支撑,小腿和足部有一定安放空间,便于更换体位。医护的座椅稍有不同。医生座椅的椅座及靠背宽大，可在操作中支撑腰背（图 5-1）。护士座椅底部有脚踏，椅背左侧有可旋转的弯形靠背，便于护士操作时承托下背部和左侧手臂，使上躯达到平衡（图 5-2）。

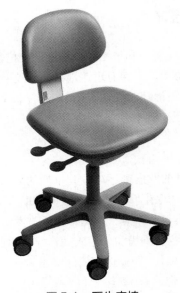

图 5-1　医生座椅

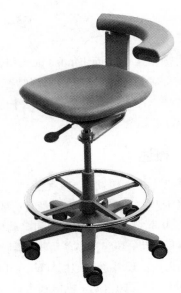

图 5-2　护士座椅

3. 护士工作台　放于护士工作侧，可移动，台面应有足够的空间摆放诊疗用物，便于操作时取用。

（三）诊疗区域要求

诊疗区域设计合理，人员移动便利，诊疗物品触手可及。

三、基本操作原则

1. 节力原则　操作中应尽量使用涉及手指、手腕和手肘的Ⅲ级及以下动作，避免或减少涉及手臂及上半身的Ⅳ级和Ⅴ级动作，以最少的体力达到最大工作效率。

2. 安全原则　诊疗过程中应加强防护，保证医、护、患的安全。

3. 视野清晰原则　通过调整体位及灯光、隔湿、吸引、牵拉软组织，清洁干燥口镜等措施，保持操作视野清晰。

四、操作体位和位置关系

（一）操作者（医生）体位

体位应便于操作，不妨碍操作视野，使身体相应部位得到支撑，最大程度保证舒适（图 5-3）。原则包括：

1. 紧靠座椅椅背就坐，椅背能够支撑腰骶部，椅垫前部边缘触及腘窝为宜。

2. 调节座椅高度，使前臂与地面保持平行为宜。

3. 大腿与地面平行，膝盖位置稍低于臀部。

4. 两腿分开，与肩同宽，脚平放于地面。

（二）护士体位

护士应尽可能靠近牙科椅就坐，腿部宜与牙科椅长轴平行，便于拿取和传递物品。弯形靠背调至左侧肋下区，支撑腰部和左侧手臂，保持上躯平衡，减轻疲劳。双脚置于座椅脚踏上，大腿与地面平行，保持下肢血液循环通畅（图 5-4）。视线应高于操作者视线 10～15cm，以获得更好的操作视野。

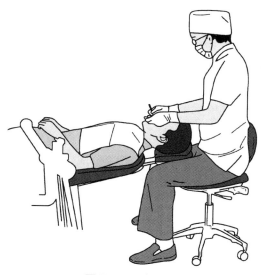

图5-3　医生体位

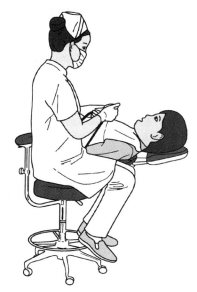

图5-4　护士体位

（三）患者体位

患者常用的体位有仰卧位和垂直坐位。仰卧位是人体最稳定和自然的体位。牙科椅靠背一般呈水平位或抬高 7°～15°，患者的头部和膝盖约在同一水平，脊柱和下肢完全放松；头顶与头托顶部平齐，与操作者的心脏在同一水平线上；患者的口腔与操作者眼睛的距离宜为 36～46cm（图5-5）。垂直坐位时，牙科椅靠背成 90°，常用于诊疗前、诊疗结束后，拍摄照片和制取印模时。

（四）医、护、患的位置关系

四手操作时，医护人员应在互不干扰的工作区域操作，以保证良好的视野和通畅的工作线路。通常将操作者（医生）、护士与患者的位置关系假想成钟面，以患者面部为中心，头顶朝向 12 点位置，钟面被分割成操作者（医生）工作区、静止区、护士工作区和传递区 4 个区域（图5-6）。

1. **操作者（医生）工作区**　7 点～12 点的区域，是操作者就坐的区域。
2. **静止区**　12 点～2 点的区域，通常放置护士治疗车或工作台等。
3. **护士工作区**　2 点～4 点的区域，为护士就坐的区域。
4. **传递区**　4 点～7 点的区域，为物品传递与交换的区域。

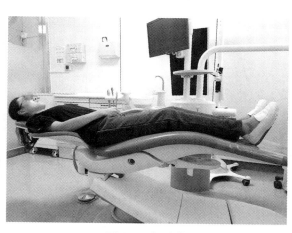

图5-5　仰卧位

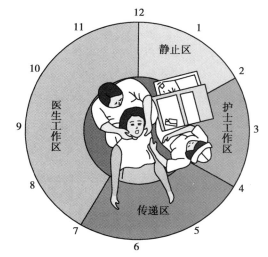

图5-6　四手操作的工作分区

Note：

五、治疗灯灯光调节

灯光是保证操作视野清晰的重要条件。护士应根据治疗需要及时、正确地调节灯光。

(一)调节时机

1. 治疗开始时和结束时。

2. 治疗牙位或操作者的体位发生改变时。

3. 进行比色、树脂光固化等需要避光的操作时。

(二)调节要求

调节灯光时，从患者的胸前向上移动至口腔，避免照射患者眼部；灯光与下颌的距离宜为60～80cm；光束应直接投照到操作牙位或口镜镜面上，不应出现医护人员手部的投射阴影。患者仰卧位时，根据上颌和下颌操作区的不同，投照角度不同（图5-7、图5-8）。

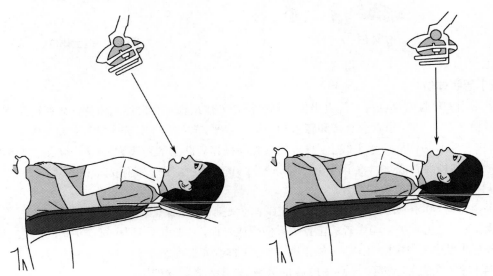

图 5-7　治疗上颌时灯光调节

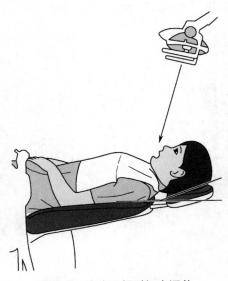

图 5-8　治疗下颌时灯光调节

六、传递技术

（一）器械握持方法

操作者（医生）握持器械的方法因器械类型、使用方法和治疗部位的不同而不同，了解器械的握持方法是器械传递和交换的基础。基本的握持方法有握笔式、掌握式、掌 - 拇式（图 5-9），前两种最常用。

1. **握笔式** 像握笔一样握持器械，如握持口镜。
2. **掌握式** 器械稳固握持在手掌中，如握持牙钳。
3. **掌 - 拇式** 器械握持在手掌中，拇指固定器械，引导方向，如握持牙龈分离器。

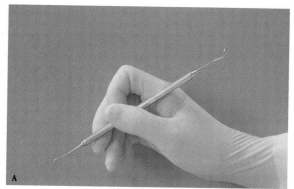
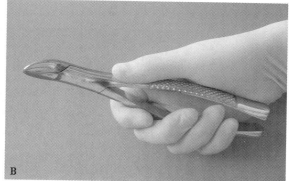
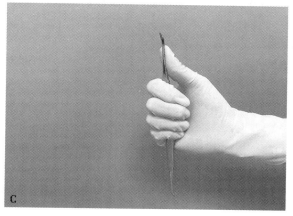

图 5-9 **器械握持方法**
A. 握笔式；B. 掌握式；C. 掌 - 拇式。

（二）传递技术

1. **不同器械的传递** 不同器械的自身设计及用途不同，应采用不同方法进行传递。

（1）口镜与探针：开始口腔检查时，操作者（医生）通常会将双手分别放于患者口腔两侧，做接取口镜与探针的姿势，护士应迅速用两手分别传递口镜与探针。右利手操作者，护士左手传递探针，右手传递口镜（图 5-10）。

（2）镊子：护士用镊子夹取物品时，需捏紧其工作端，避免物品掉落（图 5-11）。

（3）牙科手机：牙科手机在传递时应注意勿缠绕连接尾管（图 5-12）。

（4）带关节器械：传递带关节的器械时，护士应握持关节部位，直接将器械手柄递至操作者手掌中。带指环的器械，如剪刀、持针器等，应将指环套于操作者手指上（图 5-13）。体积和重量大的器械需用另一只手接回，应用双手进行传递。

Note：

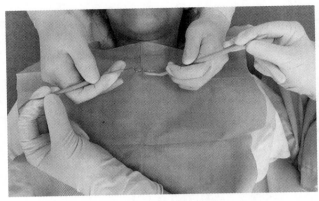

图 5-10　护士同时传递口镜和探针

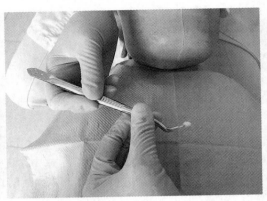

图 5-11　捏紧镊子工作端传递棉球

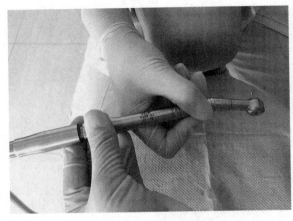

图 5-12　传递牙科手机

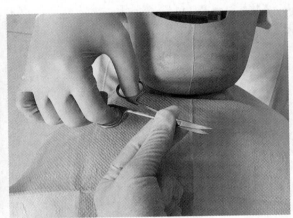

图 5-13　传递剪刀

2. 单手技术传递器械　治疗中,护士常使用单手技术传递器械以提高效率。

(1)左手从器械盘中拿取新器械。

(2)将器械的工作端朝向操作牙面,空出操作者握持部位,器械与操作者手中器械的长轴保持平行(图 5-14)。

(3)操作者示意器械使用结束,护士用左手小指和无名指勾回用过的器械(图 5-15)。

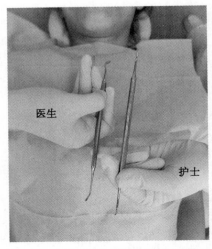

图 5-14　传递器械与操作者手中器械平行

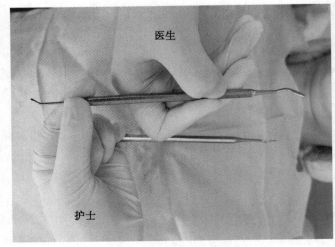

图 5-15　用左手小指和无名指勾回器械

Note:

（4）将新器械平稳传递至操作者手中。

（5）将用过的器械放回器械盘原处。

3. 双手技术传递器械

（1）一手从器械盘内拿取新器械，用拇指、示指和中指捏住器械非工作端。

（2）另一手从操作者手中取回用过的器械（图 5-16）。

（3）工作端朝向治疗牙位，传递新器械给操作者。

（4）将取回的器械放回器械盘原处。

4. 传递的注意事项

（1）熟悉治疗步骤与器械用途，按治疗顺序摆放器械。

（2）根据操作者握持器械的方式、器械结构、形态、工作端（刃）的锋利程度、体积及重量等因素选择合适的握持与传递方法。

（3）传递时应施加一定力度，确认操作者握住后再松手。

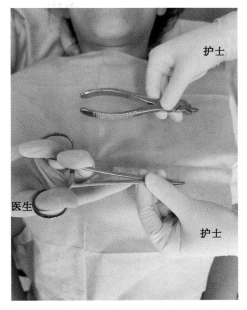

图 5-16　从操作者手中取回用过的器械

（4）在传递区内传递或交换器械且避开患者面部。

（5）传递或交换锐利器械时注意避免锐器伤。

（6）交换时宜遵循先接后递的原则。

（7）一般情况下左手传递器械和材料，右手吸引并准备下一步治疗所需用物。

七、口腔吸引技术

口腔吸引技术（oral evacuation）是口腔治疗中保持操作视野清晰的一种技术，主要用于去除口内的唾液、血液、水和碎屑等；牵拉软组织，暴露操作视野；减少治疗中产生的气溶胶；吸除异味。常用的吸引装置有吸唾器（saliva ejector）和强力吸引器管（high-volume evacuator）两种类型。

（一）吸唾器

多为小巧、易预弯的塑料软管，可间断或持续吸除口内液体，但不能去除碎屑，多用于涂布封闭剂、涂布氟化物等操作。吸唾器常放置在唾液易聚集的区域。

（二）强力吸引器管

一种强力控水设备，可高效去除治疗中产生的唾液、血液、水、碎屑及气溶胶。多为一次性硬塑料和不锈钢材质。管口直径较大，为直管或中部略弯，前部呈斜面，可与工作平面平行以达到更好的吸引效果。外科手术用的吸引器管常由不锈钢材质制成，直径较小，便于放在空间、视野范围有限的手术区域。

1. 握持　一般情况下，护士用右手握持强力吸引器管，左手握持三用枪。主要握持方法有握笔式、掌 - 拇式。当颊黏膜较厚、颊黏膜牵拉困难时，可用反掌 - 拇式（图 5-17）。

2. 放置　强力吸引器管的放置位置与治疗牙位有关。原则如下：

（1）放置位置应便于吸引，且不影响操作者（医生）的操作视线和操作路径。

（2）吸引器管口斜面与牙列平行，保持最大的吸引效能。

（3）与牙科手机出水口保持一定距离，避免冷却水被吸走。

（4）吸引器管口宜平齐或稍高于牙咬合面或切端。

（5）动作轻柔，勿紧贴黏膜，避免持续吸引对局部软组织造成损伤。

（6）避免触及软腭、咽部等口内敏感区域，引起不适。

（7）在吸口内积存的液体时，吸引器管口触及液面即可（无需过深）。

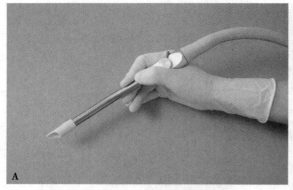
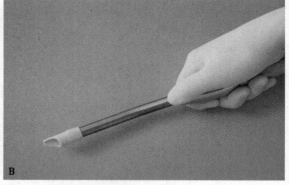
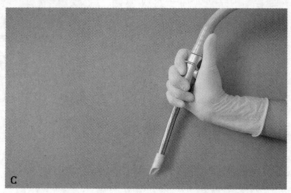

图 5-17　强力吸引器管的握持方法
A. 握笔式；B. 掌 - 拇式；C. 反掌 - 拇式。

八、三用枪的应用

三用枪是口腔治疗中常用的冲洗器械，与口腔综合治疗台连接，通过气、水或水气混合（水雾）对口腔局部或口镜等进行快速、有效的局部冲洗，以去除血液、水雾和碎屑等。枪头可转动，以适应上、下颌牙弓不同区段。

第二节　术野隔离技术

口腔诊疗过程中，通过吸引技术和术野隔离技术保持操作区域的清晰可视性是椅旁配合护士的重要职责内容。吸引技术已在本章第一节介绍，本节将重点介绍术野隔离技术。

术野隔离技术（field isolation）可保护口内软、硬组织；提高患者的舒适度；提供更好的视野；隔离术区，防止液体污染。目前常用的方法有棉卷隔离和橡皮障隔离。

一、棉卷隔离

棉卷隔离是将致密预成型、具有吸收特性的棉卷放置在唾液腺导管和操作区附近，以吸收口内液体的隔湿方法。棉卷易放置，应用便利，无需额外设备。由于棉卷吸水能力有限，不能实现完全隔湿；长时间操作易与黏膜粘连，可导致局部组织损伤等，仅适用于治疗时间较短的操作。

二、橡皮障隔离技术

橡皮障隔离技术是应用橡皮障隔离装置，提供干燥、清洁术野的技术。该方法有如下优点：①隔湿，控制根管内感染。②隔离术区，提供干燥、清洁的操作区域和清晰的视野。③防止治疗产生的液

Note：

体进入口内,提高患者舒适度。④遮挡唇、颊黏膜和舌体,保护口内软、硬组织。⑤防止误吞误吸。橡皮障隔离会遮挡患者口腔,口呼吸患者应慎用。

（一）橡皮障隔离装置

橡皮障隔离装置是由橡皮布、打孔器、橡皮障夹钳、橡皮障夹和橡皮障支架五部分组成。

1. 橡皮布（rubber dam sheet） 是橡皮障系统的主体装置,起隔离作用。

（1）颜色:橡皮布的颜色多样,深浅不一。一般选择深色,以增加与牙的对比度。

（2）厚度:橡皮布分为薄（0.15mm）、中（0.20mm）、厚（0.25mm）、加厚（0.30mm）和超厚（0.35mm）5种规格,临床常选择中、厚或加厚橡皮布。

（3）尺寸:橡皮布为正方形,尺寸有125mm×125mm和150mm×150mm两种。前者用于乳牙或单颗恒牙隔离,后者用于成人及多颗牙隔离。

（4）材质:有乳胶和非乳胶两类,乳胶过敏者应选择非乳胶材质的橡皮布。

2. 打孔器（rubber dam punch） 是由打孔盘和锥形打孔针组成的手持钳,用于橡皮布打孔。分单一孔径和多孔径可调两种类型,临床最常用的是多孔径打孔器。临床操作时,护士可根据治疗牙的形态及大小对孔径进行选择。

3. 橡皮障夹钳（rubber dam clamp forceps） 由柄、喙和中央定位器组成。喙部可放入夹孔中撑开橡皮障夹。中央定位器可固定撑开的橡皮障夹,以利于握持、传递和安装。

4. 橡皮障夹（rubber dam clamp） 是锚固和稳定橡皮布的装置,由两个夹臂和连接夹臂的弓部组成（图5-18）。夹臂向外伸展的部分称为翼,夹臂的内侧边称为喙。两侧夹臂各有一夹孔,橡皮障钳通过夹孔放置或移除橡皮障夹。橡皮障夹可大致分为前牙、前磨牙和磨牙三类。

5. 橡皮障支架 用于撑开并固定橡皮布,有"U"形、"O"形等多种样式,材质多为不锈钢和塑料。

（二）橡皮障辅助工具和材料

在安装橡皮障的过程中,还可能用到橡皮障打孔模板、橡皮障夹的安全线、牙线、橡皮障固定楔线、橡皮障吸水纸垫等辅助工具和材料。

（三）安装橡皮障前准备

1. 隔离牙准备 传递口镜和探针给医生。取一段合适长度的牙线,协助清理牙周围及邻间隙的软垢,必要时洁治。

2. 用物准备

（1）橡皮障隔离用物:橡皮障夹、橡皮障夹钳、打孔器、橡皮障支架、橡皮布、橡皮障打孔模板、橡皮障吸水纸垫、牙线、开口器（图5-19）。必要时备橡皮障固定楔线、水门汀充填器、眼科剪、封闭剂。

（2）局部麻醉用物:卡局式注射器、碘伏棉签。

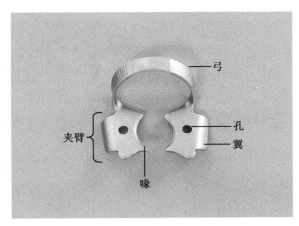

图 5-18　橡皮障夹的结构组成

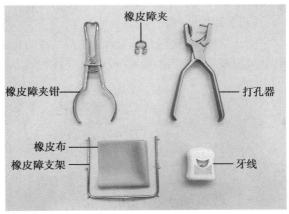

图 5-19　用物准备

（四）安放橡皮障

1. 局部麻醉 核对麻醉药品，遵医嘱安装局部麻醉药物，递予医生进行局部麻醉。

2. 试戴橡皮障夹 取 2 段 40～50cm 的牙线分别系在橡皮障夹的弓部两端，用橡皮障夹钳夹取橡皮障夹后递予医生试戴。

3. 橡皮布打孔 评估患者的牙弓形态、隔离牙情况、是否乳胶过敏等，正确选择橡皮布。将橡皮布哑光面朝上，用打孔器在橡皮布任意一角打定位孔后（患者左上象限），将其放在橡皮障打孔模板上，标记打孔位置（图 5-20），正确打孔。孔缘应光滑、无残缺、无毛刺、无撕裂。

4. 放置橡皮障 放置橡皮障的方法有翼法、弓法、橡皮布优先法和橡皮障夹优先法。翼法为临床最常用的方法，其配合流程见表 5-1。

表 5-1 翼法放置橡皮障的医护配合流程

操作流程	护士配合流程	配合要点和注意事项
将橡皮障夹和橡皮布一同固定到牙颈部	1. 将橡皮障夹的两侧夹翼穿过橡皮布孔径，置于橡皮布下方，弓部朝向远中（图 5-21）；用橡皮障夹钳将其递予医生 2. 递水门汀充填器和牙线，协助橡皮布就位 3. 协助用橡皮障支架撑开橡皮布	隔离单颗牙最常用的放置方法，口内操作时间最短

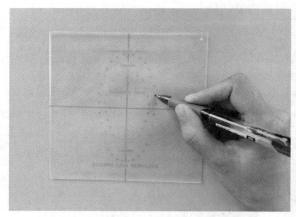

图 5-20 使用打孔定位模板标记打孔位置

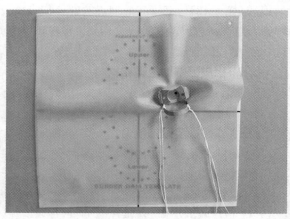

图 5-21 橡皮障夹的夹翼穿过孔径

5. 检查和调整橡皮障 橡皮障就位后，检查边缘密合性情况，必要时递防渗漏材料对边缘进行封闭。协助将安全绳系在橡皮障支架后，将吸唾器放于橡皮障下。橡皮布就位后应不影响患者呼吸。

（五）卸除橡皮障

治疗结束后，递橡皮障夹钳予医生，协助卸除橡皮障。使用楔线固定橡皮布的，协助取下楔线。卸除后检查口内是否有橡皮布残留。整理患者，体位调整为垂直坐位。

第三节 口腔材料调拌技术

口腔材料是口腔诊疗的重要组成，材料的调拌质量直接关系口腔治疗效果。本节将对口腔治疗最常用的材料，向大家介绍调拌方法。

一、玻璃离子水门汀

玻璃离子水门汀是口腔门诊常用的牙科水门汀材料，分双组份、单组份粉剂以及胶囊 3 种剂型。

Note:

根据用途可分为粘接固位用、充填修复用和衬层垫底用。不同剂型和用途的玻璃离子水门汀的调拌方法略有不同。下面将重点介绍垫底用和粘接用双组份玻璃离子水门汀的手工调拌方法。

（一）性能与用途

玻璃离子水门汀具备良好的生物相容性，可释放氟离子，具有防龋或阻止龋坏进一步破坏的作用，主要用于充填、垫底和衬层。

（二）粘接用玻璃离子水门汀的调拌

1. 用物准备

（1）调拌用物：粘接用玻璃离子水门汀粉剂、玻璃离子水门汀液剂、专用量勺、调拌板、塑料调拌刀、铺巾。

（2）其他用物：75% 乙醇棉球、无菌干纱布、镊子罐。

2. 隔湿操作后，遵医嘱调拌粘接玻璃离子水门汀。

3. 阅读产品说明书，按要求调拌材料，调拌流程见表5-2。

表5-2　粘接用玻璃离子水门汀的调拌流程

操作步骤	操作要点和注意事项
1. 检查材料名称、性状及有效期	检查液剂时，液剂瓶应对光倒置，瓶内液体透明澄清、无絮状物或沉淀
2. 量取粉剂。用手轻拍粉剂瓶底至粉松散，以专用量勺取粉剂于调拌板上（图 5-22），旋紧瓶盖	拍粉剂瓶时不可倒置或用力晃动，避免开盖时粉末撒落，取粉后立即旋紧瓶盖，防止粉剂潮解
3. 量取液剂。将液剂瓶瓶身垂直于调拌板，瓶口距调拌板 0.5cm，缓缓排气后，在距离粉剂大于 1cm 的位置轻轻挤出液剂（图 5-23）。立即用无菌干纱布擦拭瓶口并旋紧瓶盖	取液前应倒置瓶身，通过轻弹瓶身使气泡上移完成排气；粉、液间距不宜过近，避免混合时调拌刀带入下一份粉，导致混合不均匀；取液后立即旋紧瓶盖，防止液体挥发
4. 左手固定调拌板，右手握持塑料调拌刀，将粉剂分为 1/2、1/4、1/4 三份。依次将粉加入液剂中，加压调拌刀工作端，使其前 1/3～1/2 紧贴调拌板，旋转或推拉加压研磨，调至拉丝状（图 5-24）	每份粉混匀后再加入下一份粉。在说明书规定的时间内完成调拌
5. 用调拌刀尖端取适量材料，均匀涂布于待粘接的修复体组织面，递予医生并协助粘接	材料对黏膜有刺激性，操作中应避免直接接触皮肤、口腔和眼部黏膜
6. 用 75% 乙醇棉球擦除调拌刀上的残留材料，整理用物，洗手	尽量在材料完全固化前擦除残留材料，固化后不易去除

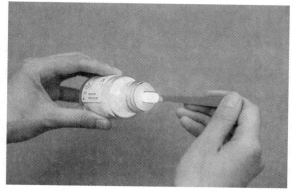

图 5-22　量取粉剂

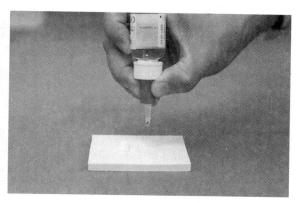

图 5-23　量取液剂

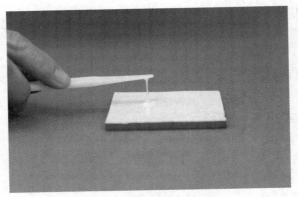

图 5-24　调拌成拉丝状

（三）垫底用玻璃离子水门汀的调拌

1. 用物准备　准备垫底用玻璃离子水门汀一套（内含粉剂、液剂、专用量勺）。其余用物同粘接用玻璃离子水门汀的调拌。

2. 核对材料名称及有效期，按照材料说明书比例量取粉剂和液剂，方法同前。

3. 充分混合粉剂和液剂　将粉剂分为 2 等份。先将第 1 份粉加入液剂中，待全部混匀后，将第 2 份粉留取少量后迅速加入，旋转或推拉加压研磨，调至均匀细腻、无颗粒的面团状（图 5-25）。

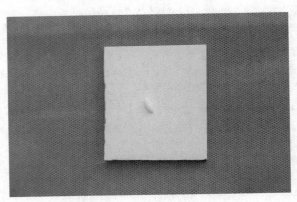

图 5-25　调拌成面团状

4. 将调拌好的材料整塑为长条状，递予医生，协助完成垫底。

5. 用 75% 乙醇棉球擦除调拌刀上残留材料，整理用物，洗手。

二、印模材料

印模（impression）是物体的阴模。口腔印模是记录口腔组织形态及关系的阴模。印模材料（impression material）是制取印模时使用的材料，常用的有藻酸盐类、琼脂类、硅橡胶类和聚醚橡胶类印模材料。合理选择及正确调拌印模材料是影响模型能否准确再现口腔修复区域形态，保证最终修复体精度的重要因素，应熟练掌握。

（一）藻酸盐印模材料的调拌

藻酸盐印模材料是藻酸盐大分子微粒分散于水中形成的水胶体，是一种弹性不可逆的水胶体印模材料。材料在溶胶态时具有良好的流动性，可流至口内细微部位，凝固后的印模具有弹性，易取出，价格便宜，操作简单，是目前临床应用最广的印模材料，常用于正畸研究、全口义齿及可摘局部义齿用印模的制取或冠桥等固定修复的非工作印模的制取。该材料有粉剂和糊剂两种剂型。临床常用的是粉剂型，使用时与水调和。由于材料含水量大，失水或吸水后易发生收缩（凝溢）和膨胀（渗润），制取后应尽快灌注,防止变形。

1. 用物准备 藻酸盐粉剂印模材料、量勺、量水杯、橡皮碗、调拌刀、上颌托盘、下颌托盘、铺巾。

2. 按照产品说明书,正确调拌材料并递予医生使用,调拌流程见表5-3。

表5-3 藻酸盐印模材料调拌流程

操作流程	操作要点和注意事项
1. 检查用物。检查材料名称、性状及有效期	材料应无潮湿、无结块;水温宜同室温,以免影响材料的固化时间
2. 量取粉剂和水。松散粉剂,用专用量勺按水粉体积1:1的比例(1平勺粉:1格水)在橡皮碗内先加入粉剂再加入水(图5-26)	材料取量应适宜,取粉后及时盖盖,防止受潮
3. 混匀水、粉。一手手掌握紧橡皮碗,另一只手竖起调拌刀,10~15s内将水、粉轻轻混匀	注意动作轻柔,防止藻酸盐粉末撒出
4. 碾压调拌。将橡皮碗握于一手大小鱼际间,另一手握持调拌刀,其平面与橡皮碗内壁平面充分接触,用腕部的力量按顺时针、逆时针或"8"字法快速(约200转/min)旋转加压碾磨至材料均匀细腻,呈奶油状	碾压要充分,避免材料出现颗粒,影响印模精度;调拌过程中注意防止材料甩出
5. 收集和排气。用调拌刀将调拌好的材料收集并刮于橡皮碗的一侧,反复挤压排气后收集成团状	整个调拌过程在35~45s内完成。调拌时间过长会降低印模的强度
6. 将材料放入托盘。一手掌心握橡皮碗,并用拇指和示指捏住托盘柄;另一手拿调拌刀取材料放入上颌或下颌托盘,压实材料	宜在5~10s内完成材料放入,避免多次取放;且放入下颌托盘时,应用调拌刀压实交界处的材料,以免形成气泡;堆放在托盘上的材料应表面光滑,均匀适量,无气泡;橡皮碗中的材料剩余量小于5g
7. 制取印模。放入后立即制取,方法见本章第四节	及时清理调拌刀及调拌碗上残留的材料
8. 整理患者及用物。协助患者漱口并擦净口周,橡皮碗、调拌刀、托盘清洗消毒备用	

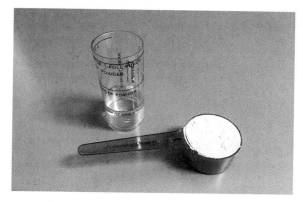

图5-26 量取藻酸盐印模材料粉剂和水

(二)硅橡胶印模材料的调拌

硅橡胶印模材料是橡胶类印模材料(又称弹性体印模材料)的一种,以人工合成橡胶为主要成分。材料具有良好的流动性、可塑性、弹性、韧性和强度,制取的印模清晰、准确性高、体积变化小,易脱模,是目前较理想的印模材料,适用于冠、桥、嵌体、贴面和种植修复等精密修复体印模的制取。不同类型硅橡胶印模材料的调拌方法不同,使用前,需详细阅读说明书,按照说明书要求进行调拌。

Note:

数字化印模

近年来,数字化印模(也称为口腔三维扫描技术)开始应用于临床,该技术通过扫描测量获得口腔各类软、硬组织三维表面形貌。根据扫描对象,该技术可分为直接数字印模技术和间接数字印模技术。直接数字印模技术可直接获得数字印模,减少了流动性印模材制取时患者的不适感,还可弥补实体印模产生的表面缺陷、伸展不足等问题,彻底改变了传统口腔修复的印模制取模式,是口腔数字医学的里程碑。

第四节　印模制取和模型灌注技术

印模制取和模型灌注是各类修复治疗的关键技术。由于修复体无法在口内直接制作,进行牙体、牙列及颌面部缺损修复时,需先用印模材料制取口腔组织阴模,在阴模内灌注口腔组织模型(阳模),在模型上制作修复体,因此制取质量直接关系最终修复体的准确性和修复效果。

一、印模制取技术

印模制取是将盛有印模材料的托盘放于口内获得口腔组织阴模的技术。在临床上,不同修复治疗对印模材料、制取方法、制取质量的要求不同。下面以可摘局部义齿印模为例介绍具体制取方法。

（一）制取印模前的准备

1. 患者准备

（1）体位准备:核对患者信息,引导其坐于牙科椅,头部枕在头托上。调整椅位高度、椅背与头托的倾斜角度,使患者感觉舒适且便于操作。

（2）操作前宣教:了解操作过程和注意事项,在护士的指导下练习印模边缘整塑动作。

2. 评估　评估患者口腔状况和缺牙部位,涂抹凡士林润滑患者口唇。

3. 选择托盘　根据患者的牙弓长宽、形状、高低选择合适型号的托盘。如果成品托盘不合适,可进行适当改。

4. 其他物品准备　同本章第三节藻酸盐印模材料调拌。

（二）制取上颌印模

1. 托盘就位　操作者站或坐于患者右后方,左手持口镜牵开患者口角,右手持上颌印模托盘快速旋转放入患者口内并就位。

2. 印模边缘功能整塑　在印模材料凝固前的可塑期内,轻轻将上唇向下牵拉,将左右颊部向下前内牵拉,完成唇颊侧边缘功能整塑,以获得准确、适当的印模边缘伸展位置和形态。

3. 取出印模　印模材料完全凝固后,轻轻翘动托盘,使印模脱位,然后旋转托盘从口内取出,检查印模质量。

（三）制取下颌印模

1. 托盘就位　操作者站或坐于患者的右前方。左手持口镜牵开患者口角,右手持下颌印模托盘,快速旋转放入患者口内并使托盘就位。

2. 印模边缘功能整塑　印模材料凝固前,轻轻牵拉下唇向上,牵拉左右颊部向上前内,完成唇颊侧边缘整塑;让患者抬舌和伸舌,完成口底边缘整塑。在整塑过程中保持托盘位置稳定,避免移动,直至材料完全凝固。

Note:

3. 印模取出 印模材料完全凝固后,轻轻翘动托盘,使印模脱位,然后旋转托盘从口内取出,并检查印模质量。

（四）印模消毒

用流动水冲洗印模,去除残存的唾液、血液和食物残渣。依照说明书选择正确的消毒剂消毒印模后灌注模型。

二、模型灌注技术

（一）模型的用途、分类

模型是将模型材料灌注于印模内形成有关口腔组织的阳模,可将牙、牙龈等口腔组织的形态等信息复制下来,为技师在模型上制作各类修复体提供参考依据。模型分为工作模型、对𬌗模型、研究模型、记存模型。常用的模型材料为石膏,包括熟石膏、普通人造石、高强度人造石等。

（二）模型灌注技术

1. 灌注前准备

（1）处理印模:检查和修整印模,冲洗干燥后备用。

（2）用物准备:石膏、量水杯、专用量勺、调拌刀、橡皮碗、石膏振荡器。

2. 调拌石膏 可手调,也可采取专用调拌机进行抽真空搅拌。按正确比例依次用量水杯和专用量勺量取水和石膏粉,放入橡皮碗。沿同一方向混匀石膏后,将其放于石膏振荡器上振荡排气。

3. 灌注 临床常采用一般灌注法灌注。灌注时,一手持托盘柄,将印模压在振荡器上,依次从印模腭顶处、印模的一侧远端添加石膏材料,直至充满整个牙列。关闭振荡器,再次从腭顶处开始添加石膏至所需厚度后,修整石膏表面和侧面外形。

4. 模型修整 模型灌注后 1～2h 内分离印模和模型,检查模型质量。用石膏打磨机修整模型边缘,以获得一个整齐、美观、有利于义齿制作、便于观察保存的模型。

5. 注意事项

（1）石膏容易受潮,使用后应及时盖上石膏容器的盖子。

（2）调拌时应严格控制水与石膏的比例、水温和调拌时间,以免影响凝固速度、凝固时间和模型强度。

（3）顺着同一方向调拌石膏,以免带入气泡,导致石膏膨胀,强度降低。

（4）严格按照印模材料要求,在规定的时间完成印模灌注。灌注前吹干印模表面。

（5）脱模阻力较大时,可适当作左右摆动,但幅度不可过大,以免石膏牙折断。

第五节 口腔冲洗技术

口腔冲洗是将冲洗液利用一定冲击力冲洗至口内,以保持口腔清洁湿润,提高患者舒适度,预防术后伤口感染的一种技术。由于口腔颌面外科手术切口多在口内,受手术部位限制,术后患者不能通过颊舌运动、咀嚼、吞咽等动作,及时清除口腔内的食物残渣。临床通常对清醒、有一定吞咽能力、合作能力且有一定耐受力的口腔颌面外科术后患者进行口腔冲洗。

临床可根据人力和设施配备情况选择单人或双人进行口腔冲洗。本节以双人口腔冲洗为例介绍操作流程。

（一）冲洗前准备

1. 护理评估 评估患者的年龄、病情、自理能力、合作程度、手术方式、口腔清洁度、口腔黏膜及伤口情况、口内伤口感染情况等。

2. 用物准备 一次性冲洗器、冲洗液、吸引器管、无菌弯盘（口镜 2 把、镊子 1 把、干棉球数个）、治疗巾 1 块、无菌棉签、口唇润滑油（凡士林、液状石蜡等）、手电筒。

Note:

（1）冲洗器：目前临床应用的冲洗器有冲洗注射器（弯针头）、输液器、冲洗 - 吸引一体装置等。注射器适合双人操作，输液器和冲洗 - 吸引一体装置可单人操作时选择使用。

（2）冲洗液：遵医嘱选择口腔冲洗液，临床常用的冲洗液见表 5-4。

表 5-4 常见的口腔冲洗液

冲洗液	类别	作用
1%～3% 过氧化氢溶液	强氧化剂	遇到组织中的过氧化氢酶可释放氧离子，有防腐、防臭和抑制厌氧菌繁殖的作用
2%～3% 硼酸溶液	酸性防腐剂	改变细菌的酸碱平衡，起抑菌作用。当口内 pH 值为碱性时可选择
1%～4% 碳酸氢钠溶液	碱性药物	抑制酸性环境下生长的细菌，如真菌。当口内 pH 值为酸性时可选择
0.02% 呋喃西林溶液、0.05% 醋酸氯己定溶液、0.12% 醋酸氯己定溶液	广谱抑菌、杀菌消毒剂	对革兰氏阳性菌和革兰氏阴性菌均有效
0.1% 醋酸溶液	—	预防铜绿假单胞菌感染
无菌生理盐水	—	对口腔无刺激，无异味，患者易接受

（二）双人口腔冲洗操作流程

1. 将冲洗用物放于治疗车上，推至患者右侧床旁并固定。核对床号、姓名，向患者解释冲洗目的、操作流程和注意事项，取得患者配合。

2. 病情允许的情况下，抬高床头 30°，将患者的头部偏向一侧 30°，颌下铺治疗巾，将弯盘置于颌下或口角旁。

3. 用镊子夹取生理盐水棉球湿润口周，用口镜拉开口角或嘱患者张口，检查口腔黏膜及伤口情况。

4. 甲护士站在患者右侧，用注射器抽吸 3% 过氧化氢溶液并连接冲洗针头。乙护士站在患者左侧（甲护士对侧），检查负压吸引装置并连接吸引器。

5. 嘱患者闭合双眼，甲、乙两护士同时用口镜向斜上方拉开患者口角（图 5-27），暴露冲洗视野，甲护士将冲洗液从一侧颊部沿上颌龈颊沟、牙间隙冲至另一侧颊部，再从另一侧颊部沿下颌龈颊沟、牙间隙冲至对侧颊部，然后冲洗上腭、舌和口底等部位。乙护士将吸引器头放置在口腔最低点（注意避开伤口处），吸引口腔内的冲洗液，指导行颌间结扎或不能张口患者将口内液体用舌顶出、吸净。

6. 用生理盐水按同样方法和顺序冲洗至口腔清洁，无泡沫，无异味。

7. 为患者擦净面部、口周。口角有溃烂者，涂抹唇部润滑油。协助患者取舒适卧位，用快速手消毒液消毒双手，整理用物，洗手并记录。

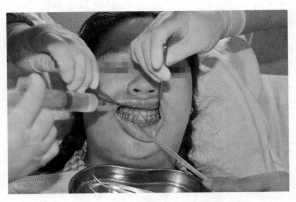

图 5-27 同时向斜上方拉开患者口角

（三）注意事项

1．冲洗过程中嘱患者闭合双眼，以免冲洗液溅入眼内。

2．冲洗前固定好针头，勿将针头掉入口腔内；冲洗液要及时吸净，以免引起误吞误吸。

3．冲洗针头距冲洗部位 2cm 左右，冲洗水柱要均匀，勿用力冲洗伤口；吸引时勿吸缝线，以免引起伤口疼痛或伤口裂开。

4．遵循一定顺序冲洗，避免遗漏。

5．使用 3% 过氧化氢冲洗后，要立即用生理盐水冲洗干净，以免引起不适。

6．牵拉动作要轻柔，牵拉力以充分暴露伤口但尽量不引起伤口疼痛为宜。尽量减少不必要的旋转或移动，最大程度减轻因冲洗而造成的伤口疼痛和不适。

7．冲洗过程中严密观察病情变化，如有异常应暂停操作，及时通知医生。

8．口周破溃处涂抗生素软膏，促进上皮生长。勿涂甲紫，以防痂下积脓。长期应用抗生素患者应注意口腔黏膜有无真菌感染。

9．单人口腔冲洗时，应注意做好吸引，以免冲洗液堆积，引起患者呛咳和不适。

（李秀娥）

思 考 题

1．请简述四手操作的基本原则。

2．配合医生进行吸引时，应注意哪些问题？

3．请描述翼法放置橡皮障的方法。

4．为真菌感染患者进行口腔冲洗时，宜选择哪种口腔冲洗液？其操作注意事项有哪些？

口腔预防保健概述

06章 数字内容

──── 学 习 目 标 ────

知识目标：

1. 掌握口腔预防保健的基本概念；分级预防的原则；龋病和牙周病的流行病学特点。

2. 熟悉其他口腔疾病的流行病学；口腔疾病对全身健康的危害以及系统性疾病在口腔中的表现。

3. 了解口腔流行病学的意义与作用；我国口腔预防保健的进展与展望。

能力目标：

1. 能针对不同年龄段人群进行基本口腔预防保健的卫生宣教。

2. 对伴有基础性疾病及系统性疾病的特殊患者，能提供有针对性的口腔卫生宣教。

素质目标：

具有良好的口腔保健及口腔卫生宣教意识。

WHO 提出"健康不仅是没有疾病、伤残或虚弱，而且还是一种身体、精神和社会的良好状态"。同时，WHO 还把口腔健康作为人体健康的十大标准之一，明确口腔健康的标准是"牙清洁、无龋洞、无痛感、牙龈颜色正常、无出血现象"。口腔健康的内涵包括：牙列完整，牙周组织结构正常；无口腔疾病和功能紊乱，伤残病损得到治疗和康复；无疼痛和不适；行使正常的咀嚼和语言功能；能够适应周围环境，五官端正，自信自尊；能够进行正常友好交往、维系社会人际关系。口腔健康是人体健康的重要组成部分。随着社会发展与科学技术的进步，人们对健康的认识在不断地扩展和加深，大力普及口腔健康知识，开展口腔预防保健和健康促进，是维护全身健康、提高个体生命质量和全民健康水平的必要前提。

第一节　口腔预防保健相关概念及展望

一、口腔预防医学

（一）口腔预防医学的定义

口腔预防医学（preventive dentistry）是一门通过有组织的社会努力，达到预防口腔疾病，维护口腔健康及提高生命质量的科学与艺术。它以人群为主要研究对象，以群体口腔疾病患病情况、群体预防措施和个人预防保健方法为基本要素，发现并掌握预防口腔疾病的发生与发展的规律，促进整个社会口腔健康水平的提高。

（二）口腔分级预防的原则

预防和治疗两者相辅相成，不可分割。预防可以防止疾病发生，而治疗又能预防更严重的疾病发生。按照疾病的自然发展进程，预防可以从疾病发展的任何阶段介入，贯穿于疾病前、疾病过程中和疾病发生后的全过程，这就形成了分级预防的概念。根据预防介入于疾病的不同阶段可以将预防划分为三级预防，不同阶段的预防有各自的特点和内容。

1. 一级预防（primary prevention）　是针对病因的预防措施，是疾病发生前的预防。消除致病因素，防止对人体的危害是一级预防的主要任务。如自我口腔保健、口腔健康教育、氟化物和窝沟封闭的使用、刷牙漱口、控制菌斑等。

2. 二级预防（secondary prevention）　是针对疾病早期的预防措施，即在疾病发生的前期做到早期诊断和早期治疗。如早期龋病充填、龈炎的治疗等。

3. 三级预防（tertiary prevention）　是针对疾病处于中后期时的预防措施，通过有效的治疗措施，防止病情恶化，预防并发症和后遗症，尽量恢复或保留口腔功能，如牙列缺损和缺失的修复等。

二、口腔流行病学

（一）口腔流行病学的定义

口腔流行病学（oral epidemiology）是一门用流行病学的原则、基本原理和方法，研究人群口腔健康及其影响因素，口腔疾病发生、发展和分布规律及其影响因素的科学，是探讨口腔疾病的病因和流行因素、制订口腔保健计划、选择防治策略和评价服务效果的科学工具。

（二）口腔流行病学的意义与作用

1. 描述人群口腔健康与疾病的分布状态　通过对一个地区、某一人群在一定时间内的某种或某些口腔疾病进行调查，获得该地区特定人群某种或某些口腔疾病的患病情况和分布特点。如这些疾病在年龄、性别、职业、种族等方面的分布情况，用于与其他地区人群或不同时期人群进行比较和评价。

2. 研究口腔疾病的病因和影响流行的因素　用口腔流行病学的横断面调查方法可以提供某种或某些口腔疾病流行因素的线索，形成危险因子假设，然后用分析性流行病学的方法对该危险因子进行验证，借以判断该疾病可能的病因。

Note：

3. 研究疾病预防措施并评价其效果　一种新的预防方法或预防措施,在取得大量非实验流行病学研究的证据之后,可用流行病学实验方法对其效果进行检验。对于已经应用的预防措施和预防方法,其效果可用口腔流行病学方法进行评估,以确定这些措施是否可供选择应用。

4. 监测口腔疾病流行趋势　口腔疾病的流行常常受到多种因素影响,如行为与生活方式、环境、卫生保健服务状况等,这些因素的改变常会导致口腔疾病流行情况的变化。如 WHO 在 1969 年建立了全球口腔数据库,每年发布 1 次全球龋病流行趋势报告。

5. 为制订口腔卫生保健规划提供依据　口腔流行病学调查的结果是各级卫生行政部门制订口腔保健规划的主要依据。我国地域辽阔,各地区经济状况、卫生保健状况、生活习惯、地理环境以及气候条件等相差很大。各地方卫生行政部门在制订口腔健康目标和规划时,必须有大量确切的本地调查资料作为依据。

三、我国口腔预防保健的进展与展望

我国口腔预防保健医学的发展始于 20 世纪中后期。20 世纪中期起,我国开设了口腔预防医学的课程,并开展了龋病与牙周病的社会调查、氟化物和窝沟封闭的防龋研究。根据口腔卫生事业发展的需要,2007 年卫生部成立了口腔卫生处,正式将口腔卫生保健工作纳入卫生部的工作范畴,2013年国家卫生和计划生育委员会将口腔卫生处工作并入国家卫生和计划生育委员会疾病预防控制局慢性病预防控制处。目前,预防口腔疾病、提高口腔健康水平已经成为《"健康中国 2030"规划纲要》的重要组成部分。

随着社会经济水平的提高、人类对口腔健康的要求和疾病预防意识的提升,健康的生活方式和行为习惯会得到普及,慢性非传染性疾病的发生会下降,人类的口腔健康与全身健康会有普遍的提高。因此,未来口腔预防保健将会更加注重通过改变生活方式来控制口腔疾病的发生;更加注重口腔健康和全身健康共同危险因素的控制;更加注重重点人群和高危人群口腔疾病的预防;更加注重口腔疾病预防的公平性;更加注重新技术在口腔预防中的应用。

知 识 拓 展

全国爱牙日(Chinese Teeth Care Day)

1987 年 4 月 6 日,中华人民共和国铁道部兰州设计院门诊部牙科发起了我国有史以来第 1 个"爱牙日"活动,向大众宣传牙保健和合理刷牙的知识。1989 年 7 月 14 日由中华人民共和国卫生部、全国爱国卫生运动委员会、国家教育委员会、文化部、广播电影电视部、中华全国总工会、中国共产主义青年团中央委员会、中华全国妇女联合会、中国老龄问题全国委员会 9 个部委联合签署,确定每年 9 月 20 日为"全国爱牙日",并以"爱牙健齿强身"为中心主题,开展全国爱牙活动。

第二节　口腔健康与全身健康的关系

口腔健康与全身健康关系密切。作为人体不可分割的一个重要组成部分,人的颜面、口腔与牙复合体的健康,与人类演化发展进程息息相关。口腔疾病引起的病理改变、口腔的亚健康状态对人体健康所造成的伤害及对生命质量的影响都很大。

一、唾液与健康

唾液是由口腔内 3 对主要唾液腺体分泌的一种混合液,恒定地洗刷着牙和口腔黏膜,对保持口腔健康和全身健康至关重要。唾液具有下列多种功能:

1. **润滑作用**　覆盖口腔黏膜，防护机械性、热性、与化学性刺激，帮助呼吸、言语和吞咽流畅。

2. **缓冲作用**　进食后帮助中和牙菌斑的 pH 值，减少脱矿化时间。

3. **清洁作用**　清洁食物与帮助吞咽。

4. **抗菌作用**　特异性（如免疫球蛋白 sIgA）与非特异性（溶菌酶、乳铁蛋白、唾液过氧化酶）抗菌机制帮助控制口腔菌落。

5. **凝集作用**　凝集与加速清除细菌细胞。

6. **消化**　由于存在淀粉酶，可以破坏牙面的淀粉类食物残渣。

7. **水平衡**　在脱水情况下，唾液流速降低，口干，渗透压感受器传递信息至下丘脑，调整、减少尿量产生，并增加饮水。

8. **味觉**　唾液起到溶酶的作用，使食物团与味蕾相互作用刺激味觉。

二、口腔微生物与健康

口腔微生物多以生物膜形式组成复杂菌群，行使微生物的生理学功能。口腔菌群是人体各种菌群中最复杂的一种，含有 700 多种细菌，但大多为暂居菌，常居或固有菌群有 20 多种。许多口腔正常菌群与宿主之间呈动态平衡，这种平衡对保持人体健康十分重要。当与宿主处于平衡状态时，口腔微生物群落可阻止外源性致病菌的入侵，发挥生理性屏障的作用；当失衡时，可诱发龋病、牙周病等多种口腔慢性感染性疾病，严重危害口腔健康。更重要的是，口腔微生物病灶与糖尿病、类风湿关节炎和心血管疾病等全身系统性疾病关系密切。大量口腔微生物通过唾液从口腔进入消化系统，其与消化系统疾病间也存在着尤为紧密的联系。此外，口腔微生物在代谢过程中通过分解含硫氨基酸所产生的挥发性硫化物会造成口腔异味，也会对人体的身心健康造成影响。

三、口腔功能与健康

口腔颌面部的组织器官具有摄食、咀嚼、味觉、吞咽、表情及辅助语言和呼吸等功能。口腔是人类消化系统的重要组成部分，是重要的咀嚼器官，承担对食物粗加工的任务，当咀嚼效率降低时，将加重胃肠消化负担，容易导致消化不良及胃肠疾病。口腔也是形成面部轮廓的主要结构，唇鼻以及颌骨的畸形将严重影响人的容貌，给患者造成巨大的心理压力。口腔是呼吸系统起始段主要的候补器官，舌根的前后位置直接影响喉咽腔的前后径，如果口底肿胀等原因使舌根后移，将使咽腔缩小，严重时可封闭咽腔，导致上呼吸道梗阻，危及患者生命。

四、口腔感染与菌血症

口腔细菌及其产物可通过血液循环形成菌血症，从而进入身体其他部位导致疾病，如关节炎、心内膜炎、肾炎等。拔牙、牙周洁治等口腔操作可以引起暂时性菌血症，但一般不遗留后患。对于心脏瓣膜有器质性病损的患者，则可能引起细菌性心内膜炎。因此，进行可能引起菌血症的口腔操作时要采取预防措施，如采用氯己定溶液漱口；对中、高风险的患者，在操作前和操作后要预防性应用抗生素。

五、放射治疗与口腔疾病

口腔组织对放射线高度敏感。头颈部肿瘤患者在接受放射治疗后，会产生一系列的口腔健康问题，主要表现为：

1. **口腔黏膜**　口干，唇、舌、颊黏膜疼痛、充血、水肿、出现瘀点或瘀斑。舌背光滑、舌乳头消失、味觉丧失。严重者出现坏死性溃疡。

2. **唾液腺**　初期唾液增多，以后逐渐减少，并出现明显口干症状。

3. **放射性龋**　由于唾液分泌少而黏稠、口腔自洁作用差所致。放射性龋的好发部位在牙颈部，龋损进展迅速，可很快发展为牙颈部的环状龋，使牙冠折断而留下全口残根。

4. **牙周组织** 牙龈肿胀、牙槽脓肿、牙槽骨吸收、牙松动。

5. **放射性骨坏死** 骨内软组织的小血管对放射线敏感，在放射线照射后可发生闭塞性脉管炎。龋齿、牙周病或口腔卫生不良均可成为诱发放射性骨坏死的感染源，而简单拔牙、黏膜溃疡等外伤也可导致骨病变。放射性骨坏死一旦发生，患者极为痛苦。

鉴于放射线对口腔组织的影响，患者在接受头颈部放射治疗前，应进行全面的口腔保健。在接受放射治疗后，3年内禁忌拔牙，避免诱发放射性骨坏死。

第三节 我国口腔疾病流行病学现状

一、龋病的患病情况

龋病是人类最常见的口腔疾病，自有文字记载以来就有关于龋病的描述。龋病的流行情况在不同的社会经济状态下表现不同，其患病率经历了从低到高再逐渐降低的波动过程。

（一）龋病流行特征

1. **地区分布** 世界各国龋病患病率差别较大，根据 WHO 公布的资料，当前世界上龋病的分布特点发生了很大变化，原来龋病患病率较高的工业化国家由于广泛实施各种预防措施，在年轻一代中患龋率已经明显下降，而南美、中东和非洲部分地区的患龋率则较高。从 2014 年 WHO 公布的数据来看，全球 12 岁年龄组龋均为 1.86，即平均每个儿童口内有 1.86 颗恒牙患龋，其中美国为 1.2，日本为 1.4，英国为 0.8，德国为 0.5。部分发展中国家在经济发展的同时，比较重视口腔保健和健康教育，对龋病的流行也有一定的控制作用。我国 12 岁儿童的龋均为 0.86，处于一个很低的水平。

2. **时间分布** 西方发达国家在经过 20 世纪 60 年代的一个龋病高峰以后，自 70 年代起患龋率逐渐下降，这种下降趋势与这些国家口腔预防保健工作的成功，尤其是氟化物的大规模推广密不可分。近年来，随着我国经济的快速发展，人民生活水平逐渐提高，糖的消耗量增加，因而龋病的流行呈上升趋势，但青少年龋病患病状况总体仍处于很低的水平（表 6-1）。

表6-1 2005—2015 年我国儿童龋病患病状况变化趋势

年龄组	患龋率 /%		龋均 / 颗	
	2005	2015	2005	2015
5 岁	66.0	71.9	3.5	4.24
12 岁	28.9	38.5	0.54	0.86

3. **人群分布** 影响龋病在人群中流行的因素包括了年龄、性别、城乡差距以及民族特征。

（1）年龄：龋病患病随着年龄而变化，乳牙、年轻恒牙和老年人伴有牙龈退缩的牙均对龋病易感。在我国，学龄前儿童易患龋，乳牙萌出后不久即可患龋，并随着年龄的增长，患病率逐渐升高，5～8 岁乳牙患龋率达到高峰，之后随着乳牙的脱落，患龋率逐渐下降。处于年轻期的新萌出的恒牙由于尚未完全矿化易患龋，因此 12～15 岁是恒牙龋病的易感时期，此时患龋率又开始上升。至 25 岁以后由于牙釉质的再矿化，增强了牙对龋的抵抗力，使成年人的患龋情况趋于稳定。进入中老年后，牙龈退缩导致的牙根暴露容易引起根面龋，此时患龋率再次快速上升。

（2）性别：关于性别与龋病的关系，目前学术界尚无明确的定论。大多数调查显示乳牙患龋率男性略高于女性，而恒牙患龋率则女性略高于男性（表 6-2）。

（3）城乡：在发展中国家，一般城市居民的患龋率高于农村，推测其原因可能与城市居民糖摄入量较多相关。但是当城市地区居民的口腔卫生习惯和预防保健措施逐步建立时，这些地区的龋病流行

Note:

状况就能得到明显控制。而当乡村地区居民的口腔预防保健措施未能与经济发展同步时，也会出现农村地区龋病流行高过城市地区的现象。目前我国城乡地区间龋病流行状况存在轻微差异（表6-3）。

表6-2　2015年我国不同年龄组不同性别人群的龋均比较

年龄/岁	龋均/颗	
	男	女
5（乳牙）	4.27	4.21
12	0.70	1.02
35～44	3.93	5.14
65～74	12.87	13.78

表6-3　2015年我国不同年龄组城乡人群的龋均比较

年龄/岁	龋均/颗	
	城市	乡村
5（乳牙）	4.03	4.47
12	0.83	0.88
35～44	4.49	4.58
65～74	12.71	13.96

（4）民族：在同一国家同一地区内，不同民族间龋病的流行情况也不尽相同，这与各个民族间饮食习惯、人文、地理环境的差异有关。

（二）影响龋病流行的因素

1. 社会经济因素　在社会层面，社会经济因素决定了大众所能获取的公共保健服务的程度，包括口腔公共保健服务。在家庭层面，家庭经济状况、父母受教育程度和职业等因素会影响父母的健康观念及卫生习惯。在个人层面，社会和家庭因素会对个人的口腔卫生习惯以及对口腔保健服务的利用产生影响。

2. 饮食习惯　糖的摄入量、摄入频率及糖加工的形式与龋病有密切的关系，如加工成黏性的蜜饯食品更易致龋。此外，全身营养不良也可影响龋病患病，在儿童阶段尤为突出。营养摄入不均衡可能会导致唾液腺发育不良，影响唾液分泌，间接增加龋病的易感性；还可能会导致乳牙滞留并影响恒牙萌出，从而导致替牙期患龋风险的上升。

3. 氟摄入量　人体氟的主要来源是饮水，患龋率一般与水氟浓度呈负相关。

4. 家族影响　龋病常在家族之中流行，通过遗传、饮食和行为习惯互相影响家庭成员。母亲可通过喂养婴幼儿将口腔中的致龋微生物传播给子女，致使子女具备龋易感性。

二、牙周病的患病情况

牙周病是除龋病外，另一类严重影响人类口腔健康的疾病，包括了牙龈病和牙周炎。牙周病是中老年人失牙的主要原因。口腔卫生不良、菌斑、牙石堆积是牙周病主要的局部因素，牙龈出血、牙周袋形成是牙周病主要的临床表现。

（一）牙周病流行特征

1. 地区分布　不同地区在人口统计学、环境、生态学特征以及传统习俗等方面存在差异，不同人群也存在遗传异质性，因此牙周病在各地区的流行情况也不尽相同。社会经济落后地区人群的口腔卫生保健通常较差，牙龈炎的患病率也较高。相对乡村地区，城市居民的经济水平和受教育程度更高,更容易得到口腔健康教育和口腔预防保健措施。一般情况下,与口腔卫生直接相关的牙龈炎和牙石在乡村地区居民中检出率较高,而牙周袋检出率城乡之间没有明显差异(表6-4)。

表6-4　2015年我国不同年龄组城乡人群的牙周状况比较

年龄/岁	牙龈出血检出率/%		牙石检出率/%		牙周袋检出率/%	
	城	乡	城	乡	城	乡
12	59.4	57.3	60.9	61.6	—	—
35～44	86.3	88.5	95.8	97.7	52.5	53.0
65～74	81.9	83.2	90.6	90.1	65.2	64.1

2. **时间分布**　20世纪50—70年代,牙周病在全球多个地区广泛分布,发展中国家牙周病的流行情况相较于发达国家更为严峻。20世纪80—90年代,牙周病的流行趋势略有好转。近年来牙周病在我国的流行呈现上升态势(表6-5)。

表6-5　2005—2015年我国中老年人牙周健康状况

年龄/岁	牙周健康率/%		牙龈出血检出率/%		牙周袋检出率/%	
	2005	2015	2005	2015	2005	2015
35～44	14.5	9.1	77.3	87.4	5.7	6.9
65～74	14.1	9.3	68.0	82.6	11.4	14.7

3. **人群因素**　牙周病的患病率随着年龄增长而增高。各年龄组人群牙周状况男性均差于女性,但此差异不显著。牙周病在性别之间的这种分布与吸烟相关,除此之外,可能与口腔卫生水平、激素和其他生理差异也相关(表6-6)。

表6-6　2015年我国12～74岁年龄组不同性别的牙周状况比较

年龄/岁	牙龈出血检出率/%		牙石检出率/%		牙周袋检出率/%	
	男	女	男	女	男	女
12	59.3	57.5	64.1	58.4	—	—
35～44	88.0	86.8	98.0	95.5	58.7	46.8
65～74	82.5	82.6	90.5	90.1	67.6	67.1

4. **民族**　不同民族牙周病的患病情况存在差异,可能与民族之间的遗传背景、文化、生活和饮食习惯等因素相关。

（二）影响牙周病流行的因素

1. **口腔卫生**　口腔卫生状况与牙周病的发生直接相关。菌斑清除彻底时,牙周状况好,牙周病发病率低;反之,牙面菌斑、牙石堆积时,牙周病则不可避免。

2. **吸烟**　是牙周病的高危因素之一。吸烟不仅加重牙周炎症,还会降低患者对牙周治疗的疗效反应。

3. **营养**　营养缺乏会造成牙周组织功能降低,使牙周结缔组织变性、牙槽骨疏松,并影响牙周组织创伤的愈合。

4. **全身性疾病**　系统性疾病常伴有组织缺损和某些功能下降,或机体免疫调节能力减退,使牙周组织易于发炎或难于修复,最终导致牙周病。目前比较公认的影响牙周组织的系统性疾病是糖尿病。糖尿病患者更易罹患牙周疾病,而对于糖尿病患者,血糖的有效控制也有助于减轻牙周病的症状。

Note:

三、其他口腔疾病的患病情况

（一）口腔黏膜病

常见的口腔黏膜疾病有口腔溃疡、口腔扁平苔藓、口腔白斑病、口腔盘状红斑狼疮、舌炎等。口腔黏膜病好发于颊、舌、唇、软腭等黏膜，也可与皮肤同时发病。第 4 次全国口腔健康调查显示，我国 35～44 岁人群口腔黏膜异常的患病率为 4.20%，65～74 岁人群的患病率为 6.45%，农村高于城市。近年来，口腔黏膜病的流行有上升趋势。

（二）口腔癌

口腔癌是世界上 10 种最常见的癌症之一，在我国以舌癌、颊黏膜癌、牙龈癌、腭癌最为常见。尤其是舌癌，近年来发病率有明显上升的趋势，占口腔癌的 41.8%；其次是颊黏膜癌，占口腔癌的 30.2%。口腔癌的发病与烟草的流行和咀嚼槟榔的习惯密切相关。口腔癌的发病存在性别差异，男性明显高于女性，两者比例接近 2∶1。2012 年 WHO 数据显示，男性口腔癌发病率为 2.7/10 万，女性为 1.5/10 万。但近年来，这种比例在逐渐下降，女性患者的增长速度远远高于男性。口腔癌可发生于所有人群，但在成年人好发，且发病率随年龄的增长而升高。在我国，口腔癌的发病高峰为 40～60 岁。

（三）错𬌗畸形

错𬌗畸形是指儿童在生长发育过程中，由各种因素导致的牙列不齐、关系紊乱。我国 2000 年的调查资料显示，中国人错𬌗畸形的患病率为 67.82%，其中乳牙列、混合牙列和恒牙列的患病率分别是 51.84%、71.21% 和 72.97%。错𬌗畸形的发病率在男女性别之间无显著性差异，但会随着年龄增长而升高。近年来，错𬌗畸形的患病率呈现上升趋势，这可能与食物越来越精细柔软，儿童和青少年咀嚼功能得不到应有发挥，导致颌骨发育不足有关，也可能与儿童患龋率上升、蔗糖摄入量增加、口腔卫生保健措施不到位等原因有关。

（毛　靖）

<hr>

思 考 题

1. 针对我国现阶段的口腔疾病流行病学现状，我们应该采取怎样的口腔预防保健措施？

2. 针对不同年龄段的人群（如学龄前儿童、青少年、中老年人群等），口腔预防保健的侧重点有何不同？

URSING 第七章

龋病的预防

07章　数字内容

—— 学 习 目 标 ——

知识目标：

1. 掌握龋病的定义和四联因素的内容；窝沟封闭的定义、护理配合方法和护理要点；氟化物涂布的配合流程和护理要点。

2. 熟悉影响龋病发生的因素；窝沟封闭的适应证和操作流程；氟化物防龋的机制；龋病三级预防策略的具体内容。

3. 了解临床和生活常用的氟化物口腔保健用品及使用方法。

能力目标：

1. 能正确评估不同个体的致龋危险因素，指导其采取个性化龋齿预防策略，如合理选择含氟口腔卫生保健用品，实施窝沟封闭、定期口腔检查等。

2. 能高效配合口腔医生完成氟化物涂布和窝沟封闭治疗，并为患者进行正确的健康宣教。

素质目标：

具有良好的护患沟通技巧和尊重患者的职业精神。

龋病是发生在牙的慢性细菌性疾病，是人类最古老的疾病之一，有文字以来就有关于龋病的记载。针对龋病病因采取积极有效的措施控制牙菌斑，阻止龋病的发生和蔓延，发现患者口腔卫生态度和行为存在的问题并给予具体的指导，对龋病防控具有重要的意义。龋病的预防是以龋病风险评估为基础的，并涵盖全生命周期；不同年龄阶段的龋病风险评估和龋病防控存在着一定的差异性。

导入情境与思考

患儿，女，8岁，因左下牙表面出现白色斑点由家属陪同来院就诊。既往无检查和口腔治疗史。

医生给予患儿口腔基本检查，发现左下多颗牙表面无光泽，呈白垩色花斑改变，探诊表面略粗糙，无敏感，叩诊（－）。问诊家属患儿日常生活习惯：爱吃甜食，每天饮用甜水/果汁/饮料，不爱喝白开水；刷牙次数：1次/d，由患儿自行完成。

请思考：

1. 患儿可能的诊断是什么？

2. 该患儿有哪些不良口腔卫生习惯？

3. 应为患儿制订哪些预防策略？

第一节 龋 病

一、定义

龋病（dental caries）又称龋齿（decay tooth），是以细菌为病原体，多种因素参与，发生在牙体硬组织的慢性、进行性、破坏性疾病。龋病是人类的常见病、多发病之一，但由于其病程进展缓慢，一般不危及患者生命，因此不易受到人们重视。实际上龋病给人类造成的危害极大，随着牙体硬组织不断被破坏，可逐渐造成牙冠缺损，成为残根，最终导致牙丧失，破坏咀嚼器官的完整性。这不仅影响消化功能，在童年时期还可影响牙颌系统的生长发育，使人体健康素质下降。此外，龋病及其继发病作为一个病灶，还可引起关节炎、心内膜炎等疾病。

很多学者在龋病的发病病因方面进行了科学探索和实验研究，目前学界公认的是 20 世纪 70 年代 Newbrun 在 Keys"三联因素"学说基础上提出的龋病病因四联因素论，该理论认为龋病是由细菌、宿主、食物及时间 4 个因素相互作用所引起（图 7-1）。

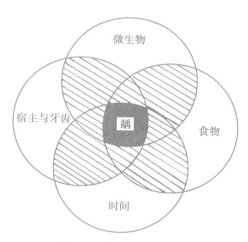

图 7-1 **龋病的四联因素**

二、四联因素

龋病危险因素是指可能会发生龋病的潜在因素，也称易感因素或者有害因素，它包含在促使龋病发生的细菌、宿主、食物、时间及其相关因素之中。这些因素与个人是否有可能发生龋病有关，所以了解龋病危险因素是做好龋病防治工作的重要内容。

（一）细菌因素

口腔是一个复杂的微生态环境，多种口腔细菌与龋病发生有关系，目前公认的致龋菌主要有链球菌属、乳杆菌属及放线菌属等。细菌在牙面滞留所产生的牙菌斑是龋病发生的必要条件之一。牙菌斑的致龋作用主要为菌斑中的细菌利用碳水化合物连续代谢而产酸，且由于菌斑基质的屏障作用,这些酸不易扩散,因而导致局部 pH 值下降,促使牙体组织脱矿,造成牙体硬组织的腐蚀性损害,最终形成龋齿。刷牙是清除菌斑最有效的自我保健预防方法。

（二）宿主因素

1. 牙　牙的理化性质、钙化程度、微量元素含量等因素影响龋病的发生发展。矿化良好的牙不易患龋,釉质中氟、锌含量较高时,患龋的概率较低。釉质在人的一生中不断变化,随着年龄增长,釉质密度和渗透性降低,氮和氟的含量增加,这些变化是牙萌出后的"成熟"过程。随着年龄增长或时间推移,牙对龋病的抵抗力随之增加,成年后龋病发病可处于相对稳定的状态。此外,饮用氟化水使釉质表层的氟浓度增加,釉质抗酸能力亦随之增强。窝沟封闭可消除牙面因生长发育所形成的菌斑滞留区,是预防窝沟点隙龋的有效方法。

2. 唾液　唾液质与量的改变、缓冲能力的大小以及抗菌系统的变化都与龋病发生过程密切相关。唾液的流速和缓冲能力与龋敏感性呈负相关。唾液流速越大、缓冲能力越强,清除效力越高,龋病发生率越低。唾液中所含的主要有机成分唾液蛋白在口腔中可以合成、降解和相互结合,其不断变化的功能状态决定口腔内细菌的定植,从而影响个体龋病的发生发展。唾液中无机成分,如钾、钠、钙、氯化物、无机磷酸盐和重碳酸盐等,能维持牙体组织的完整性。

多种原因可造成长期的唾液分泌障碍,削弱了口腔自身防御能力及对微生态环境的调节能力,成为龋病的危险因素。如口干燥综合征的患者、头颈部癌放疗后的患者、长期服用神经抑制药及抗胆碱药的患者、发生腺体老化的老年患者等。

3. 行为和生活方式　龋病与一个人的生活方式密切相关。口腔卫生差、不良的饮食习惯、不恰当的喂养方式等不良行为方式可以导致龋齿。贫困等社会状态、受教育程度、口腔疾病保险覆盖范围、个人的口腔健康素养、口腔健康知识和态度也是龋齿的危险因素。

（三）食物因素

致龋食物主要指碳水化合物类食物,包括蔗糖、葡萄糖、淀粉等食物。糖的过量和频繁摄入,在口腔内滞留,助长了产酸菌的增殖,打破了口腔内微生态环境的平衡。此外,糖的种类和生物性状不同,其致龋能力亦不相同,如单糖和双糖易被致龋菌利用产酸,多糖则不易被细菌所利用;黏度大的食糖较糖溶液致龋能力强。

饮用过多的酸性饮料,会使牙受到酸的侵蚀,容易加重牙面的龋坏进程。此外,不良的饮食习惯,如睡前进食含糖饮食后忽略口腔卫生,也是龋病的危险因素之一。

（四）时间因素

龋病发病的每个过程都需要时间。从清洁的牙面上形成获得性薄膜,到细菌黏附形成牙菌斑生物膜;从细菌代谢碳水化合物产酸到造成牙釉质脱矿等均需要一定时间。此外,时间因素还包括了牙萌出之后的时间、碳水化合物滞留于牙面上的时间等。只有当口腔微生态失衡,口腔微生物代谢碳水化合物持续产酸,菌斑 pH 值长期低于临界 pH 值时,才能最终导致牙体硬组织脱矿,形成龋损。

三、风险评估

龋病的风险评估是指对患者在一定时期内龋病发生的可能性进行评估,辨别出最有可能患龋的人群,给这些人群提供合适的预防和治疗方法以阻止龋病的发生和发展。风险评估在龋病治疗计划中举足轻重,为制订个性化预防措施和龋病的管理提供有效依据。从预防龋病的角度来讲,通过龋病的风险评估,有针对性地实施龋病的预防和管理方案,才会达到一个比较理想的预防效果。

龋病风险指标通常包括 3 类:①能够直接导致龋病的风险因素,如牙菌斑、糖类的暴露、唾液流率、唾液缓冲能力和唾液 pH 值。长期的低唾液流率被认为是预测龋病高危人群的最有效的唾液指标。②已被证明对预测龋病有一定价值的其他因素,如社会经济地位因素等。③一些可能保护口腔健康避免受到龋病侵扰的保护性因素,如氟化物暴露等。

四、三级预防

龋病的一级预防是针对病因的预防，从控制龋病的危险因素入手，预防龋病的发生；二级预防强调的是在龋病早期进行有效的控制，防止龋病的危害扩大；三级预防是进行龋病的功能修复。三级预防是比较被动的，从预防的角度讲，一级预防最为重要，其次是二级预防，可以做到龋病的早期控制。

（一）一级预防

1. 进行口腔健康教育 普及口腔健康知识，了解龋病发生的知识，树立自我保健意识，养成良好的饮食习惯和口腔卫生习惯。

2. 控制及消除危险因素 对口腔内存在的危险因素，应采取可行的防治措施。定期口腔检查，在口腔医生的指导下，合理使用各种氟化物及其他防龋方法，如窝沟封闭、防龋涂料等。

（二）二级预防

早期诊断、早期处理，定期进行临床检查及 X 线辅助检查，发现早期龋及时充填，避免龋损的进一步发展和破坏。学龄前儿童建议每隔 3～6 个月进行 1 次定期口腔检查，对于学龄儿童应每隔 6 个月进行 1 次口腔检查，成人每隔 6～12 个月进行 1 次口腔检查。对于龋易感者，建议缩短定期检查的时间。

（三）三级预防

1. 防止龋病的并发症 治疗深龋，防止龋病进一步发展伤害牙髓，引起牙髓炎并继续发展成根尖周炎。

2. 恢复功能 及时修复龋病引起的牙体组织缺损及牙缺失，以恢复口腔正常功能，保持身体健康。不能保留的牙应及时拔除。

第二节 氟化物的应用

氟化物是目前在全世界被广泛应用的防龋药物之一。在龋病的预防中，氟化物已应用 60 余年，成功将儿童患龋率减少 40%～70%。

一、氟与牙健康

氟是人体健康必需的微量元素，广泛存在于自然界中，适量的氟化物可对机体代谢产生积极影响。氟化物具有防龋特性。在 20 世纪 50 年代，氟化物开始用于龋齿的防治并沿用至今。氟离子可以促进牙釉质再矿化，增加牙釉质中羟基磷灰石的抗酸能力，降低其溶解度，防止脱矿；干扰糖原酵解，阻止致龋菌代谢糖产酸；抑制致龋链球菌的合成，减少细菌和菌斑在牙面上的黏附。氟化物的预防作用取决于氟化物的浓度、日摄入氟总量及机体与氟化物接触的持续时间，人体需要持续不断地补充氟化物以产生最佳的防龋效果。

虽然氟具有防龋作用，但过量摄入氟可对牙造成损害，导致氟牙症。氟牙症是一种在牙发育矿化期，机体摄入过量氟所引起的一种特殊的釉质发育不全，是慢性氟中毒的一种突出表现。主要表现为牙釉质出现白色斑纹，甚至整个牙为白垩样牙釉质，有的牙出现黄褐色色素沉着，严重者可出现牙实质性缺损甚至失去整体外形。

知 识 拓 展

氟的毒性作用

当人体摄入过量氟后，会导致氟中毒甚至死亡。目前推荐 5mg F⁻/kg 的摄入剂量为氟化物（氟离子）的可能中毒剂量（probably toxic dose，PTD），这个剂量是很可能引起中毒症状和体征（包括致死)，且应立即进行治疗性干预和住院治疗的最低剂量。

1. **急性氟中毒** 一次性大量误服氟化物造成。主要症状是恶心、呕吐、腹泻甚至肠道出血等，重者引起心、肝、肾器质性损害，以致昏迷。患者通常可在4h内死亡或者康复。

2. **慢性氟中毒** 机体长期摄入过量的氟所致。主要临床表现是氟牙症、氟骨症。根据来源不同，可分为地方性氟中毒和工业氟中毒。地方性氟中毒是在自然条件下，通过饮水、空气或食物等介质，摄入过量的氟而导致的全身性慢性蓄积性中毒。当日常饮用水氟浓度达到3mg/L以上可产生氟骨症。工业氟中毒主要是指从事冰晶石或矾土作业的工人，每日氟摄入量可达20～80mg，这种情况持续10～20年，骨中的氟可导致骨硬化症。

二、氟化物有效防龋的方法

局部用氟化物一般是从口腔诊疗机构应用的局部含氟产品和家庭口腔护理用品获得，如含氟牙膏和漱口水。临床常采用局部用氟的方法，将氟化物直接用于牙表面，增加牙的抗龋能力。常见的氟化物制剂包括含氟涂料、含氟凝胶和氟化泡沫等(表7-1)。

表7-1 临床常用的氟化物

类型	浓度和剂型	使用方法
氟化钠	2% 溶液	涂抹
氟化钠	2% 凝胶	托盘
氟化钠	2% 泡沫	托盘
酸性氟磷酸盐	1.23% 溶液	涂抹
酸性氟磷酸盐	1.23% 凝胶	涂抹或托盘
酸性氟磷酸盐	泡沫	托盘

三、氟化物应用的护理配合

局部用氟应由口腔专业人员完成。本节以氟化泡沫涂布为例，介绍操作中的护理配合。

(一) 治疗前准备

1. **常规用物** 检查器(口镜、镊子、探针)、吸唾器、防护膜、护目镜、口杯、三用枪、凡士林棉签。
2. **氟化物涂布用物** 氟化泡沫、一次性托盘、棉签。

(二) 治疗中配合

氟化泡沫涂布的护理配合见表7-2。

表7-2 氟化泡沫涂布的护理配合

操作流程	护士配合流程	配合要点和注意事项
1. 健康宣教	引导患儿坐于牙科椅上，调整椅位为平卧位，做好患儿心理护理和健康宣教	讲解过程中，可借助实物，注意语气轻柔，用词活泼生动，尽量避免专业术语
2. 润滑口角	用凡士林棉签润滑口角，防止口镜牵拉造成患儿痛苦	
3. 清洁牙表面软垢	1. 递棉签予医生 2. 轻摇氟化泡沫，挤入一次性托盘，用棉签将泡沫涂匀备用(图7-2)	轻摇瓶体，使泡沫充分释放；涂布时泡沫不宜过多，一次使用不超过4ml

续表

操作流程	护士配合流程	配合要点和注意事项
4. 将托盘放于患儿牙列上	1. 恢复患儿体位为坐位 2. 传递一次性托盘，嘱患儿轻轻咬合，使氟化泡沫在牙上保持 4min，保持过程中及时将患儿口内的唾液吸出（图 7-3）	坐位可避免操作中患儿恶心、呕吐护士用双手协助轻轻按压并固定托盘，防止患儿吐出
5. 取出托盘	用棉签清洁牙表面多余的氟化泡沫。整理患儿及操作用物	防止患儿吞咽，避免摄入过多氟

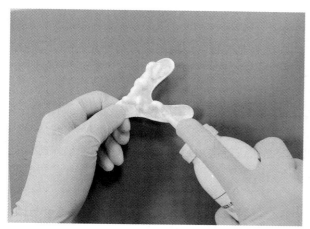

图 7-2　氟化泡沫，挤入一次性托盘中

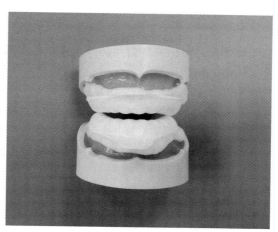

图 7-3　患儿轻轻咬合使氟化泡沫在牙齿上保持 4min

（三）治疗后护理

涂氟治疗后，30min 内禁食禁水，以免降低材料的防龋效能。保持良好的口腔卫生，每 3～6 个月复诊 1 次。

四、含氟口腔卫生保健用品的选择

除了定期在口腔诊疗机构由专业人员应用氟化物外，还应指导患者合理选择含氟牙膏、漱口水和氟凝胶等家庭使用的口腔卫生保健用品。对于饮用水源地加氟和含氟较高的地区，应对患者的氟化物摄入来源进行充分评估后再进行选择。

（一）含氟牙膏

含氟牙膏是局部用氟化物的主要来源。用于含氟牙膏的氟化物有氟化钠、单氟磷酸钠及氟化亚锡等。每天使用含氟牙膏刷牙，可使牙膏中的氟化物与牙表面充分接触，有助于各年龄段人群龋齿的预防，但 6～7 岁以下儿童应在成人监督下使用。

（二）含氟漱口水

含氟漱口液是指用中性或酸性氟化钠、氟化亚锡、氟化胺或氟化铵等配成的漱口液。日常使用的非处方漱口水通常含有 0.05% 氟化钠，处方漱口水通常含有 0.63% 的氟化锡或 0.2% 的氟化钠。6 岁以上的龋齿高危人群，尤其是佩戴正畸固定矫治器者、头颈部肿瘤需做放疗的患者，以及一些不能实行自我口腔护理的残疾人等，推荐在日常口腔保健中使用含氟漱口水。指导患者使用适量的漱口水，鼓漱 1min 后吐出，漱口半小时内勿进食或饮水。儿童患者应在密切监督下使用。

第三节　窝沟封闭

窝沟封闭（pit and fissure sealant）又称点隙窝沟封闭，是指不去除牙体组织，在𬌗面、颊面或舌面

Note：

的点隙窝沟涂布一层树脂或玻璃离子材料，保护牙釉质不受细菌及代谢产物侵蚀，达到预防龋病发生的一种有效防龋方法。

窝沟封闭使用的黏性高分子材料称为窝沟封闭剂，包括树脂、玻璃离子等。根据封闭剂固化方式的不同，可分为光固化和自凝固化两种。光固化封闭剂抗压强度大、封闭剂表面光滑、固化时间短（10～20s）、操作方便不需调拌，但操作时需要特殊设备光固化机，在大面积开展群体预防工作时需要增加费用。自凝固化封闭剂则不需要特殊设备，花费较少，但需要提前调拌，调拌后临床操作时间受限（材料调拌后经聚合反应在1～2min内即固化），且调拌过程中可能产生气泡，增加污染机会，影响封闭质量等。

一、适应证

决定是否采用窝沟封闭防龋涉及很多因素，其中最重要的是窝沟的形态。有深窝沟的牙，特别是可以插入或卡住探针的牙（包括可疑龋）；对侧同名牙已患龋或有患龋倾向的牙，均可考虑进行窝沟封闭。

窝沟封闭时机以牙萌出后达到咬合平面最为合适，一般是在牙萌出后4年之内。乳磨牙在3～4岁、第一恒磨牙在6～7岁、第二恒磨牙在11～13岁为最适宜封闭的年龄。釉质发育不全，𬌗面有充填物但存在尚未做封闭的窝沟，可根据具体情况决定是否进行窝沟封闭。总之，封闭的最佳时机是牙完全萌出，龋病尚未发生的时候。适应证的选择还取决于儿童牙的解剖情况、龋病活跃性、患龋的风险以及儿童的合作情况。

牙面无深的窝沟点隙、自洁作用好，不适合封闭；已经患龋或已经充填的窝沟点隙，不适合封闭；儿童不能配合正常操作以及牙尚未完全萌出或被牙龈覆盖，也不适合封闭。

二、用物准备

1. **常规用物**　小毛刷/橡皮杯、低速手机，其余常规用物同本章第二节氟化物涂布用物。
2. **橡皮障隔离用物**　见第五章第二节术野隔离技术。
3. **窝沟封闭用物**　酸蚀剂、窝沟封闭剂、光固化灯、细毛刷。

三、护理配合

窝沟封闭的操作可分为清洁牙面、酸蚀、冲洗和干燥、涂布封闭剂、固化、检查6个步骤。窝沟封闭前，应先用橡皮障隔离患牙，如无橡皮障，可采用棉纱球或棉卷隔湿。临床常用光固化封闭剂进行窝沟封闭，其护理配合见表7-3。

表7-3　窝沟封闭的护理配合

操作流程	护士配合流程	配合要点和注意事项
1. 操作前宣教	引导患儿坐于牙科椅上，调整椅位为平卧位，向患儿讲解窝沟封闭的主要过程	宣教要求同氟化物涂布
2. 放置橡皮障	选择合适的橡皮障夹、橡皮障支架，橡皮障打孔备用，协助医生放置橡皮障	
3. 清洁牙面	安装低速手机，装好锥形小毛刷/橡皮杯，准备好清洁剂备用	不可使用含有油质的清洁剂，亦不可使用过细磨料或含氟牙膏作为清洁剂
4. 酸蚀	准备酸蚀剂备用	酸蚀过程中避免接触患儿皮肤或黏膜，以免造成软组织灼伤
5. 冲洗和干燥	配合吸唾	吸唾过程中确保牙面不被唾液污染；干燥前应确认气枪无油无水

续表

操作流程	护士配合流程	配合要点和注意事项
6. 涂布封闭剂	准备好窝沟封闭剂备用 光固化封闭剂：不需调拌，直接取出备用	不宜一次取量过多，封闭剂取出备用时应使用暗盒避光储存
7. 固化	准备好光固化灯备用	光固化灯使用前应装好一次性避污膜；医护人员佩戴防护眼镜
8. 检查	准备咬合纸、调𬌗钻针	

四、治疗后护理

1. 保持良好的口腔卫生。

2. 每3～6个月复诊1次。术后如出现不适及时就医。

（毛　靖）

思　考　题

1. 窝沟封闭和氟化物涂布的护理要点分别是什么？

2. 龋病的三级预防包含哪些内容？

URSING

第八章

牙周病的预防

08章 数字内容

学 习 目 标

- 知识目标：
  1. 掌握牙周病的定义、造成牙周病的局部刺激因素及菌斑控制方法。
  2. 熟悉牙周病的三级预防策略。
  3. 了解牙周健康的常用指数。
- 能力目标：
  1. 能正确评估牙周病的危险因素，并为其制订个性化的预防策略。
  2. 能够熟练进行菌斑显示的操作并对患者进行正确的健康宣教。
- 素质目标：
  具有良好的护患沟通技巧和尊重患者的职业精神。

牙周病（periodontal disease）是口腔最常见的疾病之一，是由多因素引起、发生在牙龈和牙周组织的口腔疾病。牙菌斑是主要的致病因素，同时，牙周病的发生和发展还受局部刺激因素和全身因素的影响。

第一节 牙周健康的常用指数

用于评价牙周病的指数较多，大多数牙周病的指数是依据研究者的出发点不同，对牙周组织某一部分的改变而作出评定。本节仅介绍几种常用的牙周健康指数。

一、简化口腔卫生指数

Greene 和 Vermillion 1960 年提出了口腔卫生指数（oral hygiene index，OHI）；1964 年简化为简化口腔卫生指数（oral hygiene index-simplified，OHI-S），仅检查 16、11、26、31 的唇（颊）面和 36、46 的舌面共 6 个牙面。OHI-S 主要用于人群和个人口腔卫生状况评价，包括简化软垢指数（DI-S）和简化牙石指数（CI-S）。记分标准见表 8-1、表 8-2。

表 8-1　简化软垢指数（DI-S）记分标准

分值 / 分	标准
0	牙面上无软垢或色素
1	软垢覆盖面积占牙面 1/3 以下，或没有软垢但有面积不等的外来色素沉着
2	软垢覆盖面积占牙面 1/3～2/3
3	软垢覆盖面积占牙面 2/3 以上

表 8-2　简化牙石指数（CI-S）记分标准

分值 / 分	标准
0	龈上、龈下均无牙石
1	龈上牙石覆盖面积占牙面 1/3 以下
2	龈上牙石覆盖面积在牙面 1/3～2/3，或牙颈部有散在龈下牙石
3	龈上牙石覆盖面积占牙面 2/3 以上，或牙颈部有连续而厚的龈下牙石

二、牙龈炎症状况

（一）牙龈指数

1963 年 Löe 和 Silness 提出牙龈指数（gingival index，GI），并于 1967 年进行了修订。该指数用于观察牙龈情况，包括牙龈颜色、质的改变及出血倾向，不考虑有无牙周袋、牙周袋深度及牙槽骨丧失的程度。采用视诊与探诊相结合的方法，使用钝头牙周探针检查全口牙或 6 颗指数牙（16、12、24、32、36、44）。每颗牙检查唇（颊）侧的近中龈乳头、正中龈缘、远中龈乳头和舌（腭）侧正中龈缘 4 个点位。记分标准见图 8-1、表 8-3。

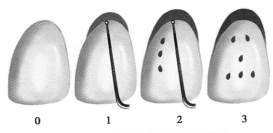

| 0 | 1 | 2 | 3 |

图 8-1　牙龈指数记分标准示意图

Note:

表8-3　牙龈指数（GI）记分标准

分值 / 分	标准
0	牙龈正常
1	牙龈轻度炎症：牙龈颜色有轻度改变并轻度水肿，探诊不出血
2	牙龈中等炎症：牙龈色红，水肿光亮，探诊出血
3	牙龈严重炎症：牙龈明显红肿或有溃疡，有自动出血倾向

（二）牙龈出血指数

1975 年 Ainamo 和 Bay 提出牙龈出血指数（gingival bleeding index，GBI），该指数反映龈炎的活动状况。采用视诊和探诊相结合的方法，使用牙周探针轻探每颗牙齿唇（颊）面的近中、正中、远中 3 点和舌（腭）面正中 4 个点，观察出血情况。记分标准见表8-4。

表8-4　牙龈出血指数（GBI）记分标准

分值 / 分	标准
0	探诊后龈不出血
1	探诊后可见牙龈出血

（三）龈沟出血指数

1971 年由 Mühleman 和 Son 提出龈沟出血指数（sulcus bleeding index，SBI），1987 年 Mombelli 和 Van 又提出了改良龈沟出血指数（modified sulcus bleeding index，mSBI），两者检查方法无改动，仅对记分标准进行了简化。mSBI 最初用于评价种植体周围牙周状况，近年来被广泛应用于检查牙龈的炎症活动状况。采用视诊和探诊相结合的方法，使用钝头牙周探针观察牙龈颜色和形状，同时轻探龈沟，观察出血情况。检查全部牙，每颗牙检查近中、远中、颊（唇）侧和舌（腭）侧等 4 个部位。每颗牙检查得分为 4 个部位分数的平均值。SBI 和 mSBI 记分标准分别见表8-5 和表8-6。

表8-5　龈沟出血指数（SBI）记分标准

分值 / 分	标准
0	龈缘和龈乳头外观健康，探诊龈沟后不出血
1	龈缘和龈乳头探诊出血，无颜色改变，无肿胀，牙龈轻度炎症
2	龈缘和龈乳头探诊出血，有颜色改变，无肿胀
3	龈缘和龈乳头探诊出血，有颜色改变，轻微肿胀
4	龈缘和龈乳头探诊出血，有颜色改变，明显肿胀
5	探诊出血，有自发性出血，颜色改变，显著肿胀，有时有溃疡

表8-6　改良龈沟出血指数（mSBI）记分标准

分值 / 分	标准
0	探诊不出血
1	探诊后可见散在出血点
2	探诊后出血，在龈缘处汇流成一条红线
3	探诊后严重或大量出血

三、菌斑状况

（一）菌斑指数

1964 年 Silness 和 Löe 提出菌斑指数（plaque index，PI），采用视诊结合探诊的方法，首先吹干牙面,但不能用棉签去擦,以免将菌斑拭去;然后用探针轻划牙颈部牙面,记录菌斑的量和厚度。检查全口牙,也可检查指数牙(16、12、24、32、36 和 44)。每颗牙检查 4 个牙面,即近中颊面、正中颊面、远中颊面及舌面。也可用于评价口腔卫生状况和衡量牙周防治效果。记分标准见图 8-2、表 8-7。

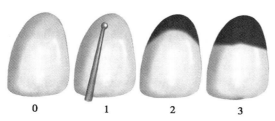

图 8-2　菌斑指数记分标准示意图

表 8-7　菌斑指数记分标准

分值/分	标准
0	近牙龈区无菌斑
1	龈缘和邻近牙面处有薄的菌斑,肉眼不易见到,若用探针可刮出菌斑
2	龈沟内和(或)龈缘附近牙面有中等量肉眼可见的菌斑
3	龈沟内和(或)龈缘附近牙面有大量菌斑

(二)改良的 Q-H 菌斑指数

1962 年 Quigley 和 Hein 提出 Q-H 菌斑指数,1970 年 Turesky 对该菌斑指数记分标准进行了修改,提出了改良的 Q-H 菌斑指数,该指数常用于牙刷和牙膏使用效果的临床试验评价。检查除第三磨牙以外的所有牙的唇舌面,也可只检查指定的 6 颗牙,即 16、21、24、36、41、44,称为 Ramfjord 指数牙。检查时用菌斑显示剂使菌斑染色,按照表 8-8 的记分标准记录牙面菌斑指数。记分标准见图 8-3、表 8-8。

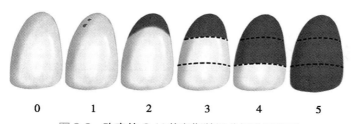

图 8-3　改良的 Q-H 菌斑指数记分标准示意图

表 8-8　改良的 Q-H 菌斑指数记分标准

分值/分	标准
0	牙面无菌斑
1	牙颈部龈缘处有散在的点状菌斑
2	牙颈部菌斑宽度不超过 1mm
3	牙颈部菌斑覆盖宽度超过 1mm,但在牙面 1/3 以下
4	菌斑覆盖面积占牙面 1/3～2/3 之间
5	菌斑覆盖面积占牙面 2/3 以上

Note:

四、改良社区牙周指数

改良社区牙周指数是反映牙周组织健康状况及牙周的治疗需要情况,用于评价时需检查全部存留牙。检查时使用 WHO 推荐的 CPI 牙周探针(图 8-4),探针尖端为一小球,直径为 0.5mm,在头部 3.5～5.5mm 处的黑色区域,距顶端 8.5mm 和 11.5mm 处有两条环线。在牙周检查中 CPI 探针的作用是:①检查牙龈出血情况;②探测牙龈沟或牙周袋的深度。牙龈出血指数记分标准和牙周袋深度记分标准分别见表 8-9 和表 8-10。

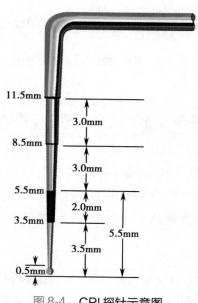

图 8-4　CPI 探针示意图

表 8-9　改良社区牙龈出血指数记分标准

分值 / 分	标准
0	牙龈组织健康,龈沟深度在 3.5mm 以下,无牙结石,探诊后不出血
1	探诊后出血
9	除外
×	牙缺失

表 8-10　牙周袋深度记分标准

分值 / 分	标准
0	袋深不超过 3mm,不需要治疗
1	袋深在 4～5mm,需要口腔卫生指导
2	袋深在 6mm 或以上,需要口腔卫生指导及洁治
9	除外
×	牙缺失

第二节　牙周病的危险因素

牙周病的致病因素是多因素的,牙菌斑生物膜是主要的致病因素。

一、始动因素

（一）牙菌斑

牙菌斑是一种牢固附着于牙面的细菌性生物膜，为基质包裹的互相黏附或黏附于牙面、牙间或修复体表面的软而未矿化的细菌性群体，其生物膜中的细菌及其产物是引发牙周病必不可少的始动因子。根据牙菌斑的形成部位，以龈缘为界分为龈上菌斑和龈下菌斑。龈上菌斑位于龈缘以上的临床牙冠上，分布在近牙龈 1/3 的牙颈部和其他不易清洁的部位，细菌成分主要是革兰氏阳性球菌和丝状菌，对牙周组织产生危害的主要是龈缘附近的龈上菌斑。龈下菌斑位于龈缘以下，分布在龈沟或牙周袋内，细菌成分主要为革兰氏阳性球菌、杆菌、丝状菌和少数革兰氏阴性短杆菌及螺旋体等。

（二）细菌的致病机制

牙菌斑中有毒力的细菌在宿主局部增殖或在组织中繁殖，直接破坏牙周组织细胞或破坏细胞间质，或通过抑制宿主的防御功能而引发宿主的炎性反应和免疫反应等，间接损害牙周组织。

二、危险因素

牙菌斑在牙周病的发病过程中是必需因素，但仅有菌斑并不意味着牙周病必然发生，在一些危险因素的协同作用下，才有可能发生。

（一）局部刺激因素

1. 牙石　牙石是一种沉积于牙面或修复体表面的菌斑和其他沉积物为基质的矿化或正在矿化的钙盐晶体。它以菌斑为基质，由唾液或龈沟液中的钙盐逐渐沉积在表面而形成，多见于不易刷到、缺乏自洁作用的长期不用的牙面，尤其是与大涎腺导管开口相对的牙面沉积更多。分为龈上牙石和龈下牙石，前者肉眼可见，为淡黄或乳白色，也可因外来染色呈深色，较疏松，易去除；而后者一般口腔检查时不能看到，需要借助牙周探针才能确定其具体部位和范围。龈下牙石呈深棕色或墨绿色，一般较坚硬，牢固地附着于牙面。由于牙石表面粗糙，很容易在其表面形成未钙化的菌斑，菌斑及其毒素产物刺激牙龈引起牙龈炎。因此，在牙周病的预防中，应首先彻底去除牙石。

2. 软垢　又称白垢，为疏松地附着在牙面、修复体表面和龈缘处的软而黏的沉积物。通常沉积在牙面的颈 1/3 区域。白垢是由微生物团块，脱落的上皮细胞、白细胞、唾液中的黏液素、涎蛋白、脂类及少量食物碎屑等组成的混合物，常在菌斑的表面形成，肉眼可见，用力漱口或刷牙即能去除。白垢是细菌生长的良好培养基，接触牙龈表面的细菌能引起牙龈或牙周炎症。

3. 食物嵌塞　食物嵌塞是导致局部牙周组织炎症和破坏最常见的原因，是由于各种原因使食物被咬合压力楔入相邻的牙间隙内。由于嵌塞的机械作用，可引起牙周组织的炎症及出血，经常性的食物嵌塞还可引起牙龈退缩、急性牙周炎、牙龈脓肿等。

4. 创伤殆　当牙咬合力量不协调或咬合关系不正常造成个别牙所受力超过牙周组织的承受能力时，易发生牙周组织的损伤，导致创伤的咬合状态称为创伤殆。如果有大量菌斑的存在，加上创伤性咬合，则会加速牙周组织的破坏，促进牙周袋的形成，使牙周纤维破坏，牙骨质吸收，牙槽骨吸收并停止新生，导致牙体松动。如果长期的创伤伴随严重的牙周炎时，会加重牙周组织的破坏程度。因此创伤是牙周炎的一个重要促进因素。

5. 不良习惯　磨牙症和紧咬牙均能产生异常力作用于咀嚼系统，导致牙面过度磨损，加重牙周组织的负荷，引起食物嵌塞。其他不良习惯，如不良的刷牙方法、偏侧咀嚼、张口呼吸、咬硬物等也可影响牙周组织的健康。

6. 吸烟　吸烟可刺激局部的牙龈组织，使牙龈呈慢性炎症状态；使牙面出现焦油沉积物，使牙石易于沉积，牙面菌斑形成加速；同时吸烟能降低牙周组织对感染的抵抗力。因此，吸烟会增加附着丧失和骨吸收的危险性，加重牙周组织的破坏。

7. 不良修复体　修复体制作不合适也会增加对牙龈组织的刺激。如充填物的邻面悬突、修复体边缘与牙面密合度欠佳、活动义齿的卡环设计和制作不佳或位置不当等，均可造成对牙龈组织的直接压迫和刺激。由于修复体自洁性差，使大量食物碎屑和牙菌斑堆积，从而引起牙周组织炎症和牙周破坏。

8. 错𬌗畸形　由于牙的错位、扭转、过长或萌出不足等原因，出现错𬌗畸形，易造成邻面接触点位置改变或咬合关系紊乱，使口腔自洁作用降低，易造成菌斑堆积或食物嵌塞、创伤等，促使牙周炎发生或加重牙周组织的破坏。

（二）全身影响因素

全身因素在牙周病的发生、发展过程中起着十分重要的作用。它可影响牙周组织对局部刺激的反应，降低或改变牙周组织对外来致病因素的抵抗力，增进机体对细菌及其毒性产物致病的易感性，促进牙周病的发生和发展。

1. 内分泌因素　内分泌功能紊乱会严重影响牙周病的发生和发展。当雌激素缺乏时，可致龈上皮萎缩、牙槽骨疏松、牙周膜纤维的细胞成分减少，对局部刺激的敏感性增高。女性青春期、月经期、妊娠期的内分泌变化，可使牙周组织对局部刺激因素的反应性增高，炎症变化加重。除性激素外，其他内分泌功能紊乱也与牙周病的发生有关，如肾上腺皮质激素、甲状腺激素、甲状旁腺激素等分泌过多或不足也可增加牙周病的严重性。有证据表明，糖尿病是牙周病的危险因素之一，所以长期糖尿病患者被看作是牙周病的高危人群。

2. 遗传因素　某些遗传因素或基因异常可增加机体对牙周病的易感性，能影响和改变机体对微生物的反应，使疾病较早发生或过程加重。研究显示，约 50% 患重度牙周炎的危险因素与遗传有关，如侵袭性牙周炎患者往往有家族史。有些遗传病或基因异常的疾病，如周期性或持久性白细胞减少症等会增加患牙周炎的危险性。

3. 宿主的免疫反应　宿主的免疫反应及防御功能在牙周疾病的发生和发展中也起着重要作用。研究表明，牙周炎的血清和龈沟液中含有抗菌斑细菌的特异抗体，由于免疫反应的复杂性和反应过程中产生的各种物质的非特异性破坏作用，不可避免地会引起组织的损伤和破坏。

4. 营养因素　根据流行病学调查和实验结果表明，营养与牙周病之间存在着密切关系。蛋白质缺乏可引起牙龈、牙周膜结缔组织变性、牙槽骨疏松；维生素 C 缺乏可出现牙龈出血、牙齿松动。

第三节　牙周病的分级预防

牙周病的预防应遵循三级预防的原则。由于与牙菌斑生物膜有关的牙龈炎是可以预防和治愈的，且绝大多数的慢性牙周炎也是可以预防和控制的。因此，菌斑控制是预防龈炎和牙周炎最主要的措施；消除局部刺激因素、控制相关危险因素和提高宿主的抵抗力是牙周炎预防的有效措施。

一、一级预防与健康保健

牙周病的一级预防亦称为病因预防，是指在疾病发生之前，针对牙周病的病因和危险因素采取干预措施，包括控制菌斑、纠正不良习惯、维护牙周健康等措施，并做到定期口腔检查、早期诊断、及时治疗，防治牙周病的发生，是一种最积极、有效的预防措施。通过口腔健康教育和指导的方式，将口腔卫生保健知识传播给大众，启发大众的主观能动性，强调培养自我保健意识，注意营养平衡，从而使人们掌握基本的口腔卫生知识，提高其抗病能力，减少牙周病的发生。

二、二级预防与健康保健

牙周病的二级预防，在疾病发生的早期阶段进行"三早预防"，即早发现、早诊断、早治疗，达到减轻疾病的严重程度和防止进一步发展的目的。主要任务是通过洁治、刮治或手术等办法，消除牙周袋，阻止牙周炎的进展，并使患者能自己控制菌斑。二级预防同时要去除促使牙周疾病发展的刺激因素，以减轻牙周病损的严重程度。二级预防的效果与患者是否能长期坚持各种预防措施有关。

三、三级预防与健康保健

牙周病的三级预防是指牙周组织已经遭到破坏，牙周病发展到晚期阶段所采取的治疗与预防措施。主要是通过药物、牙周手术治疗措施，最大限度地治愈牙周组织病损，防止功能障碍，从而达到修复缺失牙、重建功能、改善美观的目的；并通过定期口腔健康维护与随访，巩固疗效、防止复发。

综上所述，在牙周病的三级预防中，一级预防是去除致病因素、预防疾病的发生，其意义更为重大；二级和三级预防属于治疗性措施，是为了阻止疾病的发展。所以，牙周疾病的预防需要健康教育和预防措施相结合，自我口腔保健与专业口腔维护相结合，其效果更有赖于患者对家庭防护措施的坚持和正确实施。

第四节　菌 斑 控 制

牙菌斑生物膜是黏附于牙面的软而未矿化的细菌性群体，是口腔细菌生存、代谢和致病的基础，是不能被水冲去或漱掉的细菌性斑块。在经过彻底清洁的牙面上，数分钟内便可形成一层透明、无细胞、无细菌的非均质性薄膜，1h后即可有细菌选择性黏附，细菌通过黏附和共聚有序地相互连接、增殖，导致菌斑不断增厚，12h后便可被菌斑显示剂所染色显示出来。

菌斑控制是牙周病基础治疗的重点，也是预防牙周病的必要措施。要达到控制菌斑的目的，必须掌握菌斑的临床评估方法，了解牙面的清洁状态、菌斑的控制程度，这样才能有效清除菌斑、评价菌斑控制效果。

一、菌斑显示的方法

牙菌斑薄而无色，黏附于牙面，肉眼不易辨认，但菌斑中的有机质具有被染色的性质，可借助菌斑显示剂，使菌斑染色，从而便于观察。因此，应用菌斑显示剂可以作为显示牙面不洁状态的手段；可以检测、评价牙面清洁程度；可确定残留菌斑，从而提高口腔清洁意识。菌斑显示剂分为溶液和片剂两种剂型，常用的菌斑显示剂由藻红、碱性品红、荧光素钠等制成。因为荧光素钠在特殊的蓝色光源下，菌斑显出黄色，所以荧光素钠制成的菌斑显示液需要在蓝相光固化灯下观察。

（一）溶液使用方法

1. 棉球涂布法　将蘸有菌斑显示液的小棉球轻轻涂布于全口牙的唇（颊）舌（腭）面，漱口1min后，牙面的菌斑即可着色，显示为红色。

2. 舌尖法或漱口法　将菌斑显示液滴在患者舌尖数滴，让其用舌尖舔各牙面，或将菌斑显示液稀释后漱口，菌斑即可被显示。菌斑显示前后对比（文末彩图8-5）。

（二）片剂使用方法

菌斑显示片需要咀嚼30～60s后，用舌尖舔到各牙面，然后漱口，菌斑即可被显示。该显示剂的主要成分为荧光素二钠盐，使用前要仔细询问过敏史，儿童要在家长的监督下使用。

二、菌斑控制的评价方法

国际上采用菌斑记录卡来记录菌斑的量和分布，并评价菌斑控制效果（图8-6）。菌斑控制的效果评价还可选择简化口腔卫生指数、菌斑指数、改良的Q-H菌斑指数等。

记录方法：可记录全口牙，也可选定六颗代表牙（16、21、24、36、41、44）记录。每颗牙分4个牙面（唇面、舌面、近中面、远中面），凡显示有菌斑的牙面，在记录卡中相应部位的格内画横道，用"—"表示；凡未萌出或缺失的牙，用"×"表示（图8-7）。

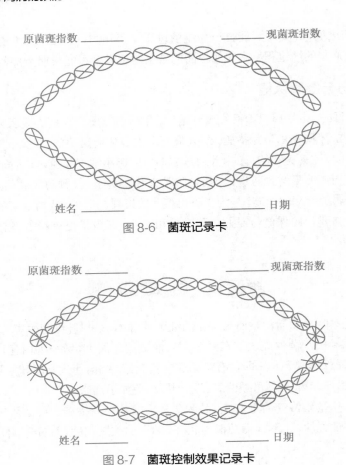

原菌斑指数 _____   _____ 现菌斑指数

姓名 _____   _____ 日期

图 8-6 菌斑记录卡

原菌斑指数 _____   _____ 现菌斑指数

姓名 _____   _____ 日期

图 8-7 菌斑控制效果记录卡

三、菌斑控制的方法

菌斑控制的方法一般分为机械性和化学性两种,其中机械性方法为最常用且有效的方法。化学性方法通常只起辅助作用。

(一)机械性控制菌斑的方法

1. 刷牙(brush teeth) 是清除菌斑最常用、最有效的方法,是自我口腔保健的主要手段,适用于所有人群。科学正确地刷牙能有效地清除菌斑,同时能起到按摩作用,促进牙龈组织的血液循环和牙龈上皮的角化作用,从而提高牙龈对有害刺激的抵抗力。通常建议每日早晚刷牙,也可午餐后增加 1 次,且要重视刷牙的效果。下面介绍下水平颤动拂刷法的操作。

水平颤动拂刷法又称改良 Bass 刷牙法,是一种有效清除龈沟内和牙面菌斑的刷牙方法,适合于成年人使用。具体操作如下:

(1)刷头放置于牙颈部,刷毛指向牙根方向(上颌牙向上、下颌牙向下),与牙长轴约呈 45°,轻微加压,使刷毛部分进入龈沟内,部分置于牙龈上。

(2)从后牙颊侧以 2~3 颗牙为一组开始刷牙,用短距离水平颤动的动作在同一个部位数次往返,然后将牙刷向牙冠方向转动,拂刷颊面。刷完第一个部位之后,将牙刷移至下一组 2~3 颗牙的位置重新放置,注意与前一部位保持有重叠的区域,继续刷下一部位,按顺序刷完上、下颌牙的唇(颊)面。

(3)用同样的方法刷后牙舌(腭)侧。

(4)刷上颌前牙舌面时,将刷头竖放在牙面上,使前部刷毛接触龈缘,自上而下拂刷。刷下颌前牙舌面时,自下而上拂刷。

(5)刷咬合面时,刷毛指向咬合面,稍用力做前后短距离来回刷。

2. 牙线（dental floss）　是一种特殊的辅助去除牙间隙菌斑和软垢的邻面清除工具，有含蜡或不含蜡牙线，也有含香料或氟牙线，还有一种膨胀牙线（puffy floss），专用于清洁义齿桥体下的区域，包括桥基牙的邻面。牙线的使用方法如下（图 8-8）：

（1）取一段长 30~40cm 的牙线，手指捏住牙线的一端，另一端到肘弯部的长度。将牙线的两端合拢打 3 个结形成一个圆圈；或将这段牙线的两端各绕在左右手的中指上。然后用双手的示指和拇指将线圈绷紧，两指间距离 1.0~1.5cm。

（2）对着镜子练习，可以清楚地看到每个牙缝的方向。

（3）先在上颌前牙相邻两颗牙间做前后拉锯样动作通过邻面接触点，进入牙间隙到达龈缘下，不要过分加压，以免损伤牙龈。

（4）将牙线紧贴一侧牙面的颈部，呈"C"形包绕牙面，使牙线和牙面接触面最大。

（5）牙线紧贴牙面进入龈缘以下，由龈沟向切缘（𬌗）方向移动，以刮除牙面上的菌斑，每个邻面重复 3~4 次。随即将牙线包绕该牙间隙中的另一侧牙面，重复上述动作。

（6）将牙线从该牙间隙中取出，放入相邻的牙间隙中，重复（4）和（5）步骤。

（7）清洁右侧上颌后牙时，用右手拇指及左手示指绷紧牙线，然后将牙线轻轻从𬌗面通过邻间接触点，拇指在颊侧协助将面颊牵开。如接触点较紧不易通过时，可做颊舌向拉锯式移动时即可通过。

（8）清洁左侧上颌后牙时转为左手拇指及右手示指执线，方法同上。

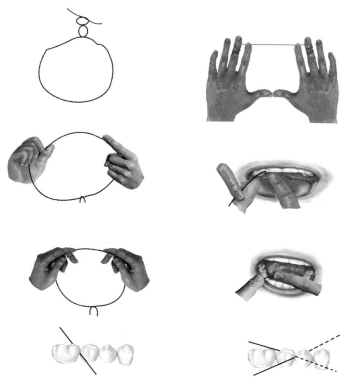

图 8-8　**牙线使用方法**

3. 牙签（toothpick）　是一种辅助刷牙的方法，用于龈乳头退缩或牙周治疗后牙间隙增大时清洁邻面和根分叉区的菌斑，但无龈乳头退缩者不宜使用牙签。常用牙签有木质牙签、塑料牙签、橡胶牙签。

使用方法：将牙签以接近水平方向进入牙间隙，牙签尖端指向咬合面，侧面紧贴邻面牙颈部，做颊舌向里外拉动，清除邻面菌斑和嵌塞的食物，然后漱口。使用牙签时动作要轻，勿将牙签强行压入健康的龈乳头区，以免损伤牙龈（图 8-9）。

4. 牙间隙刷（interdental brush） 适用于牙龈退缩者、根分叉贯通病变的牙邻面。与牙线相比，牙间隙刷对去除牙颈部和根面上附着的菌斑更为有效、方便。

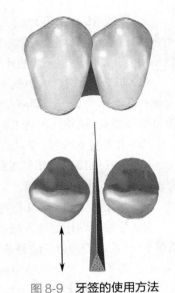

图 8-9　**牙签的使用方法**

（二）化学性控制菌斑的方法

应用有效的化学药物可以消除炎症和抑制菌斑的形成，配合机械性方法，可以达到有效控制菌斑的目的。化学药物须依靠一些载体，如含漱剂、牙膏、口香糖、牙周袋冲洗液、缓释装置等才能被传递到局部，起到控制菌斑的作用。下面介绍几种常用控制菌斑的化学制剂。

1. 氯己定 又称洗必泰，为广谱抗菌药，其作用机制主要是减少细菌在牙面的黏附和定植，目前被广泛地应用于牙周病和龋病的预防治疗中。主要用于局部含漱、涂擦和冲洗，用于漱口的浓度为0.12% 或 0.2%。如长期使用可能会出现牙面染色、味苦、轻度黏膜刺激等，少数患者可出现口腔黏膜上皮剥脱、口干、灼痛等，停药后可消失。建议不要连续使用超过 2 周。

2. 酚类化合物 又称香精油，主要为麝香草酚、薄荷醇和甲基水杨酸盐合成的抗菌制剂，常用作含漱液。

3. 季铵化合物 是一组阳离子表面活性剂，对革兰氏阳性菌有较强的杀灭作用。常用浓度为0.05% 的含漱液，可抑制菌斑的形成和龈炎的发生。

4. 甲硝唑 属抗厌氧菌感染药，是一种有效控制菌斑的药物，对牙周致病菌有明显的抑制和杀灭作用。通过口服在龈沟液内达到较高而有效的浓度，对牙周炎有很好的疗效。甲硝唑的浓度为0.01%～0.03%，每日 0.2～0.4g，连服 5d。漱口液对防止龈炎、牙龈出血、口臭、牙周炎也有良好效果。

四、专业的菌斑控制

虽然个人清除菌斑是菌斑控制的重要手段，但是能力和效果有限。因此，建议每 6～12 个月由口腔专业人员进行 1 次口腔检查，采用预防性清洁术或龈上洁治术来彻底去除牙石，清除菌斑。

（一）预防性清洁术

预防性清洁术是口腔专业人员针对牙龈健康者采用洁治和抛光技术去除牙冠上的菌斑、牙石及着色，是为牙龈健康者定期口腔检查时提供的主要口腔卫生服务内容。预防性清洁术适用于没有龈下牙石或牙周袋的牙龈健康者。

（二）龈上洁治术

对牙周病患者，要通过长期规范的牙周治疗和定期的监测才能有效控制牙周病，龈上洁治术是最常用的措施之一，是使用手工洁治器械或者超声洁治器工作头的高速震动来清除龈上牙石、菌斑和色渍，以延迟菌斑和牙石再沉积的方法。患白血病、血友病，使用心脏起搏器，乙肝病毒表面抗原阳性及其他传染病的患者禁用此种方法。

（三）牙周维护治疗

牙周维护治疗也称牙周支持治疗（supportive periodontal therapy，SPT），是牙周治疗后的随访治疗，目的是去除龈沟区域的菌斑微生物，控制疾病的复发和发展。其内容包括针对已经完成牙周治疗的患者去除牙颈部、牙周袋区域的菌斑，洁治和抛光牙面，牙周评估，以及患者的菌斑控制效果评价。若出现新的牙周病症状或牙周病复发，必须考虑进一步的诊断和治疗。

五、控制局部相关危险因素

去除与牙周病关系密切的危险因素，是预防和控制牙周病不可缺少的有效措施。

Note:

1. **改善食物嵌塞**　由于引起食物嵌塞的原因是多方面的，应及时查明嵌塞的原因，减少危害。对于部分垂直食物嵌塞者采用选磨法改善；对于水平食物嵌塞，可考虑用牙线、牙间隙刷清除嵌塞的食物。

2. **调𬌗**　调𬌗适用于因干扰或早接触而引起的咬合创伤患者，一般在控制了龈炎和牙周炎之后，找出早接触点，确定调磨部位。通过磨改牙外形、牙体和牙列修复、正畸等方法建立起有利于牙周组织的功能性咬合关系，减少对牙周组织的创伤，促进牙周组织的修复。

3. **去除不良习惯**　通过戒烟、加强口腔卫生保健，来改善吸烟者的口腔卫生状况，减少和消除吸烟对牙周组织造成的危害。去除引起磨牙症的致病因素，制作𬌗垫，并定期复查。改变单侧咀嚼的习惯，因单侧咀嚼常使失用侧牙因缺少咬合的功能性刺激，造成失用性牙周萎缩、牙槽骨骨质疏松，同时牙面可有大量牙石、菌斑堆积，从而使牙龈发炎。纠正张口呼吸的不良习惯，保持鼻咽呼吸道通畅，同时要改变如咬笔、咬瓶盖等非功能咬合习惯。

4. **预防、矫治错𬌗畸形**　对错𬌗畸形进行预防和矫治是治疗和预防牙周病的必要手段。①宣传教育，提高家长的预防意识；②给予儿童有利于颌面部组织正常生长发育的食物；③预防和治疗乳牙龋病，保持乳牙牙体和牙列的完整；④及时处理乳恒牙替换障碍；⑤处理额外牙、先天缺牙等牙发育异常的疾病；⑥及时纠正口腔不良习惯；⑦矫治已经发生的各种错𬌗畸形。

5. **制作良好的修复体**　制作精良合理的修复体、重新恢复咀嚼的功能性刺激是维持牙周健康必不可少的基础。

六、提高宿主抵抗力

牙周病的预防不仅要消除和控制局部刺激因素，还需考虑全身因素对牙周组织的影响，因此提高宿主的抵抗力也是预防牙周病的一项重要措施。

1. **合理膳食，补充营养**　任何创伤或术后修复都需要补充和供给充分的营养。蛋白质的供给有助于增加机体免疫功能，同时促进胶原合成、成纤维细胞与成骨细胞形成。维生素 A 和维生素 C 有助于牙周组织的愈合。因此补充富含蛋白质、维生素 A、维生素 C、维生素 D 及钙和磷等的营养物质，不仅增强牙周组织对致病因子的抵抗力和免疫力，而且有利于促进牙周结缔组织的代谢和生理性修复。

2. **积极治疗与牙周病发生有关的全身性疾病**　如内分泌紊乱、糖尿病、营养代谢性疾病、血液疾病及遗传性疾病。

3. **注意对高危人群的定期检测**　青春期和妊娠期是龈炎发生的高危期，应加强个人的家庭口腔卫生护理，并定期进行专业性口腔卫生指导和常规的牙周洁治和冲洗，以减少细菌及其毒性物质对牙龈组织的侵袭损害。

总之，牙周病的预防应采取自我口腔保健与专业性口腔卫生护理相结合的防治性措施，有效消除菌斑微生物及其毒性物质对牙周组织的侵袭。

（贾丽琴）

思　考　题

1. 牙周病的全身促进因素有哪些？
2. 牙周病的局部促进因素有哪些？
3. 菌斑控制的方法有哪些？

URSING

第九章

膳食营养与口腔健康

09章 数字内容

———— 学 习 目 标 ————

知识目标：

1. 掌握膳食营养与各类口腔疾病的关系。

2. 熟悉膳食营养对口腔组织生长发育的影响。

3. 了解营养性疾病在口腔的表现。

能力目标：

1. 能根据病史采集初步判断口腔疾病与膳食营养是否存在相关性。

2. 能运用本章知识分析相关口腔疾病的病因。

素质目标：

培养独立思考能力及归纳总结能力。

人体所需的营养物质包括蛋白质、脂肪、糖类、矿物质、维生素和水等,它们以不同形式存在于各种食物中,合理营养与平衡膳食可增进全身及口腔健康,营养素缺乏或失衡会影响和促进口腔疾病的发生。

第一节　营养与口腔组织的生长发育

一、蛋白质、脂肪、碳水化合物与口腔组织

(一)蛋白质

口腔的生长发育以蛋白质合成为基础。口腔组织生长发育时期,机体内蛋白质缺乏可造成口腔软、硬组织发育不良,乳牙迟萌,釉质发育不全,牙本质钙化不良,牙骨质沉积缓慢,牙列拥挤与牙错位;还可能对唾液腺的生长发育产生影响。

(二)脂肪

脂肪是人体很重要的供能物质,在维持细胞正常结构和功能中起重要作用。

(三)碳水化合物

碳水化合物是机体热能的最主要来源,占每天摄入总热能的50%~60%,它是构成机体组织的重要成分。

二、维生素、无机盐与口腔组织

(一)维生素A

维生素A能引导破骨细胞与成骨细胞的活动,促进牙成釉细胞的发育。适量的维生素A有助于稳定细胞膜的功能。

(二)维生素B_2

维生素B_2在促进三大营养素代谢过程中,具有维持皮肤、黏膜完整性的作用。

(三)维生素C

维生素C能促进结缔组织中胶原蛋白及基质中酸性黏多糖的合成。当其缺乏时易导致创口、溃疡不易愈合;骨骼、牙易折断或脱落;毛细血管脆性增加,皮肤黏膜出血等症状。

(四)维生素D

维生素D能调节钙、磷代谢,促进钙与磷的吸收,与牙和骨组织的矿化、改建和修复密切相关。

(五)钙与磷

钙与磷是骨和牙发育最重要的矿物质,是钙化组织的重要组成部分。牙发育过程中钙、磷充足,可增强牙的抗龋能力。

(六)氟

氟使牙硬组织变成难溶于酸的氟磷灰石,能增强牙的抗酸性能,抑制嗜酸菌滋生,起到防龋效果。但在牙发育阶段,如果饮用水中氟含量过高或经其他途径摄入过多的氟,可导致牙釉质形成不全和钙化不全,即氟牙症。

(七)其他维生素与无机盐

口腔作为人体的一部分,人体所需的其他矿物质及维生素对口腔颌面的发育、代谢、预防疾病等方面也同样起到重要作用,尤其是与口腔黏膜关系尤为密切。

Note:

第二节 膳食营养与口腔疾病

一、营养与龋病

龋病是在以细菌为主的多种因素影响下,发生在牙硬组织的一种慢性进行性破坏性疾病。食物与龋病的关系概括为两个方面:一是食物(主要指糖类)经过口腔时的局部致龋作用;二是食物消化吸收后的全身营养作用。如果营养缺乏,使牙组织结构发生改变,增加牙龋坏易感性。营养对龋病的影响有两个时期,一个是牙萌出之前,另一个是牙萌出之后。

(一)碳水化合物与龋病

食物中的碳水化合物在龋病的发生、发展中起着决定性的作用,其种类、生物性状和口腔内被细菌所利用的能力不同,对龋病的影响也不同。蔗糖是致龋性最强的糖。红糖(黑糖)、绵白糖、白砂糖、冰糖的主要成分都是蔗糖,纯度依次升高;果糖、葡萄糖、麦芽糖及乳糖也致龋病,乳糖致龋性较弱;糖醇类物质特别是木糖醇致龋力最弱;食物中的淀粉和膳食纤维致龋力更低。牛奶、水果、蔬菜中的内源糖对牙健康的危害很小,而游离糖即外来糖才是龋病发生的主要致病因素。因此,新鲜完整的水果不易致龋,而制成果汁后糖游离成为游离糖,致龋性增加。食物中的添加糖的致龋作用是导致龋病成为全球高发的非传染性疾病的重要原因之一。

碳水化合物的种类和生物性状对致龋能力有影响,其摄入量和摄取频率也对龋病发病有举足轻重的作用。限制糖的摄取可以减少龋病的发生,进食频率增多能够促进龋病活跃性。因此,预防龋病最主要的建议就是减少游离糖的摄取量和降低摄入频率。

(二)氟化物与龋病

氟是重要的防龋微量元素,氟化物对牙影响具有双重性。当氟摄入量超标,可导致氟牙症,主要见于恒牙列,发生于乳牙的病变很少。前磨牙、上颌切牙、第二磨牙受到的影响最大,尖牙、第一磨牙、下颌切牙依次递减。

(三)蛋白质、脂肪与龋病

牙萌出前的生长发育期,蛋白质缺乏会出现口腔硬组织发育不良、釉质发育不全、牙本质钙化不良、牙列拥挤与牙错位,加快龋病的进展速度,增加龋病易感性,导致龋病发生。牙发育期蛋白质的缺乏也可造成唾液腺发育异常,使牙失去唾液的保护作用而易患龋。

脂肪是人体很重要的供能物质,国内学者的动物实验证明脂肪酸可以减少牙龋坏。但脂肪的防龋机制尚不十分清楚。健康的饮食结构中脂肪摄取量不宜超过摄取食物能量的35%,但对于5岁以下的儿童,饮食建议中应该注意不能过度限制脂肪的摄取。

(四)钙、磷、维生素 D 与龋病

对骨和牙发育最重要的矿物质是磷与钙,它们是钙化组织的重要组成部分。体内钙、磷比例约为2:1,有助于维持矿物的饱和度、减少牙硬组织的溶解和再矿化的发生。发育中如出现比例失衡,不仅会破坏钙的吸收,还会影响牙的形成和抗龋性能。

维生素 D 最主要生理功能是调节钙、磷代谢,促进钙与磷的吸收,维持血浆钙浓度,防止维生素 D 缺乏症的发生。缺乏维生素 D 可影响牙的钙化,造成颌骨发育不良,牙排列拥挤,增加龋的敏感性。

二、营养与牙酸蚀症

牙酸蚀症又称牙侵蚀症,是牙受酸侵蚀,硬组织发生进行性丧失的一种疾病。

酸蚀症的特点:①与细菌的作用无关;②由于酸或整合作用引起的化学性牙面的破坏;③酸蚀症导致的牙体缺损和龋病一样不可逆转;④牙酸蚀症与年龄有关,随年龄增加缺损越严重,酸性饮料摄入量多的人更为严重。

Note:

三、营养与牙周病

引起牙周病的因素很多，目前认为牙菌斑中的微生物是最重要的病因。营养缺乏可损害宿主的防御机制，使牙周组织对细菌抗原的免疫反应降低，局部结缔组织修复能力下降。

研究表明，膳食中缺乏蛋白质会使牙周病病情加重。维生素C缺乏时，组织的抵抗力下降，毛细血管的渗透性增加，引起坏血性龈炎。维生素A缺乏可引起龈炎、牙龈增生肥大及牙周病。食物中维生素D、钙缺乏导致骨质疏松，牙槽骨对牙周感染更敏感，是牙周病发生的高风险因素。

糖代谢紊乱引起的高血糖可引起或加重牙周病，导致牙松动、牙周脓肿，并使牙周病治疗效果下降。

经常进食富含钙、维生素D、维生素C、纤维素的新鲜蔬菜水果、奶制品和全谷物可增加咀嚼活动，促进牙周健康，预防牙周病。牙周治疗过程中要注意维生素和优质蛋白的摄入，尤其在牙周治疗（包括手术）前、后应特别注意营养支持，以提高组织再生及机体的抗感染能力。

四、营养与口腔黏膜病

口腔黏膜病的病因复杂，与营养缺乏、代谢障碍、免疫功能减退等关系密切，其中与营养缺乏密切相关的临床常见病包括复发性阿弗他溃疡、口腔白斑、口腔扁平苔藓等。如果在临床上未能找到全身性或系统性疾病的病因，则应考虑营养不良。

五、营养与错殆畸形

错殆畸形是指在儿童生长发育过程中由于先天遗传因素或后天环境因素，导致牙、颌骨及颅面的畸形。错殆畸形受到遗传因素和环境因素的共同作用和影响，两种因素之间相互联系，一般将环境因素分为先天因素和后天因素。

从受孕后直到胎儿出生以前，妊娠期母体的营养不良，会造成胎儿发育不良或发育异常，如先天性缺失牙、额外牙（多生牙）、异位萌出、萌出顺序紊乱、牙形态发育异常、舌形态异常（巨舌症、小舌症）以及上唇系带附着异常等。

后天因素是指出生后可能导致错殆畸形的各种环境因素，包括全身因素、局部因素、不良习惯和功能异常等因素。儿童在生长发育时期，需要各种营养物质，如维生素、蛋白质、脂肪、碳水化合物及必要的矿物质等来维持和促进颌面部以及身体各部分的正常生长发育。若这些营养物质摄取不足，则会引起营养不良性的发育畸形。

现代膳食结构在很多方面并不利于咀嚼功能的有效发挥，这也是错殆畸形、龋病和牙周病发病率高的原因。有研究发现，加工精度高、质软的食物易导致错殆畸形。实践也证明，充分发挥口颌系统的咀嚼功能是预防错殆畸形有效的措施之一。

因此，对于生长发育期的儿童，在饮食结构的构成上，除了要考虑营养外，还应强调食物的物理性状，多选择纤维丰富、粗糙、耐嚼的食物，有效发挥咀嚼功能，促进牙、颌、面的发育，减少错殆畸形的发生。

六、营养与口腔颌面外科疾病

口腔颌面部疾病及其相应的治疗易引起进食障碍，从而引起营养缺乏；口腔颌面部的感染、创伤、肿瘤等也易造成机体分解代谢亢进，增加机体对营养素的需求。如果此时营养供给不足，则会加重机体的营养缺乏。口腔颌面外科患者的营养不良最多见的是蛋白质和热能摄入不足，使机体免疫功能下降，组织更新受阻，机体功能受损。因此，营养支持是口腔颌面外科患者治疗的一个重要组成部分。

Note：

（一）营养与感染

口腔颌面部感染时，机体对能量的需求量剧增，增加了蛋白质代谢与分解，最终导致蛋白质的严重缺乏。感染过程中局部红、肿、热、痛，张口受限及吞咽困难易影响正常进食，如全身反应较重还可伴畏食，当感染波及咀嚼肌群、口底、口咽、咽旁时，张口受限和吞咽困难更严重。

营养不足可增加机体对感染的易感性，当营养缺乏时，机体抵抗力下降，使口腔感染的机会增加，也可加重口腔感染的程度。故此，需要补充大量蛋白质以维持机体所需的水平。

（二）营养与创伤

口腔颌面部创伤具有特殊性，极易因局部血肿、水肿、牙缺失、骨折移位、咬合紊乱、张口受限、疼痛等影响进食。需要选用适当的食品和进食方法，以维持患者的营养。进食后应注意清洗口腔，保持口腔卫生，预防创口感染。

（三）营养与肿瘤

肿瘤的生长消耗大量营养。口腔颌面部肿瘤患者由于溃疡、疼痛、牙松动脱落、义齿就位不良、张口受限、吞咽困难、畏食、心理异常改变等出现摄食障碍，特别是面侧深区、口咽、舌根、口底等部位的恶性肿瘤更为严重。因此，口腔颌面部肿瘤患者给予合理的营养治疗尤为重要。临床研究证明，对肿瘤患者给予补充高营养治疗，可延长其生存期；补充微量元素，特别是硒、锗等有可能作为防止肿瘤复发或延长生存期的手段。

第三节　营养性疾病的口腔表现

一、维生素 A 缺乏症

口腔临床表现为龈炎，牙龈增生、肥大，以及牙周病。严重的维生素 A 缺乏可出现釉质及牙本质发育不全，颌骨发育不良，恒牙牙列萌出迟缓及牙列不齐，以下颌较明显。补充维生素 A 后，病变可中止发展，症状可逐渐减轻。

二、维生素 B_1 缺乏症

口腔临床表现为萎缩性舌炎及唇炎，舌缘出现齿痕，牙龈出血，失去点彩。唇部皮肤和黏膜交界处出现小疱，内含浆液，并出现小裂口。三叉神经分布区的周围神经炎可出现口腔黏膜感觉过敏、舌灼痛等。补充维生素 B_1 后，症状可迅速改善。

三、维生素 B_2 缺乏症

口腔临床表现常为该病的早期突出损害。①口角炎：双侧对称，口角湿白糜烂有裂纹，上覆黄痂，张口疼痛、出血。②唇炎：以下唇多见，唇红早期为红肿、纵裂纹加深，之后则干燥脱屑、皲裂及色素沉着。偶有唇肿胀、剥落糜烂，有时唇部纵裂增多、加深。③舌炎：早期舌干燥，烧灼感或刺痛感，色鲜红，菌状乳头充血水肿，严重者舌乳头萎缩、舌面光滑，呈萎缩性舌炎或"地图舌"，舌背可见裂纹或溃疡面。

四、烟酸缺乏症

口腔临床表现主要为舌炎，可为本病早期的突出症状，伴随维生素 B 族缺乏时，症状加重。①舌尖舌缘充血，舌炎丝状乳头和菌状乳头萎缩，舌背发红，呈牛肉红色，对创伤或其他刺激特别敏感，易溃疡；②局部口腔黏膜发红，有灼热痛，晚期可累及唇、颊、口底、腭、咽等整个口腔黏膜；③易发生牙龈炎、牙周炎。

五、维生素 C 缺乏症

口腔临床表现常累及牙龈及牙周组织。龈炎、牙龈出血是突出的早期表现。轻者口腔症状不明显，严重者可有牙龈出血、瘀斑、血肿及牙周组织破坏等表现。牙龈红肿、增生、肥大，色暗红，质地松软，肿胀的牙龈可遮盖牙冠，表面糜烂、溃疡和继发感染，常伴有疼痛和血腥样口臭。触之易出血，也可自发性出血，局部刺激（结石、牙列不齐、创伤等）常使出血和感染加重。牙出现不同程度松动直至脱落。X 线检查可见牙槽骨骨板丧失。

六、维生素 D 缺乏症

口腔临床表现为牙萌出延迟及错𬌗畸形、釉质发育不全，易患龋齿。X 线检查可见颌骨骨小梁结构扩大，牙槽骨骨板密度减低。

（苏哲君）

思 考 题

1. 儿童龋病的预防措施有哪些？
2. 如何从膳食营养角度分析错𬌗畸形的病因？

Note:

第十章

特殊人群的口腔保健

10章 数字内容

———— 学 习 目 标 ————

知识目标：

1. 掌握特殊人群（妊娠期妇女、儿童、老年人以及残疾人）口腔保健内容和方法。

2. 熟悉特殊人群口腔健康特点。

3. 了解特殊人群常见的口腔健康问题。

能力目标：

1. 能针对不同的特殊人群开展健康教育促进活动。

2. 能根据特殊人群的特点对其进行口腔保健指导。

3. 能为特殊人群提供口腔疾病防治指导、饮食指导和健康生活方式指导。

素质目标：

1. 具有良好的医学职业精神和人文素养。

2. 具备良好的医患沟通技巧。

3. 具有良好的口腔护理学专业素养。

第一节　妊娠期妇女口腔保健

 —————————— 导入情境与思考 ——————————

　　患者，女，31 岁，妊娠 6 个月。主诉：牙龈出血 2 个月，偶伴自发性出血。既往史：否认孕前口腔检查治疗史，否认全身系统病史。平时刷牙次数：1～2 次 /d，每次 1min 左右，近期因牙龈出血不敢刷牙，平时爱吃甜食及酸食。专科检查：口腔卫生不佳，全口唇颊侧牙龈充血水肿明显，以前牙区为重，色鲜红，质地松软，探诊易出血；龈上菌斑软垢（++），龈下牙石（+），牙松动不明显，未探及明显附着丧失。

　　请思考：

　　1. 该患者可能的诊断是什么？

　　2. 该患者有哪些不良的口腔卫生习惯？

　　3. 你给该患者的口腔保健指导有哪些？

　　妊娠期是维护口腔健康的重要时期，妊娠期的口腔保健不仅关系到孕妇自身健康，还与胎儿的生长发育息息相关。

一、常见口腔健康问题

（一）龋病

　　口腔卫生状况不良是妊娠期妇女易发生龋病的主要因素。其主要原因包括：①妊娠期激素水平改变导致的妊娠性呕吐，使其口腔内唾液的 pH 值下降，牙釉质脱矿，增加了龋病的易感性；②妊娠期体力下降、生活不便，易放松对自身口腔卫生的维护；③妊娠期偏食及饮食次数、数量的增加，尤其是过量和频繁地摄入甜食和酸性食物，增加了患龋的风险。

（二）妊娠期龈炎

　　由于妊娠期妇女激素水平升高，会使牙龈对局部刺激的反应性增强，使原有的牙龈慢性炎症加重。分娩后病损可自行减轻或消退。

（三）智齿冠周炎

　　由于妊娠期生理变化和生活习惯的改变，机体抵抗力下降，容易导致智齿冠周炎的发生。需要注意的是，妊娠过程本身不是引起上述口腔疾病的直接原因，即不是所有的妊娠期妇女都会发生口腔疾病。加强口腔卫生维护，认真做好菌斑控制，及时去除局部刺激因素，增强机体抵抗力，可大大减少妊娠期口腔疾病的发生。

二、口腔保健的内容及方法

（一）口腔健康教育

　　通过报刊、电视、网络、医院或社区的健康讲堂、面对面健康咨询、口腔健康手册等多种形式开展全孕期口腔健康教育，不断提高妊娠期妇女口腔保健意识和自我口腔保健能力。在妊娠初期（孕1～3 个月），可以了解妊娠期容易发生的口腔健康问题及其危害，掌握正确的口腔保健方法，养成定期进行口腔检查的习惯；在妊娠后期（孕 7～9 个月），可以学习关于婴幼儿乳牙生长发育、喂养方式、哺乳姿势、膳食营养及口腔清洁方法等方面的知识。即将临产的妊娠期妇女，可以学习如何在产褥期做好口腔卫生清洁的方法，应摒弃"坐月子不刷牙"的陈旧观念。

（二）口腔卫生保健指导

　　妊娠期应认真做好每日口腔清洁，以减少龋病发生，预防妊娠期龈炎的发生。主要措施包括：

①早、晚有效刷牙,使用牙线清除邻面的食物残渣和菌斑;②每次进食后要漱口,必要时在医生的指导下合理使用漱口水。

（三）口腔疾病预防和治疗

1. 孕前口腔健康检查 建议女性在孕前6个月进行1次全面的口腔健康检查,及时发现并处理已发生的口腔疾病或隐患,做到早发现、早治疗。

2. 妊娠期口腔疾病的治疗

（1）治疗时机的选择:妊娠初期不适合治疗口腔疾病,一般仅限于处理口腔急症;妊娠中期(孕4~6个月)是治疗口腔疾病的相对安全时期。妊娠期要尽量避免X线照射,若必须进行,腹部应进行必要的防护。妊娠后期因胎儿的增大会影响母亲的体位,且有发生早产的风险,不便进行口腔治疗。妊娠期发生的口腔疾病早期应对症治疗,出现全身症状时,须在医生指导下,合理用药。

（2）口腔疾病的治疗及护理:治疗前应全面评估妊娠期妇女的生理和心理状态,合理制订治疗计划。治疗时,要控制疼痛,做好心理护理,减轻和降低紧张、焦虑以及恐惧等不良情绪对妊娠期妇女及其胎儿的影响。

第二节 儿童口腔保健

儿童时期是牙、牙列、咬合、颅颌面部的生长发育处于人生中变化最大并最为活跃的时期,也是易出现口腔健康问题的时期,所以针对儿童每个年龄段不同的生理和心理特点采取相应的口腔保健措施是十分必要的。

一、常见口腔健康问题

（一）乳牙及年轻恒牙龋病

乳牙龋病与乳牙的解剖和组织结构特点、儿童特殊的饮食习惯、口腔自洁和清洁作用差等有关。其发生部位在各年龄阶段有明显特点,1~2岁时多发生于上颌乳前牙的唇面和邻面,3~4岁时多发生于乳磨牙𬌗面的窝沟,4~5岁时好发于乳磨牙的邻面。乳牙龋病具有发病时间早、进展快、早期自觉症状不明显、易被忽略、龋损范围广等特点,严重龋损时可导致乳牙缺失。新萌出的恒牙矿化程度低,耐酸性差,窝沟深、尖嵴高等原因,其龋损发生率较高。

（二）急性假膜型念珠菌性口炎

急性假膜性念珠菌性口炎又称"鹅口疮"或"雪口病",是由白色念珠菌感染引起的口腔黏膜炎症。主要由奶具消毒不严格、母亲乳头不洁或喂奶者手指污染所致,也见于使用广谱抗生素、营养不良和免疫力低下的婴幼儿。常见于新生儿和6个月以内的婴幼儿,好发于唇、舌、牙龈、上腭及两侧颊黏膜,可引起患儿烦躁不安、啼哭、哺乳困难及轻度发热等。

（三）牙外伤

1. 乳牙外伤 多发生在1~2岁低龄儿童。常造成牙移位,主要表现为嵌入、脱出、唇舌向移位及不完全脱出等,可能伤及恒牙胚,造成恒牙发育异常。

2. 恒牙外伤 年轻恒牙外伤多发生于7~9岁学龄儿童。好发部位以上颌前牙为主,常伴有口唇黏膜撕裂伤。恒牙外伤可造成牙折断、松动、移位,影响咀嚼功能,严重时影响年轻恒牙牙根的正常发育,甚至导致牙丧失。

（四）错𬌗畸形

婴幼儿喂养姿势不正确、学龄前儿童长期的不良习惯(吮指、吐舌、咬下唇、口呼吸等)、乳牙期及替牙期的局部障碍(如乳牙早失、乳牙滞留、恒牙早失等)和一些功能性因素(如吮吸功能异常、咀嚼功能异常、呼吸功能异常等),都可造成儿童错𬌗畸形的发生。

（五）龈炎

龈炎是一种较为常见的牙龈疾病，常发生于学龄儿童和青少年。菌斑是引起龈炎的主要病因，由于乳恒牙的更替、牙排列不齐、口呼吸及戴矫治器等情况，牙齿不易清洁，易造成菌斑滞留，引起龈炎。另外，青春期儿童体内性激素水平的变化，易引起青春期龈炎的发生。

二、口腔保健的内容及方法

（一）婴幼儿口腔保健

婴幼儿是指从出生后到3岁的儿童。该阶段儿童的口腔卫生主要由看护人协助完成。

1. 口腔健康教育　重点提高婴幼儿家长的口腔健康意识和行为，强化婴幼儿出生后即应开始建立良好的口腔卫生和饮食习惯的理念，纠正"乳牙坏了不用治"的错误观念。

2. 避免致龋菌早期定植　关注看护人的口腔卫生状况，纠正其不良的喂养方式，避免将食物嚼碎后用嘴喂食、把奶嘴或勺子放到自己口中试温等方式将看护人口腔中的致病菌传播给婴幼儿。同时，注意保持婴幼儿口腔清洁。

3. 口腔卫生保健指导

（1）出生后至6个月：出生后即应建立每日为其清洁口腔的习惯。清洁前，家长需认真洗手，然后在手指上包绕干净柔软的纱布，蘸温水轻轻擦洗婴儿的牙床、腭部和舌背，每天至少清洁1次。婴幼儿进食后，如不方便清洁口腔，可喂温开水稀释口腔中滞留的奶液。

（2）6个月至1岁：乳牙萌出后，家长必须为婴幼儿刷牙，每天2次。可用纱布、指套牙刷或儿童牙刷。

（3）1～3岁：1.5岁左右乳磨牙开始萌出，家长可选择小头儿童牙刷，使用圆弧刷牙法清洁牙面，特别是接近牙龈缘的部位。2岁以后，家长需站在儿童的后侧面，轻轻托住儿童的下颌使头部稍向上抬头，握住儿童的手一起刷牙。如果是幼儿自己刷牙，家长还需要在幼儿刷完后帮助查遗补漏，再彻底清洁1次。提倡一人一刷一口杯，避免细菌传染。乳牙萌出建立邻接关系后，家长应使用牙线清理牙齿邻面，每天至少1次。刷牙后、睡前不再进食。

（4）局部用氟指导：出生6个月至3岁的婴幼儿，第一颗乳牙萌出后，家长宜使用含氟牙膏为孩子刷牙，每天2次，每次牙膏使用量为米粒大小（15～20mg），刷牙后使用纱布去除口内余留牙膏。根据婴幼儿龋病风险评估结果，可由专业人员进行个性化的婴幼儿牙局部涂氟预防龋病。3岁以下婴幼儿不建议使用含氟泡沫、含氟凝胶和含氟漱口水。

4. 喂养指导

（1）喂养建议：①6个月以内的婴儿主要是纯母乳喂养，不建议加水、果汁或其他任何食物；②随着婴儿月龄增加，母乳喂养应从按需喂养到规律喂养递进，避免养成含乳头或奶嘴入睡的习惯，逐渐减少夜间喂养次数，一般建议3个月内夜间喂养2次，4～6个月减少到1次，6个月以后最好不再夜间喂养；③6个月以后继续母乳喂养并逐步添加辅食，保持合理的喂食间隔，辅食建议保持原味，不加糖，不让婴幼儿长时间含着甜奶或甜饮料；④10～12个月可开始断奶，首先断夜奶，1岁半至2岁完全断奶。1岁时尽量减少使用奶瓶，1岁半脱离奶瓶，不要把奶瓶当作安慰奶嘴。

（2）喂养姿势：指导家长采用正确姿势喂养。母乳喂养时，不要使婴幼儿经常偏于一侧，避免该侧面部长期受压，导致面部双侧发育不对称；人工喂养时，要选择合适的奶瓶及奶嘴，奶瓶不能紧压下颌或过高抬起，避免因奶嘴大小不合适、奶瓶位置不当等原因造成婴幼儿下颌前伸不足或者前伸过度，造成下颌后缩或者下颌前突畸形。

5. 口腔疾病预防

（1）预防急性假膜型念珠菌性口炎：家长为婴幼儿清洁口腔或喂奶前，应认真洗手。喂养时需做好乳头清洁和奶瓶等喂养器具的消毒。

（2）预防低龄儿童龋：改掉喂养与饮食的不良习惯。对于易患龋的儿童可在医生的指导下局部使用氟化物。

（3）预防乳牙外伤：家长及看护人员应加强对婴幼儿活动时的监护，防止意外跌倒和损伤。发生乳牙外伤后应及时到医院就诊，请专业医生作出伤情判定并进行合理诊治。

（4）定期口腔检查：建议家长在婴幼儿第一颗乳牙萌出后 6 个月（通常在出生 12 个月）内完成第一次口腔健康检查，以后每隔 3～6 个月进行 1 次口腔检查，接受有针对性的口腔保健指导。

（二）学龄前儿童口腔保健

学龄前儿童是指 3～6 岁的儿童，他们仍不具备独立的自我口腔保健能力，需在家长和老师的帮助下完成。

1. 口腔健康教育　幼儿园定期组织学龄前儿童进行口腔检查，开展群体预防保健。加强对幼教老师口腔保健知识的培训，使其协同家长一起帮助儿童建立和保持良好的饮食习惯和口腔卫生习惯。

2. 口腔卫生保健指导

（1）帮助学龄前儿童建立刷牙习惯。家长和老师要教会儿童正确的刷牙方法，坚持每日帮助刷牙 1 次（最好是晚上），并检查刷牙效果。

（2）宜使用含氟牙膏刷牙，每次牙膏使用量为豌豆大小。

（3）儿童 6 岁时，建议在家长的帮助下训练自己使用牙线。

3. 口腔疾病预防

（1）预防乳牙龋：对于窝沟较窄深的乳磨牙，要尽早进行窝沟封闭，预防窝沟龋的发生。易患龋的儿童可在专业人士指导下定期局部用氟。

（2）预防错𬌗畸形：纠正学龄前儿童吮指、咬下唇、吐舌、口呼吸、偏侧咀嚼等不良习惯，预防错𬌗畸形的发生。一般乳牙列的最佳矫治年龄为 4 岁左右（3.5～5.5 岁），一旦出现牙排列不齐，咬合异常等情况应尽早检查，及早矫治。

（3）预防乳牙外伤：做好儿童的个人防护。必要时，在剧烈运动前配戴防护牙托。一旦发生乳牙外伤要及时就诊。

（4）定期口腔检查：建议每 3～6 个月进行 1 次口腔检查，接受医生的口腔卫生指导。

4. 饮食指导　饮食中要适当增加富含纤维素的食物成分，控制含蔗糖多的食物和饮料，避免黏着性强和在口腔停留时间长的饮食。尽量减少餐间甜食的摄入，进食后进行口腔清洁。睡前、饭前不给零食和饮料。

（三）学龄儿童和青少年口腔保健

学龄儿童是指 6～12 岁的儿童，青少年是指 12～18 岁的儿童。此阶段是口腔健康观念和行为的形成期，也是培养终身口腔卫生好习惯的最佳时期。

1. 口腔健康教育　利用中小学校学生相对集中、便于组织管理和有完善教育体系的优势，采用口腔健康讲堂、实习体验课程、参与式学习等形式开展群体口腔健康促进活动，尽早建立和培养学龄儿童和青少年良好的口腔健康观念和口腔卫生习惯。

2. 口腔卫生保健指导

（1）大多数学龄儿童能自己刷牙和使用牙线，父母需要检查其刷牙效果或帮助其清洁一些难以达到的区域。该年龄阶段必须使用含氟牙膏，但氟凝胶和漱口水仅用于那些龋高危的儿童。

（2）青少年已具有足够的自我口腔保健能力，重点要鼓励他们自觉进行彻底的口腔卫生保健措施，提高菌斑控制水平。

3. 口腔疾病预防

（1）预防第一恒磨牙龋：积极关注 6 岁左右儿童第一恒磨牙的萌出，当第一恒磨牙萌出达𬌗平面后，可对其窄深的窝沟进行封闭，有效预防龋病的发生。

（2）预防龈炎：预防龈炎的方法是有效刷牙，控制菌斑。学龄儿童及青少年要自觉有效地刷牙，不要因为刷牙时出血而停止刷牙。在刷牙前、后配合使用牙线去除邻面菌斑，有效地提高菌斑控制水平。如已出现龈炎症状,及时请专业医生进行诊治。

（3）防治错𬌗畸形:戒除不良习惯、积极治疗乳牙龋病,养成均衡的饮食习惯,是防止错𬌗畸形的主要措施。早期矫治、诱导建立正常咬合关系是这一时期的重要任务之一。

（4）预防恒牙外伤:重点做好学龄儿童年轻恒牙外伤的防护工作。在进行游戏和体育活动时应穿防滑鞋;在进行高强度、高风险运动时应戴头盔、牙托等防护用具;平时不要用牙咬硬物,如坚果壳类、瓶盖等。发生牙外伤后应立即就诊,由专业医生处理。

（5）定期口腔检查:建议每3～6个月进行1次口腔检查。

4. 饮食指导　指导儿童合理的摄糖量及频率,含糖饮食建议在餐中或餐前食用;睡前刷牙后不再吃甜食、加糖的奶类和饮料;青少年时期饮用碳酸饮料的问题变得越来越严重,应指导青少年科学饮用碳酸饮料,改变饮用方式。

第三节　老年人口腔保健

导入情境与思考

　　患者,男,75岁,由女儿陪同来院检查。主诉:双侧上后牙缺失半年余,进食困难,要求修复缺失牙。既往史:否认药物过敏史、系统性疾病史。专科检查:16、17、25、26、27缺失,牙槽嵴形态尚可;11、21、14、24颊侧楔状缺损,探诊不适,冷刺激一过性敏感,叩诊(-),松动(+);36、47深龋,探诊(-),冷刺激一过性敏感,叩诊(-),松动(++);45残根,软垢、菌斑(+),口腔卫生欠佳。X线片示:36、47龋坏及牙本质深层,未及髓腔,根周和根尖未见阴影,45根管内空虚影像,根尖区低密度影像。

　　请思考:

　　1. 该患者有哪些口腔保健方面的问题?

　　2. 如何为患者进行口腔保健指导?

由于生理上的衰老、器官功能减退和全身疾病的影响,老年人口腔疾病均呈现上升趋势。为老年人提供全程、全面的口腔保健服务,让老年人保留更多功能牙,对维持正常口腔功能状态、提高老年人的生活质量和生命质量具有重要意义。

一、常见口腔健康问题

（一）根面龋

由于各种因素引起的牙龈退缩使老年人的牙间隙增大、根面暴露,易发生水平型食物嵌塞,加之老年人唾液分泌量减少、自洁作用差,极易发生牙根颊面和舌面的龋病损害,并伴发牙本质敏感。

（二）牙列缺损和缺失

牙列缺损和缺失是老年人常见和多发的口腔问题,龋病和牙周病是造成老年人牙缺失的主要原因。牙列缺损和缺失不仅影响老年人的咀嚼、发音、美观等功能,还可导致局部𬌗关系紊乱、颞下颌关节紊乱。

（三）口腔黏膜病和口腔癌

老年人是口腔黏膜病的好发人群,主要与老年人的口腔黏膜因增龄性变化、免疫力下降和某些局部因素(如过高过锐的牙尖等)存在有关,此外还与老年人常伴有各种系统性疾病如糖尿病、心血管疾病等有关。随着年龄增加,老年人口腔癌患病率上升。

（四）牙磨耗和楔状缺损

老年人的牙磨耗和楔状缺损与刷牙不当、不良习惯(如用牙开瓶盖)及年龄的增加等诸多因素相关。牙过度磨耗形成的锐利牙尖对口腔黏膜的刺激,与口腔白斑病的发生有一定相关性。牙严重磨耗变短,可使人的面部下 1/3 高度降低,长期可能会导致颞下颌关节功能紊乱症状。长期严重的楔状缺损使牙颈部过薄,易造成牙折。

二、口腔保健的内容及方法

(一)口腔健康教育

充分利用各种宣传媒介,开展多种形式的口腔健康促进活动,不断提高老年人口腔保健意识,帮助老年人树立正确的口腔健康观念,破除"人老掉牙是自然规律"的旧观念。

(二)口腔卫生保健指导

1. **刷牙与漱口**　每日早晚有效刷牙;根据牙及牙周状况选择刷头大小适中、软硬适度的牙刷和牙膏,可推荐使用电动牙刷;每餐后坚持用清水漱口,必要时可在医生指导下使用漱口液于刷牙后漱口。

2. **牙间隙刷、牙线和牙签的使用**　使用牙间隙刷、牙线、牙签清除邻面及牙根面的食物残渣及菌斑。

(三)疾病治疗及预防

1. **积极治疗口腔疾病**　按照治疗原则对老年人的龋病(尤其是根面龋)、牙周疾病及口腔黏膜病等进行积极的治疗。对于重病卧床的老年人,加强口腔清洁护理,每天 2～3 次。

2. **及时修复缺失牙**　牙列缺损及缺失应及早修复,一般在拔牙 2～3 个月后进行。

3. **口腔疾病自我检查及预防**　让老年人了解一些口腔医学基本知识,便于进行自我检查;如出现口腔黏膜溃疡、硬结、颜色改变及牙痛、牙龈出血等症状要尽早检查治疗。对已患有黏膜病的老年人,应及早规范治疗,并戒除烟酒,避免辛辣刺激饮食,减少对口腔黏膜的刺激。

4. **定期口腔检查**　建议每 6～12 个月接受 1 次口腔健康检查,尽量拔除预后差的患牙,去除病灶。对过度磨耗形成的锐利牙尖及时磨除或调𬌗,以防对口腔软组织造成损伤。

第四节　残疾人口腔保健

残疾人作为一个特殊的群体,获得口腔卫生保健服务的条件和机会远低于正常人群,口腔疾病患病率高,治疗率低。所以残疾人,尤其是残疾儿童是口腔保健的重点人群。

一、口腔健康特点

(一)口腔健康状况普遍较差

由于经济、残障出行不方便以及原发病等因素,残疾人的自我口腔保健能力低下甚至是丧失,使口腔卫生状况极差而导致多种口腔疾病的发生。

(二)口腔疾病病情不易早期发现

部分残疾人的口腔疾病临床体征不典型,不易确诊,加之部分残疾人自我表达能力受限,致使病情不能及时发现,甚至延误最佳治疗时机。

(三)治疗效果受限制

口腔疾病治疗效果常受制于治疗对象的配合程度。与健全人相比,残疾人在治疗时往往配合程度差,不容易达到预期的效果。

二、口腔保健的内容与方法

(一)口腔健康教育

提高政府部门对于残疾人群口腔医疗保健公共服务项目的支持力度,切实改善和提高残疾人群口腔医疗保健水平。同时,加强专业机构对残疾人口腔保健指导,使其能够掌握口腔卫生保健的具体方法。

Note:

（二）口腔卫生保健指导

1. **刷牙** 能够自己完成刷牙行为的残疾人，每日早晚有效刷牙；不能自己完成刷牙行为的残疾人或残疾儿童，家人或康复护理人员应在每餐后帮助其清理口腔，每天帮助刷牙1～2次。

2. **口腔保健用品的选择** 要选用合适的口腔保健用品进行口腔清洁。必要时可将普通牙刷进行改良，如在牙刷柄安装一条较宽的弹力带或尼龙带，使其容易握持不易滑脱。在家人的看护下也可使用电动牙刷，以达到更好清洁效果。冲牙器能利用水流的作用把滞留在口腔内的大块食物碎屑冲走，可作为重症残疾人日常清洁口腔的辅助装置。部分残疾人也可以使用牙线、牙间隙刷清除牙邻面的食物残渣及菌斑。

（三）疾病治疗与预防

1. **治疗已经发生的口腔疾病** 主要包括龋病、牙周疾病以及其他口腔疾病。治疗时要严格按照治疗规程对残疾人进行口腔治疗。

2. **应用氟化物** 对于残疾儿童可适当选择局部应用氟化物，以起到预防和降低龋齿发生的作用，如使用含氟牙膏、含氟漱口水，或由专业人员定期开展局部涂氟措施。

3. **窝沟封闭与预防性树脂充填** 进行窝沟封闭可以有效地降低残疾儿童窝沟龋的发病率；对小的窝沟龋和窝沟可疑龋进行预防性树脂充填，阻止龋病进展；有严重夜磨牙或邻面龋的残疾人可使用全冠进行牙体修复。

4. **定期口腔检查** 建议每6～12个月由口腔专业人员为残疾人进行口腔检查。

（四）饮食指导

评估残疾人的饮食习惯和结构，进行必要改进，严格限制餐间甜食的摄入，尽量避免或减少摄入甜度大、黏性大的高致龋性食物和碳酸饮料。

（吕艾芹）

思 考 题

1. 妊娠期妇女容易出现的口腔健康问题有哪些？
2. 乳牙龋的好发部位和患病特点有哪些？
3. 学龄期儿童和青少年的饮食特点有哪些？如何对其进行饮食指导？
4. 如何对老年人进行自我口腔保健指导？
5. 残疾人如何进行口腔保健用品的选择？

NURSING

第十一章

口腔健康教育

11章　数字内容

───── 学 习 目 标 ─────

知识目标：

1. 掌握口腔健康教育的概念、形式、内容。

2. 熟悉口腔健康教育目标、分类。

3. 了解口腔健康教育发展。

能力目标：

学生能够根据所学内容针对具体病例给予相应口腔健康教育。

素质目标：

1. 培养学生树立高尚的职业道德。

2. 增强为口腔疾患人群服务的意识，关注其口腔健康。

———————————————— 导入情境与思考 ————————————————

患者，女，25岁。主诉发现左下后牙牙面变黑 5d，否认自发痛及刺激痛，要求补牙。检查：36 表面粗糙，聆面发育沟呈黑色，探针可钩住，冷诊法测试结果同对侧同名牙，无叩痛，龈缘有少许软垢，色白。

诊断：36 浅龋。

治疗：36 去腐后复合树脂充填修复。嘱患者近期可能有轻微不适，勿用右侧咬硬物，若不适感加重，及时复诊。

请思考：

针对该患者，应如何进行口腔健康教育？

口腔健康教育的核心是教育者通过提高自身健康的素养有效开展口腔专业的健康教育，帮助个人、家庭和社会改变不良生活习惯，养成良好的生活方式，形成正确的口腔健康认知及行为。

第一节　口腔健康教育概述

一、口腔健康与口腔健康教育

口腔是人体呼吸道和消化道的起始器官，兼具咀嚼、吞咽、语言、感觉以及维持颌面部形态的功能。口腔健康是全身健康不可分割的一部分，已被 WHO 列为人体健康的十大标准之一。口腔健康与全身健康相互依存，不可分割。口腔健康可以影响全身健康，如常见的牙周病会诱发或加重全身性疾病。全身疾病对口腔健康的影响同样不容忽视，如某些全身性疾病如糖尿病、艾滋病、血液系统疾病等在其发生发展的过程中也会引发口腔疾患。

口腔健康教育是以教育为手段，促使人们主动采取有利于健康的行为，进行定期检查，早发现，早治疗，从而达到改善、维护和促进个体及整个人群的口腔健康状况的目的。它不仅是口腔预防项目的重要组成部分，也是医疗服务的重要组成部分。通过强调预防和改变患者行为的活动，使人们获得更必要的口腔健康知识。通过传播口腔健康知识，树立口腔保健观念，提高人们的口腔自我保健意识和能力，最终在全民形成有益于口腔健康的生活方式和生活习惯。

二、口腔健康教育的发展

随着经济的快速发展，人民的生活水平逐渐提高，口腔疾病的类型发生了变化，口腔医生的角色也逐步转化为防治结合型医生。2005 年，英国召开第八届世界预防牙医学会大会（World Congress on Preventative Dentistry，WCPD）通过了"利物浦宣言"——促进 21 世纪口腔健康的倡议行动，希望各国到 2020 年都应加强 9 个口腔健康工作，包括清洁饮用水，适宜的环境设施；健康饮食，良好营养；适量用氟防龋；促进健康的生活方式，减少危险因素；利用学校平台，强调初级口腔卫生保健；增强老年人口腔健康；制定口腔健康政策；支持公共卫生研究及建立健康信息系统。2007 年，世界牙科联盟（Fédération Dentaire Internationale，FDI）的特别目标是促进口腔健康，其联合 WHO 和世界健康专业者联盟在全球范围推进口腔健康促进工作，如提倡氟化物防龋；以"吸烟还是口腔健康"为题推动各国的戒烟行动。我国自 1989 年 9 月 20 日设立第一个"全国爱牙日"以来，每年 9 月 20 日都围绕一个主题开展全国范围的口腔健康教育活动。口腔健康教育已渗透到口腔医学的各个领域，对提高人类口腔健康水平发挥重要的作用，也取得了显著的效果。

三、口腔健康教育的特点及目标

（一）口腔健康教育的特点

口腔健康教育具有科学性、针对性、群众性及实用性的特性。科学性即要求口腔健康教育信息代表最新的科学研究成果，做到准确且严谨。针对性即口腔健康教育应符合当地人群教育、经济发展状况与患病情况。群众性指口腔健康教育要采取群众喜欢接受的形式，使其广泛参与。实用性就是要帮助人们在口腔健康教育中学会自助，自动自觉地将保健知识落实到实践中。

（二）口腔健康教育的目标

1. 制定促进口腔健康的公共政策 口腔健康教育需要全社会各个部门、各级政府和各个组织的共同参与。

2. 强化社区行动，充分发挥社区的作用 帮助社区每一个成员认识自己的口腔健康问题并提出解决问题的具体方法。

3. 提高个人维护口腔健康的技能 口腔健康教育可以帮助人们更好地掌握实用的口腔保健技巧，应对不同时期的口腔健康问题。

4. 调整口腔卫生服务的方向 做到政策倡导，全员参与，全面提高全民口腔自我保健意识。

四、口腔健康教育的任务

口腔健康教育是口腔公共卫生工作的基础，基本任务是贯彻预防为主的方针，推行防控兼备的措施与方法，促进人类口腔健康行为与习惯的养成及改变，达到改进口腔健康的目的。具体任务如下：

1. 提高社会人群口腔预防保健的知识水平，建立健康的口腔行为。

2. 强化口腔健康教育内容，扩大教育覆盖面，增加预防知识，强化口腔健康教育意识，提高专科人员口腔健康教育的本领。

3. 动员社会各界对口腔健康问题的关注，积极寻求口腔预防保健资源。

4. 争取各级行政领导与卫生行政领导的支持与帮助，制定相应的方针、政策，推动防治方案顺利进行。

5. 积极参加新开展口腔保健措施的应用与推广，传递最新的科学信息。

第二节　口腔健康教育项目的实施

一、口腔健康教育的形式

（一）口腔健康咨询

口腔健康咨询是由健康教育实施者与来询者之间有关口腔卫生知识的解释与问答，是最直接的一种知识普及形式。健康咨询遵循自主性、学习性、依从性、保密性的原则。在健康咨询的过程中还要注意使用普通话或当地语言，语速适中；围绕中心话题，内容简单明确；语言通俗易懂，重复重点及要点；及时获取反馈，有效使用教具。

（二）患者座谈会

座谈会是由主持人以非结构化的自然方式对一小群调查对象进行访谈。由口腔专业医生在会议室进行，人数通常 6~10 人，时间 0.5~2h。主持人针对事先列好的提纲，组织大家展开讨论，最后进行归纳总结。座谈会要让每位与会者真实表达自己的想法，对于与会者的提问，主持人要详细解答，以推动和指导实践工作。

（三）专题演讲

专题演讲要根据目标人群拟定演讲内容，内容具体，迎合观众，同时制作演讲幻灯片。在正式开讲之前要先进行试讲，以保证专题演讲顺利进行。

（四）健康展板及健康海报

展板和海报是富有感染力的表现手法，把要传达的信息通过视觉语言进行传递，兼具科学性和艺术性。制作要点上要注意色彩搭配、文字布局，还要强调社会效应，让目标人群学习并理解，引导改变目标人群行为方式。

（五）电化教育

电化教育即运用机械设备制成融合电、光、声等的教育媒体，向受教育者传输教育信息。它将文字、语言、音乐、艺术等元素有机结合，更加形象、生动。

二、口腔健康教育的内容

（一）口腔解剖生理知识

口腔解剖生理知识包括口腔生理卫生知识、牙的形态与功能、乳牙与恒牙的萌出等。

（二）常见口腔疾病知识

常见口腔疾病主要包括龋病、牙周病、错𬌗畸形、牙外伤等。对比讲解治疗前、后的照片，可直观展现治疗结果。采用牙片机、CBCT 等设备帮助患者更好地了解自己口腔内的情况和必要的治疗措施。做好龋病、牙周疾病等常见疾病的防治知识宣传。

（三）常见口腔诊疗方法及注意事项

口腔科患者容易产生紧张情绪，因此应进行麻醉技术、无痛拔牙等技术的宣传，对新型材料的选择、检查化验、就诊与复诊等方面宣传教育也应加强。治疗后的注意事项应重点说明，如正畸治疗、牙美容治疗、洁牙、牙体牙髓病治疗、拔牙及种植牙、可摘义齿或全口义齿修复等。

（四）自我口腔保健方法

自我保健是指在发病前期所采取的健康行为和干预措施。自我保健侧重于提高个人、家庭的自我心理调适，建立身体、心理行为以及社会的全面健康意识和健康行为；自我保健重在预防，以推动个人、家庭、社会消除不良个人卫生习惯和生活方式，从"依赖型"向"自助型"发展。口腔自我保健方法包括有效刷牙、使用含氟牙膏、窝沟封闭、定期口腔检查，普通成人应每半年进行一次。此外还应告知患者不吸烟、不饮酒，有利于预防牙周病及口腔癌。

三、口腔健康教育的分类

（一）诊疗机构口腔健康教育

1. 候诊教育　候诊教育可采取口头讲解、卫生专栏、电视录像、录音、科普读物等形式进行。大多口腔诊所候诊大厅设宣传栏，配合图片对口腔常见疾病的病因、诊疗方法、保健知识进行介绍。还可通过视频循环播放口腔疾病的预防保健知识并进行新技术介绍，使患者在候诊过程中学习并获得口腔健康保健知识。口头讲解时，要针对主要问题进行简短讲解。

2. 椅旁教育　椅旁教育是随诊教育的一部分，是指口腔医生在诊治患者的过程中，在牙科椅旁经详细而全面检查患者口腔健康状况后对患者进行的健康教育。椅旁教育让患者知道自己口腔健康现状，对于初诊的患者更应加强。实施过程中要耐心细致地解答患者的问题，使其知晓诊疗的必要性。

3. 随诊教育　随诊教育是口腔健康教育的重要环节，口腔医生在诊疗过程中通过个别谈话的方式进行健康教育。根据情况回答患者最为关心的问题并给予指导。

4. 随访教育　随访是指医院以通讯或其他方式对就诊患者进行定期了解，指导患者康复的方法。定期随访有助于跟踪观察患者情况，防止并及时发现并发症的发生，提高诊疗服务水平。随访教育在患者首次诊疗时就已开始，建立档案，全面掌握治疗方案和诊疗次数，跟踪回访。目前大部分口腔诊所的信息化开展较好，可通过智能软件产生随访单，并通过各种途径给予提醒，节约了人力成本。

Note:

（二）网络口腔健康教育

网络的发展促进了人类教育模式的转变，网络的普及与应用也改变着口腔健康教育的方式。在互联网上可建立口腔诊所网站，通过网站与患者进行交流普及口腔健康教育的相关知识。其优点是健康教育不受时间、地点的限制，患者也可以通过电子邮件或在线输入的方式进行咨询。

1. 网站设计 根据开展互联网健康教育和健康咨询工作的需要，网站健康教育和健康咨询界面的设计要简洁、易懂、易读、美观、生动，还应设置简单明了的引导项目，从门诊患者最常咨询的问题出发，语言兼顾科学性和规范性且通俗易懂。同时提供各种在线服务，实时回答患者的咨询。

2. 网络维护 网络口腔教育需要进行信息的收集、录入、网站的日常更新等网络维护，这样才能保证网站健康教育的长期稳定发展。网站视频讲解一般控制在 5min 左右。视频时间过短，相关问题未进行有效解析。时间过长访问者，注意力容易分散。

（三）学校口腔健康教育

学校包括幼儿园、中小学以及大专院校。我国教育部非常重视青少年的口腔健康教育工作，尤其是小年一年级的学生正处于乳、恒牙换牙期，是形成良好口腔保健习惯、保证牙发育良好的关键时期。

1. 学校口腔健康教育的特点 学校口腔健康教育向孩子们传递护牙观念，告知其定期口腔检查、正确刷牙、少食甜品和含糖饮料的重要性。该阶段教育对象具有龋病发病率高，可塑性强，容易接受教育，养成良好口腔卫生习惯将受益终身，一些牙病不及时治疗将失去时机等特点。具体措施包括：发放教学材料、现场讲解，组织观看口腔教程，开展互动游戏、校园广播宣传等。

2. 学校口腔健康教育的方法

（1）对学生进行系统的口腔健康教育。利用墙报、幻灯、录像、游戏、主题班会等形式纠正不良生活习惯，提高少儿自我保健能力。

（2）定期口腔健康检查，建立档案。对服务区少年儿童每年进行 1 次口腔健康调查，及早发现、及早治疗口腔疾患。掌握学生口腔卫生状况和口腔常见疾病的发病趋势。

（3）及时进行有效干预。口腔诊疗机构每月或每季度安排 1 次义务口腔检查，向孩子及家长提供优质服务，必要时及时干预。如需治疗，由口腔医生发送"治疗通知书"或"家长信"给家长，让家长带孩子到诊疗机构进行进一步治疗，内容包括窝沟封闭、龋齿充填、洁治、乳牙拔除、封药转诊等。

（于 洋）

思 考 题

1. 口腔健康教育的形式有哪些？
2. 口腔健康教育的内容有哪些？

URSING

第十二章

社区口腔保健

12章　数字内容

学 习 目 标

● 知识目标：

1. 掌握社区口腔护理的主要内容。

2. 熟悉社区口腔护理主要任务。

3. 了解社区的定义及要素。

● 能力目标：

1. 根据社区口腔护理的具体内容为居民提供动态、综合的口腔护理服务。

2. 针对社区口腔保健模式的具体内容、方法为居民开展初级社区口腔保健项目。

● 素质目标：

用社区口腔模式开展社区口腔保健。

第一节　社区与社区口腔护理

一、社区与社区口腔护理

（一）社区

"社区（community）"一词来源于拉丁语"communis"，意思是共同的东西和亲密的伙伴。20世纪，美国社会学界芝加哥学派指出社区是"占据一块或多或少明确限定了地域人群的汇集"。我国社会学家费孝通认为社区是"若干社会群体（家庭、氏族）或社会组织（机关、团体）聚集在某一地域里所形成的一个生活上相关联的大集体"。世界卫生组织将社区定义为：由共同地域、价值或利益体系所决定的社会群体，其成员间互相认识、互相沟通并互相影响，在一定的社会结构及范围内产生，表现出相应的社会规范、社会利益、价值观和社会体系，并完成其功能。

一般来说，社区应包括5个要素：①相对固定的人群；②一定的地域范围；③必需的生活服务设施；④特有的文化背景、生活方式和认同意识；⑤相应的生活制度及管理机构。在上述共同特征基础上，产生共同的社区意识，相互之间强烈的认同感、归属感和凝聚力，相互合作并开展有组织的集体活动，为完成共同的目标而努力，来满足所有社区的共同需要。

（二）社区口腔护理

社区护理指综合应用护理学与公共卫生学的理论与技术，以社区为基础，以人群为对象，以服务为中心，将医疗、预防、保健、健康教育等融入护理学中，并以促进和维护人群健康为最终目的，提供连续、动态和综合的护理服务。社区口腔护理是以一定社区人群的口腔健康状况的预防及护理为目标，以生物、心理和社会医学模式理念为基础，以社区的社会经济与文化为背景，从社区的实际需要与可能出发，依托社区卫生服务体系，并以社区群体预防保健为主要手段，将口腔常见疾病的预防、保健和健康教育等纳入到社区护理中，为社区居民提供最基本的口腔护理保健。

二、国内、外社区口腔护理发展

（一）国外社区口腔护理发展

在国外，社区口腔护理有比较完善的组织管理机构和稳定的政府投入。社区口腔护理以患者为中心，用患者满意度作为评判社区护理服务工作水平的标准。社区护理教育有相应的配套措施，其口腔护理人员要求学历高且具有专业资质才能上岗，部分国家社区口腔护士的学历已达本科或硕士水平。

（二）我国社区口腔护理发展

我国社区护理正处于发展阶段，未来还有一些需要提升的空间，例如：①不断完善社区口腔护理管理机制、组织机构和法律保障制度等；②大力发展社区口腔护理人员，从结构和数量上不断优化，提高社区医院注册护士从事口腔工作的人员配比等。

（三）社区口腔护理的内容

1. 社区口腔健康教育　社区医务人员采用健康教育手段和方法，引导、鼓励人们学到保持或恢复口腔健康的知识，养成并保持有益于健康口腔的生活方式和行为，以达到健康口腔状态的愿望。社区口腔健康教育的内容如下：

（1）普及口腔疾病防治知识，提高自我口腔保健能力：口腔疾病防治知识包括口腔疾病的主要病因、早期症状和早期治疗的意义，以及家庭自我口腔保健知识等。特别应针对社区居民存在的主要口腔健康问题，明确社区口腔健康教育的重点对象。通过口腔健康教育增强居民的就医行为，加大对社区口腔卫生服务的利用，提高居民的口腔健康水平。

（2）提倡健康的生活方式：针对影响社区人群口腔健康的主要危险因素，开展以社区为基础的多种形式的口腔健康教育与健康促进活动，指导社区居民纠正不利于口腔健康的行为和生活方式，控制影响口腔健康的危险因素；提供初级口腔保健技能，如教会居民正确刷牙、使用牙线或牙间隙刷等。

（3）协助有关部门动员全社会参与：通过建立社区口腔健康教育展示室或活动室，配合开展其他专题的口腔健康教育和宣传等活动，尤其要发挥新闻媒体的作用。

2. 社区口腔预防护理　社区居民的口腔疾病要以"预防为主"的思想为指导，坚持三级预防措施，以一级预防为主，防治结合为原则；注重公共卫生与个体口腔疾病预防相结合，因地制宜，结合社区特点开展口腔预防工作；在社区口腔医生的带领下，与社区卫生团队等人员相互协作，共同完成口腔疾病的预防和护理工作。

3. 社区口腔康复护理　社区口腔康复护理主要针对社区中的患者、老年人、残疾人等特定人群提供口腔护理服务。内容包括：了解社区特定人群的口腔卫生保健需求及存在的口腔疾病问题，指导他们如何正确照护，有效防止并发症的发生；如何有效维护口腔功能，降低失牙率，从而促进全身健康。

4. 社区口腔保健　社区口腔保健是以社区的社会经济与文化为背景，从社区的实际需要与可能出发，以社区群体预防为主要策略，在充分发掘利用社区资源、突出社区特点、满足社区口腔卫生要求的基础上，将个体的口腔卫生需求和口腔健康问题同他们所生活的家庭、社区和社会联系起来，去认识、分析和处理。通过社区口腔保健增强居民的口腔保健意识，提高居民的自我口腔保健能力，纠正不良的口腔卫生习惯和行为生活方式，提高社区人群的口腔健康，达到预防口腔疾病、促进口腔健康的目的。

第二节　社区口腔保健模式

一、社区口腔保健模式

（一）社区口腔保健模式的概念

社区口腔保健模式（community oral health care model）是一项卫生服务研究项目，其目的是在人员和资源都缺乏的发展中国家和地区，寻找适当的方式提供口腔保健服务，并对多种培训与提供服务方式的可行性与适当性进行评价。

社区口腔保健模式以完整的健康概念为指导，形成一定的社区口腔健康目标和个人口腔健康目标；以自我口腔保健为基础，初级卫生保健为途径，并以其支持系统为后盾；采用口腔健康状况干预指数作为标准，形成社区口腔健康目标管理，建立合理的培训系统与计划，采用模拟培训方法，培训各类服务人员，为社区成员提供预防保健服务，并对已患病者提供适当治疗，终止疾病进展，防止口腔功能丧失；尽可能提供非侵入性保健；促进并保持口腔健康，预防和控制口腔疾病。因此，任何情况下，预防须成为重点，只有在预防不成功时，才采用修复与医疗措施，尽可能减少功能丧失。

（二）机构 - 过程 - 结果模式

在我国，主要通过机构 - 过程 - 结果模式来了解和评价以社区为基础的口腔保健项目。

1. 机构（structure）　在一个社会系统内可以确定的机构种类包括领导、通讯、政治或经济机构，例如政府组织、卫生组织、口腔保健项目组织和社区组织。它们可以是国家级、省级或社区级。

2. 过程（process）　口腔保健服务组织包括5个基本过程。

（1）获得信息：监测资料和调查研究资料。

（2）传播信息：通过教学、示范、写作和宣传。

（3）知识和技术应用：提供保健服务与保健用品。

（4）应用职业规范、法律、规章、政策、指南、准则与标准，作判断与评价。

Note：

（5）行政管理：人员、设施、材料、资金与其他资源的管理。

3. 结果（outcome） 大众期望是分析口腔保健项目结果的重要因素，可以分4级评价。

（1）屈从：急诊保健为主要要求。

（2）替换：拔牙与活动义齿为主要要求。

（3）恢复：恢复正常功能为主要要求，包括固定修复等治疗。

（4）预防：开展以帮助保持口腔健康和预防疾病为主的健康教育。

二、社区口腔保健模式的实践

（一）社区口腔保健模式实践的任务

1. 提高人群口腔健康水平　通过对不同的服务人群采取口腔健康教育和健康促进，口腔疾病预防，口腔保健和健康管理，口腔疾病的早期发现、诊断、治疗和康复等措施，提高人口素质和人群口腔健康水平，延长健康寿命，改善生活质量。

2. 提供基本口腔卫生保健　为社区居民提供适宜的口腔疾病预防技术，保证居民获得基本的口腔保健，以满足居民日益增长的口腔卫生保健需求。

3. 营造口腔健康社区　通过社区口腔健康教育与促进，保证社区每位居民和家庭养成良好的口腔卫生习惯及口腔健康行为，紧密结合社区服务和建设，营造口腔健康社区。

4. 保证区域卫生（包括口腔卫生）规划的实施。

5. 完善社区口腔卫生服务机构的功能。

（二）社区口腔保健模式实践的基本原则

1. 坚持为社区居民服务的宗旨，依据社区人群对口腔卫生的实际需求，正确处理社会效益和经济效益的关系，并应把社会效益放在首位。

2. 坚持政府领导，各部门协同、社会广泛参与，多方集资，公有制为主导的原则。

3. 坚持预防为主，防治结合的方针，提供综合性口腔卫生服务，促进社区居民口腔健康。

4. 坚持以区域卫生规划为指导，引进竞争机制，合理配置和充分利用现有的口腔卫生资源；努力提高口腔卫生保健的可及性，做到低成本、广覆盖、高效益，方便群众。

5. 坚持社区口腔卫生服务与社区发展相结合，保证社区口腔卫生服务可持续发展。

6. 坚持因地制宜、分类指导、以点带面、逐步完善的工作方针。

（三）社区口腔保健模式实践的过程

社区口腔保健模式的实施分为计划制订、实施、评价3个阶段。具体内容如下：

1. 社区口腔保健计划的制订

（1）准备工作阶段是计划的基础工作，包括：①数据准备。如社区口腔诊断报告、口腔健康档案的分析结果等，同时应掌握社区经济、人口、文化、卫生资源、环境卫生等资料，对社区居民的口腔健康需求、影响因素和变动趋势作出分析。②组织准备。制订社区口腔卫生服务计划须由社区作出决策，参加人员应包括社区领导、居民代表、卫生行政、口腔医务等人员。③思想准备。参与制订计划的人员要明确认识制订计划的目的、意义、原则和依据。

（2）明确社区面临的口腔卫生问题和优先领域：首先采用定性研究的方法查明社区所面临的口腔卫生问题；其次采用定量调查研究方法进一步明确，最后根据重要性、紧迫性、可干预性、效益性和资源可得性的原则确定应优先解决的主要口腔卫生问题。

（3）制订目标：在明确社区面临的口腔卫生问题和优先领域的基础上，根据重点问题确定预期目标和实现目标的各项具体指标。应遵循的原则包括：①可实现性。目标合理且有条件达到。②可测量性。有利于对结果的评价和观察，但可测量的目标不一定全部都是量化指标。③时间性。合理的时间框架。④具有挑战性。有一定挑战性的目标可激励社区人员主动参与工作，尽可能地解决社区存在的口腔卫生问题。

（4）制订实现目标的策略：分析口腔卫生问题发生的原因，根据本社区口腔卫生问题找出切实符合实际情况的原因，并尽可能挖掘其他可能的原因以制订实现目标的策略。还应考虑到社区资源和条件，使制订的策略既能符合社区的基本情况，又能实现计划目标。

（5）确定干预措施：干预措施是在实现目标策略的指导下所制订的一系列为达到目标而进行的活动。活动计划要表明具体的活动时间、对象、人数和地点，应选择客观、可测量的指标来反映活动效果。在确定干预措施时，应考虑社区的人力、物力和财力等资源问题，注重成本—效益。

（6）明确指标中有关资料的收集方法：根据目的采用定性和定量相结合的方法收集资料。

（7）确定口腔卫生服务的实施机构：机构应具备开展社区口腔卫生服务的能力和条件。

（8）制订工作计划：目标确定后，提出实现目标的具体措施、方法和步骤。一方面为执行者提供指导，另一方面为监督、评价提供依据。具体工作计划的制订要注意所要完成的任务、所需资源、活动地点、经费预算、时间计划、负责单位和人员等。

2. 社区口腔保健计划的实施

（1）制订计划实施的日程表：在实施社区口腔卫生服务计划前，应制订完成计划的日程表并按照该日程表完成各项具体工作。日程表应包括各项活动所需要的时间、地点、内容、具体实施人员、经费预算和特殊需求等。进行项目过程评价时，评价人员可依据日程表检查每项工作是否按实施日程表进行。

（2）组建实施的组织机构：计划实施前应组建一个能够承担社区口腔保健工作的组织机构，这个组织机构应包括与实施社区口腔保健工作直接有关的领导机构和执行机构。领导机构负责社区口腔卫生服务的组织协调，提供政策支持以及解决在实施过程中遇到的问题；而执行机构则是负责操作和实施社区口腔卫生服务计划的机构，按照计划中的活动内容和步骤开展活动并实现计划目标。

（3）培训实施计划的现场工作人员：对现场实施工作人员进行系统培训，关系到社区口腔保健计划实施的成败，是保证社区口腔保健服务质量的关键所在。培训内容应包括社区口腔保健项目所涉及的专业和相关知识、干预方法的专业技能训练、指标的测量与评估等。应特别注意对各种指标含义、测量方法和技术的培训，要选择最佳的培训方式方法、时间、地点、师资、教材等。

（4）配备实施所需设备及材料：项目实施前应落实所需的各种仪器、设备及材料。根据实际情况，尽可能地利用社区现有的卫生资源，包括人力资源和仪器设备。

（5）控制实施计划的质量：为保证社区口腔卫生服务实施的质量，应对整个实施过程进行质量监督和评估。指标的测量要尽可能统一标准，减少误差。在实施过程中，应加强质量控制、组织、管理和监督工作，及时进行阶段性评估，必要时调整实施计划。在实施评价过程中还需要注意：①实际操作需要足够的灵活性，在总的工作计划框架内，根据社区新出现或没有预见到的情况作出调整。②将社区口腔卫生服务计划融入当地的社会生活中，加强社区参与性。③采用的措施应简单、实用，便于社区大多数人可参与，使信息的传播及人员的培训变得容易，而不是选择为少数人服务的高精尖技术。例如，社区口腔保健最重要、最实用的技术是早晚有效刷牙、使用保健牙刷和含氟牙膏、减少吃甜食的次数、定期接受口腔检查等。④动员社区成员积极参与，充分发挥口腔专业人员作用，与社区居民建立良好的联系，同时培训和发挥非口腔专业人员的作用。

3. 社区口腔保健计划的评价　社区口腔保健项目的评价内容包括以下6个方面：

（1）适宜程度：评价所制订的项目计划和措施是否符合国家的卫生工作方针、政策和任务，各项计划是否可行，是否符合国家和本地区的经济状况及发展趋势，是否适应社区居民的口腔卫生服务需求，计划的实施与目标之间是否有必然联系。

（2）足够程度：评价制订的项目计划是否具体，是否能够满足社区内居民需求，社区卫生资源的利用是否充足和适当，各项计划是否确定了明确的具体指标，采用什么途径可以实现这些指标，其可行性如何等。如果评价结果表明社区主要口腔卫生问题未得到有效解决，应对社区口腔保健项目的计划进行调整。

Note:

（3）进度：检查进度是将社区口腔卫生服务项目计划的实施状况与原定计划进行比较，检查是否按计划实施。检查完成或未完成的原因，找出存在的问题，及时反馈和解决。

（4）效率：检查实施计划所取得的成果与所花费的人力、财力、物力、技术支持以及时间相比是否合理，能否以更经济、更有效的方法和途径，使用较少的资源来获得同样的结果。其目的在于改进具体的实施工作，节省卫生资源。

（5）效果：评价项目在通过卫生服务机构实施后所达到的预定目标和指标的实际程度。效果目标达到程度应采用数字来表示，是对成果的定量分析。评价应全面系统地反映社区口腔卫生服务计划的实施效果，效果评价中除包括实施措施所达到的结果外，还应包括居民满意度调查、成本 - 效果和成本 - 效益等分析。

（6）影响：评价项目计划实施后对提高社区口腔健康水平和居民生活质量所起的作用，对促进社会经济发展作出的贡献和产生的影响。

《第四次全国口腔疾病流行病学调查报告》显示我国不同群体居民的口腔健康状况仍不乐观，如乳牙患龋率高，中青年、老年居民牙体及牙周得不到及时治疗等，口腔疾病的早期预防和早期治疗任务艰巨。2019 年国家卫生健康委员会印发《健康口腔行动方案（2019—2025 年）》，该方案明确指出坚持以人民健康为中心，坚持预防为主、防治结合、以提高群众口腔健康水平为根本，以健康知识普及和健康技能培养为基础，以口腔疾病防治适宜技术推广为手段，以完善口腔卫生服务体系为支撑，整体提升口腔卫生服务能力和儿童、老年人等重点人群的口腔保健水平。我们需要在实践中总结经验，以不断完善我国社区口腔保健，通过社区口腔护理人员的指导持续开展口腔健康教育、群体预防措施等基本口腔保健服务，以提高居民的口腔健康水平，从而实现我国居民均能享有口腔卫生保健的目标。

（郭三兰）

思 考 题

1. 社区和社区口腔护理指什么？
2. 社区口腔护理的内容有哪些？
3. 社区口腔保健模式的概念是什么？
4. 社区口腔保健实施的基本原则是什么？

第十三章

牙体牙髓病患者的护理

13章 数字内容

———— 学 习 目 标 ————

知识目标:

1. 掌握复合树脂直接粘接修复治疗和玻璃离子水门汀直接修复治疗的护理配合;掌握急性牙髓炎应急处理、根管治疗术的护理配合;掌握根尖周炎应急处理、根尖手术的护理配合。

2. 熟悉龋病、牙髓炎和根尖周病的病因、发病机制、口腔局部症状和治疗要点;熟悉银汞合金充填修复治疗的护理配合。

3. 了解龋病诊断、牙髓炎诊断和根尖周病诊断的辅助检查。

能力目标:

1. 能正确评估龋病、牙髓炎、根尖周病患者的健康史和口腔局部状况,高效配合口腔医生完成治疗工作。

2. 能为龋病、牙髓炎和根尖周病诊疗后的患者开展正确的健康教育。

素质目标:

1. 具有良好的护患沟通技巧和职业精神。

2. 具有主动护理的服务意识和娴熟的护理技能,积极配合医生完成治疗。

第一节　龋病患者的护理

龋病是发生在牙体硬组织的一种慢性进行性破坏性疾病。龋病进展缓慢、病程较长，随着病变的不断发展，可引起牙髓病、根尖周病等一系列疾病，不仅影响牙颌系统的正常生长发育，还可影响咀嚼器官的完整性和人体消化功能。

一、病因与发病机制

四联因素学说是现代普遍接受的龋病病因学说，该学说认为口腔细菌、产酸食物、易感宿主和足够的时间是龋病发生的四个重要因素。四个因素相互作用，缺一不可，对龋病发病的影响见第七章第一节"龋病"。

二、护理评估

（一）健康史

了解患者的过敏史、家族史和全身性疾病；询问患者口腔卫生及饮食习惯，了解患者有无主观症状，对酸甜饮食是否敏感，对冷、热饮食刺激是否产生疼痛感，是否有食物嵌塞。

（二）口腔局部症状

龋病按照病变侵入深度分为浅龋、中龋和深龋（图 13-1）。

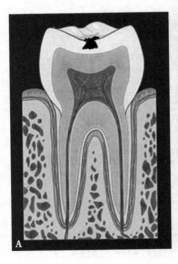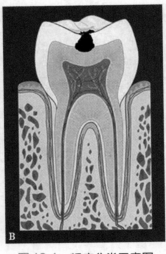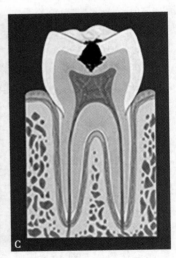

图 13-1　龋病分类示意图
A. 浅龋；B. 中龋；C. 深龋。

1. **浅龋**（superficial caries）　是局限于牙釉质或牙骨质的龋，一般无自觉症状，仅在检查时发现局部有颜色改变。龋损部位呈白垩色改变，遇冷、热、酸、甜刺激时亦无明显反应。

2. **中龋**（intermediate caries）　是发生于牙本质浅层的龋，除颜色变化外，大多有冷、热、酸、甜敏感症状。牙本质因脱矿而软化，呈黄褐或深褐色。多数患者对过冷、过热饮食也能产生酸痛感觉，冷刺激尤为显著，但去除刺激后症状即刻消失。

3. **深龋**（deep caries）　是龋损已发展到牙本质深层，检查时常可见较深的龋洞。位于邻面的深龋洞以及有些隐匿性龋洞，外观仅略有色泽改变，洞口小而病变深。若龋洞洞口开放，则常有食物嵌入洞中，食物压迫使牙髓内部压力增加，产生疼痛。冷、热和化学刺激时产生的疼痛较中龋时更加剧烈。

（三）辅助检查

1. **牙髓活力测试**　可用冷、热刺激进行检查，亦可进行牙髓活力电测试。

2. X 线片检查　邻面龋、继发龋或隐匿龋不易用探针查出,可用 X 线片检查。

3. 透照　前牙邻面龋用光导纤维装置检查,可直接观察龋损部位和病变深度及范围。

（四）心理 - 社会状况

浅龋一般无主观症状,部分患者忽视早期治疗的重要性,龋病进一步发展,因疼痛影响咀嚼功能和日常生活,使患者心理压力增加,产生焦虑情绪和痛苦。应注意评估患者的疼痛、焦虑程度并及时疏导。

三、治疗要点

对于牙釉质尚未形成龋洞的早期龋,可采用药物或再矿化治疗。对于牙体组织已形成的龋洞,可通过去除病变牙体组织后,将牙体制备成一定形状的窝洞,选用银汞合金、复合树脂（composite resin）或玻璃离子水门汀材料修补以恢复牙齿的形态与功能。

四、龋病治疗的护理配合

（一）银汞合金充填修复治疗的护理配合

1. 治疗前准备

（1）常规用物:一次性口腔器械盒（口镜、镊子、探针、治疗巾）、吸引器管、三用枪头、牙科手机、钻针、敷料、口杯、隔离膜或套。

（2）橡皮障隔离用物（详见第五章第二节"术野隔离技术"）。

（3）银汞合金充填治疗用物:挖匙、银汞合金调拌机、银汞合金输送器、银汞合金胶囊、橡皮布、银汞合金充填器、雕刻器、磨光钻、磨光砂条、咬合纸,如龋洞较深需备洞衬剂或垫底材料、调拌板、塑料调拌刀、水门汀充填器;Ⅱ类洞加备成形片和成形夹、楔子。

2. 治疗中配合　银汞合金充填修复治疗需两次就诊完成。第一次就诊完成洞形制备,充填银汞合金;第二次就诊对银汞合金修复体进行抛光。护理配合见表 13-1。

表 13-1　银汞合金充填修复治疗的护理配合

操作流程	护士配合流程	配合要点和注意事项
第一次就诊:制备洞形,充填银汞合金		
1. 去净龋损组织	传递安装钻针的高速手机及挖匙	观察患者全身状况
2. 洞形制备	及时吸唾,保持术野清晰	
3. 术区隔离	协助安装橡皮障,协助牵拉	
4. 窝洞清理	传递无菌小棉球	
5. 牙髓保护	准确传递相应洞衬剂或垫底材料及水门汀充填器	垫底材料调拌至细腻无颗粒后收拢成面团状
6. 银汞合金充填	1. 调拌银汞合金胶囊,在橡皮布上揉搓成均匀的细条状,有握雪感后放于银汞合金输送器内递予医生 2. 先后传递各号银汞合金充填器,必要时传递成形片及楔子	银汞合金要少量、分次注入窝洞;剩余汞需存放于深度 15cm 的装有过饱和盐水的棕色瓶内,防止汞挥发
7. 雕刻成形	传递雕刻器	及时用干棉球清除雕刻器上多余的银汞合金
8. 调整咬合	1. 协助拆卸橡皮障 2. 传递咬合纸	
第二次就诊:对银汞合金修复体进行抛光		
9. 打磨抛光	传递磨光钻和磨光砂条	

3. 治疗后护理

（1）嘱患者24h内勿用患侧咀嚼，保持口腔卫生。

（2）24h后预约复诊，对充填体进行抛光。

（二）复合树脂直接粘接修复治疗的护理配合

1. 治疗前准备

（1）常规用物：同"银汞合金充填修复治疗"。

（2）局部麻醉及橡皮障隔离用物（详见第五章第二节"术野隔离技术"）。

（3）成形器械：成形片、楔子。

（4）盖髓、垫底材料及用物：盖髓材料（以化学固化型、光固化型氢氧化钙为例）、垫底材料（以玻璃离子水门汀为例）、塑料调拌刀、调拌板、75%乙醇棉球。

（5）树脂粘接用物：比色板、酸蚀剂、毛刷、粘接剂、水门汀充填器、复合树脂、遮光盒、光固化灯、灯套、护目镜。

（6）修形抛光器械：咬合纸、抛光膏、抛光钻针、咬合纸夹持器、抛光杯。

2. 治疗中配合　复合树脂直接粘接修复治疗的护理配合见表13-2。

表 13-2　复合树脂直接粘接修复治疗的护理配合

操作流程	护士配合流程	配合要点和注意事项
1. 准备过程	1. 安装局部麻醉药物，传递注射器 2. 传递比色板比色，协助记录色号 3. 协助安装橡皮障	了解患者的药物过敏史；注射过程中注意预防针刺伤；关闭光源，在自然光线下进行
2. 牙体预备	1. 在高速手机上安装裂钻或金刚砂钻针、低速手机上安装球钻，依次递予医生 2. 协助保持术野清晰 3. 传递成形片及楔子	观察患者治疗中的全身状况
3. 牙髓保护	若使用化学固化型盖髓剂或垫底材料，需先调拌并传递氢氧化钙盖髓（图13-2）再传递垫底材料给医生 若使用光固化型，需安装一次性输送头，再传递给医生，并传递光固化灯	操作时医护人员需注意眼部防护，佩戴光固化防护镜
4. 粘接	若使用全酸蚀粘接剂，首先传递酸蚀剂，冲洗干燥后传递蘸有粘接剂的小毛刷及光固化灯 若使用自酸蚀粘接剂，依次传递蘸有处理剂、粘接剂的小毛刷及光固化灯	使用强力吸引器及时吸除酸蚀剂及冲洗液，减少喷溅；光固化过程中注意医护人员的眼部防护 小毛刷要做好区分，避免混用
5. 复合树脂充填、固化	1. 取适量的复合树脂切成若干块放入遮光盒，分次传递（图13-3） 2. 传递水门汀充填器充填树脂，传递光固化灯	取出的复合树脂应注意避光 接触过患者的水门汀充填器械不能重复取材，避免交叉感染，使用后及时清洁；充填过程中先移开光源，防止光照引起树脂加速固化
6. 修形、抛光	1. 协助拆卸橡皮障 2. 用锁镊或咬合纸夹持器传递咬合纸 3. 传递修形钻针、探针、抛光钻针、抛光杯	

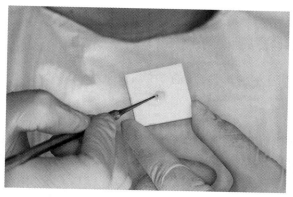

图 13-2　传递化学固化型氢氧化钙

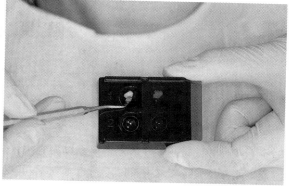

图 13-3　传递复合树脂

3. 治疗后护理

（1）治疗结束后可能会有轻度不适，2～3d 消失。如出现较明显不适，应及时就诊。

（2）嘱患者避免用患牙咬过硬食物。

（3）避免食过热或过冷的刺激性食物。

（4）树脂类材料易着色，建议患者少食用带色素的食物或饮料。

（5）注意保持口腔卫生，预防龋齿的发生。

（三）玻璃离子水门汀直接修复治疗护理配合

1. 治疗前准备

（1）常规用物：同"银汞合金充填修复治疗"。

（2）局部麻醉及橡皮障隔离用物（详见第五章第二节"术野隔离技术"）。

（3）成形器械、盖髓材料及用物：同"复合树脂直接粘接用物准备"。

（4）玻璃离子水门汀修复材料及用物：①化学固化玻璃离子水门汀用物包括化学固化玻璃离子水门汀粉和液、塑料调拌刀、调拌板、水门汀充填器、棉签、凡士林；②光固化玻璃离子水门汀用物包括调拌机、输送器、玻璃离子水门汀胶囊、水门汀充填器、光固化灯、灯套、护目镜。

（5）修形抛光器械：同"复合树脂直接粘接用物准备"。

2. 治疗中配合　玻璃离子水门汀直接修复治疗的护理配合见表 13-3。

表 13-3　玻璃离子水门汀直接修复治疗的护理配合

操作流程	护士配合流程	配合要点和注意事项
1. 准备过程	1. 安装注射针头，传递注射器； 2. 协助安装橡皮障	了解患者过敏史，注射过程中注意预防针刺伤
2. 牙体预备	同"复合树脂直接粘接修复治疗护理配合"	同"复合树脂直接粘接修复治疗护理配合"
3. 牙髓保护	同"复合树脂直接粘接修复治疗护理配合"	同"复合树脂直接粘接修复治疗护理配合"
4. 玻璃离子水门汀充填	调拌玻璃离子水门汀，收集成面团状，用水门汀充填器传递给医生，传递凡士林棉签。如使用光固化玻璃离子水门汀充填，在充填后需传递光固化灯	调拌至细腻无颗粒；充填过程中及时吸唾，保持视野清晰
5. 修形、抛光	同"复合树脂直接粘接修复治疗护理配合"	

3. 治疗后护理

（1）嘱患者 24h 内避免用患侧咀嚼和咬合。

（2）注意保持口腔卫生，用正确方式刷牙。

Note：

第二节 牙髓炎和根尖周病患者的护理

牙髓病和根尖周病是多种因素交互作用所致、病理机制非常复杂的一类病损。

一、牙髓炎

牙髓炎根据临床表现和治疗预后进行分类,可分为可复性牙髓炎和不可复性牙髓炎。可复性牙髓炎(reversible pulpitis)是牙髓组织以血管扩张、充血为主要病理变化的初期炎症表现,它相当于牙髓病的组织病理学分类中的"牙髓充血"。不可复性牙髓炎(irreversible pulpitis)是一类病变较为严重的牙髓炎症,病变可发生于牙髓的某一局部,也可能涉及全部牙髓,甚至在炎症中心部位已发生了程度不同的化脓或坏死。牙髓炎多继发于龋病。

【病因与发病机制】

牙髓炎的主要病因有细菌感染、物理和化学刺激等。

1. 细菌因素 细菌感染是主要因素,炎症牙髓中所分离到的细菌主要是兼性厌氧球菌和厌氧杆菌,如链球菌、放线菌等。细菌侵入牙髓后产生多种致病物质,可直接或间接侵害组织细胞。

2. 物理因素 也是常见的致病因素,包括创伤、温度、电流及激光刺激等,通过影响牙髓血供或刺激牙髓,引起牙髓组织不同程度的损伤。

3. 化学因素 是指诊疗过程中使用的各类口腔材料,如充填材料、酸蚀剂、粘接剂等,均可引起牙髓变性。

【护理评估】

(一)健康史

了解患者过敏史、家族史、全身性疾病及牙病治疗史;询问患者口腔卫生、饮食习惯和疼痛的部位、发作方式、性质及持续时间等。

(二)口腔局部症状

1. 可复性牙髓炎 当患牙受到冷、热、酸、甜刺激时立即出现瞬间的疼痛反应,尤其对冷刺激更为敏感,但去除刺激疼痛随即消失,无自发性疼痛。

2. 不可复性牙髓炎 按其临床发病特点和病程经过又可分为急性牙髓炎、慢性牙髓炎、残髓炎和逆行性牙髓炎。急性牙髓炎的疼痛特点是自发性阵发性疼痛、夜间痛、温度刺激加剧疼痛和疼痛不能自行定位。慢性牙髓炎一般无剧烈的自发性疼痛,偶尔出现不明显的阵发性隐痛或每日出现定时钝痛,患牙常表现为咬合不适或轻度叩痛,患者一般可定位患牙。残髓炎常表现为自发性钝痛、放射性痛和温度刺激痛。逆行性牙髓炎既可表现为急性牙髓炎症状,也可表现为慢性牙髓炎症状。

(三)辅助检查

1. 牙髓活力测试 通过牙髓温度测试结果来判断牙髓的状态;通过牙髓电活力测试结果来判断牙髓的活力。

2. X线片检查 可提供髓腔形态、根尖周病变等情况信息。

(四)心理-社会状况

当急性牙髓炎发作时,患者出现剧烈疼痛症状,且夜间痛明显,严重影响饮食和睡眠,出现紧张、焦虑情绪,应注意评估患者的疼痛、紧张和焦虑程度以及心理社会压力等。

【治疗要点】

1. 应急处理 急性牙髓炎的应急处理是开髓引流或消炎止痛。开髓引流是引流炎性渗出物,缓解因之而形成的髓腔高压，以减轻疼痛。

2. 根管治疗术（root canal therapy，RCT）　是目前治疗牙髓病和保存牙体最有效、最常用的方法。根管治疗术由根管预备、根管消毒和根管充填三大步骤组成。根管预备是去除根管系统内的感染物质，并将根管预备成有利于冲洗、封药和充填形态的过程；根管消毒可进一步控制微生物和毒素、预防根管再感染、降低根尖部组织炎症反应；根管充填是利用根管充填材料严密封闭根管系统，达到隔绝根管和口腔或根尖周组织的交通、促进根尖周病变愈合、预防再感染的目的。

【牙髓炎治疗的护理配合】

（一）牙髓炎应急处理护理配合

1. 治疗前准备

（1）常规用物：同"银汞合金充填修复治疗"。

（2）局部麻醉及橡皮障隔离用物（详见第五章第二节"术野隔离技术"）。

（3）开髓引流器械：拔髓针、髓针柄、扩大针、冲洗器、根管冲洗液。

（4）充填用物：水门汀充填器、暂封材料。

2. 治疗中配合　牙髓炎应急处理护理配合见表13-4。

表13-4　牙髓炎应急处理护理配合

操作流程	护士配合流程	配合要点和注意事项
1. 准备过程	1. 安装注射针头，传递注射器 2. 协助安装橡皮障	了解患者过敏史；注射过程中注意预防针刺伤
2. 牙髓拔除	1. 传递安装钻针的高速手机，协助打开髓腔 2. 拔髓针安装在髓针柄上传递给医生	及时吸唾，保持视野清晰 保持拔髓针清洁，必要时及时更换
3. 根管冲洗	传递冲洗器冲洗根管	及时吸唾，保持视野清晰
4. 髓腔暂封	1. 传递无菌小棉球、暂封材料及水门汀充填器 2. 协助拆卸橡皮障	

3. 治疗后护理

（1）告知患者勿用患牙咀嚼，保持口腔卫生。

（2）嘱患者1~2d后复诊。

（二）根管治疗术护理配合

1. 治疗前准备

（1）常规用物：同"银汞合金充填修复治疗"。

（2）局部麻醉及橡皮障隔离用物（详见第五章第二节"术野隔离技术"）。

（3）开髓及拔髓器械：根管口探针、髓针柄、拔髓针。

（4）根管切削器械：不同型号的牙科根管锉等手用不锈钢器械、G钻等机用不锈钢器械、镍钛合金器械、根管马达、根管润滑剂、清洁台、75%乙醇棉球。

（5）根管长度测量器械：根尖定位仪、唇挂钩、根管长度测量尺。

（6）根管冲洗用物：5ml冲洗用注射器、侧方开口冲洗针头、1%次氯酸钠、3%过氧化氢、0.9%生理盐水、超声手柄、超声工作尖等。

（7）根管消毒及暂封用物：吸潮纸尖、锁镊、根管消毒剂（氢氧化钙、氯己定等）、暂封材料、水门汀充填器等。

（8）根管充填器械：牙胶尖切割尺、垂直加压器、携热器、牙胶注射仪、塑料调拌刀、调拌板、水门汀充填器等。

Note：

（9）根管充填材料：牙胶尖、根管封闭剂（氧化锌丁香油类等）。

2. 治疗中配合　根管治疗术分为根管预备和根管充填两个步骤，多分两次就诊完成治疗。其护理配合见表 13-5。

表 13-5　根管治疗术护理配合

操作流程	护士配合流程	配合要点和注意事项
第一步：根管预备		
1. 准备过程 （1）局麻、橡皮障隔离 （2）髓腔预备	1. 安装注射针头，传递注射器，协助安装橡皮障 2. 高速手机上安装金刚砂钻针、低速手机上安装球钻传递给医生 3. 传递根管口探针	了解患者过敏史，注意预防针刺伤及时吸净碎屑及冷却水
2. 根管预备 （1）牙髓摘除 （2）根管中上段预备	1. 将拔髓针安装在髓针柄上传递给医生 2. 低速手机上安装并顺序传递 1~3 号 G 钻	如有复杂疑难根管、钙化根管则准备超声手柄
（3）根管疏通	3. 传递小号根管锉（图 13-4），将根管润滑剂放置于玻璃调拌板上传递	
（4）髓腔冲洗	4. 传递冲洗器	用干棉球包裹冲洗器针尖部，以免药液滴落。及时吸净冲洗液
（5）测量根管长度	5. 打开根尖定位仪电源，连接唇挂钩后挂于患牙对侧口角，传递根管锉 6. 传递根尖定位仪夹 7. 传递根管长度测量尺，测量工作长度并记录数据	
（6）根管清理和成形	8. 用根管镍钛锉的止动片标记工作长度（图 13-5） 9. 依次安装并传递根管镍钛锉，将根管润滑剂放置于玻璃调拌板上，医生蘸取畅通根管后，传递冲洗器	每次根管镍钛锉从根管内取出后，传递冲洗器冲洗根管，防止碎屑阻塞；使用后的根管镍钛锉及时用 75% 乙醇棉球进行清洁
（7）复测根管长度	10. 依次传递根管锉、根尖定位仪夹、根管长度测量尺	
3. 根管消毒 （1）根管冲洗	1. 传递冲洗器冲洗根管	冲洗过程中，要及时吸净碎屑及冷却水
（2）根管内封药	2. 安装超声手柄和工作尖，调节好功率并传递 3. 用锁镊夹持吸潮纸尖并传递给医生干燥根管 4. 遵医嘱选择适当根管消毒剂，将适量根管消毒剂置于玻璃调拌板上并传递	
（3）冠部暂时封闭	5. 传递一个小棉球放置髓室底 6. 用水门汀充填器取适量暂封材料并传递	
第二步：根管充填		
4. 根管充填（以垂直加压充填为例） （1）选择主牙胶尖	1. 选择合适锥度的主牙胶尖，用牙胶尖切割尺修剪尖端，标记工作长度 2. 用锁镊夹持主牙胶尖并传递给医生（图 13-6） 3. 引导患者拍 X 线片检查 4. 用 75% 乙醇棉球消毒主牙胶尖，干燥备用	

续表

操作流程	护士配合流程	配合要点和注意事项
（2）根管准备	5. 选择消毒剂，用冲洗器抽吸后传递 用锁镊夹持吸潮纸尖并传递	传递冲洗器时应用干棉球包裹针尖部，冲洗时及时吸净冲洗液
（3）选择垂直加压器和携热器	6. 选择不同型号的2~3支垂直加压器和相应型号的携热器工作尖，用止动片标记	
（4）放置主牙胶尖及封闭剂	7. 用锁镊夹持消毒后的主牙胶尖，将尖端1/3辅助一薄层根管封闭剂并传递	
（5）垂直加压充填	8. 将携热器调节设置至工作温度后传递携热器手柄，反复交换传递大、小号垂直加压器（图13-7） 9. 将热牙胶注射仪调节至工作温度后传递给医生，反复交换传递大号垂直加压器	用75%乙醇棉球及时擦净器械工作尖上的牙胶 热牙胶注射仪传递前需将牙胶推出少许，以确保注射仪针头通畅
（6）髓室处理	10. 按髓腔大小准备75%乙醇棉球并传递	
5. 拍术后X线片	嘱患者拍X线片	
6. 暂封或永久充填，拆卸橡皮障	1. 用水门汀充填器取适量暂封材料并传递 2. 协助拆卸橡皮障	

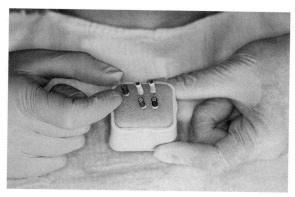

图13-4　传递小号根管锉

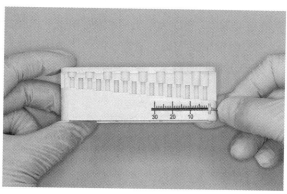

图13-5　标记镍钛锉的工作长度

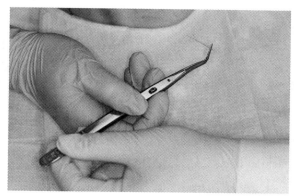

图13-6　传递主牙胶尖

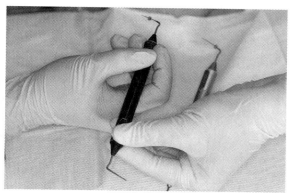

图13-7　交换传递大、小号垂直加压器

3. 治疗后护理

（1）术后患牙可出现轻度疼痛或不适，如出现较明显的肿胀疼痛，应及时复诊。

（2）嘱患者在根管治疗期间可正常刷牙，保持口腔卫生。

（3）嘱患者避免用患侧咀嚼硬物。

（4）根管治疗后牙体组织变脆，为防止牙体劈裂，建议行全冠修复。

Note：

二、根尖周病

根尖周病（periapical diseases）是指发生于根尖周围组织的炎症性疾病，又称根尖周炎，多为牙髓病的继发病，主要由根管内的感染通过根尖孔作用于根尖周组织引发。

【病因与发病机制】

根尖周病的主要病因同牙髓炎，有细菌感染、物理和化学刺激等，其中细菌感染是主要因素。

【护理评估】

（一）健康史

了解患者的过敏史、家族史、全身性疾病及牙病治疗史；询问患者口腔卫生、饮食习惯和疼痛的部位、发作方式、性质及持续时间等。

（二）口腔局部症状

根据根尖周病的临床表现和病理过程分为急性根尖周炎和慢性根尖周炎。

1. **急性根尖周炎**　初期为浆液期，患牙只有不适、发木、浮出等症状，随着根尖周膜内渗出物淤积，牙周间隙内压力升高，即出现自发性、持续性钝痛，咬合痛。急性浆液期继续发展则发生急性化脓性根尖周炎，表现为根尖周脓肿、骨膜下脓肿和黏膜下脓肿3个阶段。

2. **慢性根尖周炎**　患者一般无明显的自觉症状，患牙可有咀嚼不适感或出现瘘管。

（三）辅助检查

X线片检查可以提供根尖周组织、根尖区骨质破坏的情况。

（四）心理-社会状况

急性根尖周炎时患牙疼痛，患者易出现焦虑情绪。而慢性根尖周炎一般无明显的疼痛症状，患者因未彻底治疗易长期受到本病的困扰，加重心理负担。应注意评估患者的疼痛程度、焦虑情绪以及心理社会压力等。

【治疗要点】

1. **应急处理**　急性根尖周炎的应急处理是在局麻下开通髓腔，疏通根尖孔，建立引流通道，使根尖渗出物及脓液通过根管得到引流，以缓解根尖部压力，解除疼痛；急性根尖周炎发展至骨膜下或黏膜下脓肿期时应在麻醉下切开排脓；对于物理和化学药物刺激引起的根尖周炎，要去除刺激物；亦可通过药物辅助消炎止痛。

2. **保存牙体**　采取根管治疗术，保存牙体组织，或通过根尖手术清除术区坏死和感染组织，严格封闭根管系统，促进软硬组织再生以及新的附着形成。

3. **牙体修复**　根据根管治疗后的牙磨除程度，可以进行直接修复和间接修复，直接修复包括银汞合金充填修复、复合树脂直接粘接修复等；间接修复包括高嵌体或部分冠、全冠、桩核、椅旁计算机辅助设计和制作（computer aided design and manufacture，CAD/CAM）全瓷修复。

【根尖周病治疗护理配合】

（一）根尖周炎应急处理护理配合

1. **治疗前准备**　同"牙髓炎应急处理用物准备（1）～（3）"。

2. **治疗中配合**　见表13-6。

3. **治疗后护理**

（1）嘱患者勿用患牙咀嚼，保持口腔卫生。

（2）嘱患者1～2d后复诊。

表 13-6　根尖周炎应急处理护理配合

操作流程	护士配合流程	配合要点和注意事项
1. 准备过程	1. 安装注射针头，传递注射器 2. 协助安装橡皮障	了解患者过敏史；注射过程中注意预防针刺伤
2. 正确开髓	传递钻针和探针	及时吸唾，保持视野清晰
3. 初步清理	传递扩大针和冲洗器	及时补充冲洗液
4. 开放髓腔	1. 传递无菌小棉球 2. 协助拆卸橡皮障	

（二）根尖手术护理配合

1. 治疗前准备

（1）常规用物：同"银汞合金充填修复治疗"。

（2）局部麻醉用物。

（3）根尖手术用物：平面反射口镜、金属拉钩、手术刀片、刀柄、骨膜剥离器、骨膜牵引器、组织镊、长柄球钻、挖匙、刮治器、锁镊、吸潮纸尖、微型充填器、微型根管倒充填器械、持针器、塑料调拌刀、调拌板、MTA 输送器、缝针缝线等。

（4）超声设备：超声根管治疗仪、超声倒预备工作尖、超声手柄。

（5）材料和药品：三氧化物聚合物（mineral trioxide aggregate，MTA）、生物骨粉、胶原蛋白、0.12% 氯己定漱口液、0.1% 肾上腺素、0.9% 生理盐水、75% 乙醇棉球、亚甲蓝溶液、无菌蒸馏水、10% 甲醛。

2. 治疗中配合　根尖手术护理配合见表 13-7。

表 13-7　根尖手术护理配合

操作流程	护士配合流程	配合要点和注意事项
1. 术前给药	1. 术前 1d、当日早晨和术前 1h 用 0.12% 氯己定含漱 2～5min 2. 用无菌棉签取适量凡士林润滑口角	
2. 局部麻醉	1. 传递碘伏棉球 2. 安装注射针头，传递注射器	了解患者的过敏史，观察全身状况；注意预防针刺伤
3. 切口	1. 戴无菌手套，协助铺无菌孔巾 2. 安装保护套并连接各种管线 3. 将手术刀片安装于手术刀柄后传递	嘱患者在术中如有不适，请举左手示意，避免头部晃动引起软组织损伤；及时吸净伤口渗血，保持术野清晰
4. 翻瓣	传递骨膜剥离器，用无菌纱布协助止血	严格执行无菌操作
5. 去骨	传递骨凿或锋利的挖匙，传递安装球钻的高速手机，并用生理盐水连续冲洗术区	及时吸净口内的水、血液及唾液
6. 根尖周刮治	传递刮治器，用无菌纱布随时擦净器械上的血迹及炎性物质	
7. 根尖切除	1. 传递安装裂钻的高速手机 2. 传递 0.1% 肾上腺素棉球止血 3. 传递亚甲蓝染色剂 4. 传递平面反射口镜（图 13-8）与显微探针	
8. 根管倒预备	1. 选择不同型号的超声倒预备工作尖，安装于超声手柄后依次传递 2. 用无菌生理盐水彻底冲洗	预备和冲洗过程中要及时吸净口内的水、血液及唾液

Note：

续表

操作流程	护士配合流程	配合要点和注意事项
9. 根管倒充填	1. 传递无菌棉球 2. 调拌适量的 MTA 粉和无菌蒸馏水至疏松的颗粒状聚合物后放入 MTA 输送器中,反复传递 MTA(图 13-9)及倒充填器械 3. 传递小湿棉球 4. 传递镊子并协助清点棉球	MTA 调拌后易干、分散、不易放入,使用时应现用现调
10. 瓣的复位 与缝合	1. 传递生理盐水冲洗器 2. 传递缝合针、缝线,协助剪线 3. 传递生理盐水纱布 4. 整理并清点手术用物	及时吸净口内的水、血液及唾液

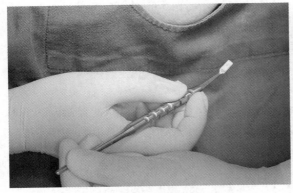

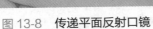

图 13-8　传递平面反射口镜

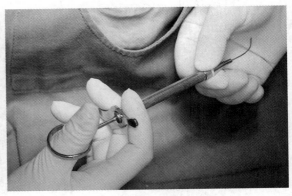

图 13-9　传递 MTA

3. 治疗后护理

(1)嘱患者术后 2h 后可进食,24h 内以偏凉的流食或软食为主,禁食辛辣,忌烟酒。

(2)嘱患者术后 1 周内不可用患侧咬硬物。

(3)嘱患者 24h 内勿刷牙、漱口及吸吮伤口,防止伤口出血。

(4)术后可用生理盐水纱布轻压术区 10～15min,可以缩小血凝块的厚度并有利于止血。也可使用冰袋在颊部或下颌轻压术区 30min,以收缩血管、减少肿胀。

(5)术后第 2d 使用氯己定漱口液含漱 1 周,保持口腔卫生。

(6)告知患者术后疼痛一般较轻,体温升高(38℃以下)为正常的术后反应,可不予处理,如有疼痛加重,及时复诊。

(7)遵医嘱使用抗生素等。

(8)术后 5～7d 拆线,同时注意切口愈合情况、窦道闭合情况,定期复查。

(刘东玲)

思 考 题

1. 简述龋病复合树脂直接粘接修复治疗的护理配合流程和护理配合要点。

2. 简述牙髓炎应急处理的护理配合流程。

3. 简述根管治疗术的护理配合流程。

4. 如何做好根尖手术后患者的健康宣教?

Note:

第十四章

牙周疾病患者的护理

14章　数字内容

学 习 目 标

知识目标：

1. 掌握牙周疾病的定义和临床症状；常见的牙龈疾病和牙周炎的防治要点；牙周疾病患者治疗的配合流程和护理要点。

2. 熟悉影响牙周疾病发生的因素；伴有全身疾病的牙周炎的临床特征和防治要点。

3. 了解牙周炎与全身疾病的关系；牙周疾病的检查和诊断。

能力目标：

1. 能熟练配合医生进行牙周检查并正确记录检查结果。

2. 能高效安全地配合医生完成龈上洁治术、龈下刮治术以及牙周手术，正确进行围手术期护理，并为患者实施有效的健康教育。

素质目标：

1. 具有良好的医护患沟通技巧和尊重患者的职业精神。

2. 具有敏锐的观察病情变化能力、良好的人文关怀素质及能力。

牙周病是指多因素导致的发生在牙周组织的各类疾病，包括牙龈病（gingival disease）和牙周炎（periodontitis）。牙龈病的病变仅累及牙龈上皮组织和结缔组织，最常见的是龈炎（gingivitis）。牙周炎的病变除牙龈炎症之外还波及牙周膜、牙槽骨、牙骨质深层牙周组织，最常见的是慢性牙周炎（chronic periodontitis，CP）。龈炎和牙周炎的主要区别在于龈炎不侵犯支持组织，没有附着丧失和牙槽骨吸收，而牙周炎则有牙周支持组织的破坏（附着丧失、牙周袋形成和牙槽骨吸收）。牙周病严重危害口腔健康，影响全身健康和生活质量，并与全身多种疾病有着密切关系。我国第四次全国口腔健康流行病学调查报告结果显示，各年龄组人群的牙周病患病率均较高，幼儿和青少年人群中龈炎高发且未得到治疗，中年人群的牙周炎患病率随着年龄增长而增加，35～44 岁组和 65～74 岁组人群的牙周健康率分别为 9.1% 和 9.3%，55～64 岁组人群的牙周健康率为 5%。临床上常采用菌斑控制、洁治术、刮治术、牙周手术、多学科综合治疗、牙周维护治疗等牙周系统治疗的方法来预防和治疗牙周病，控制牙周病的复发。

第一节　牙龈病患者的护理

牙龈病是一组发生在牙龈组织的疾病，包括牙龈炎症及全身疾病在牙龈的表现。1999 年的新分类将其分为菌斑性牙龈病和非菌斑性牙龈病。菌斑性牙龈病包括慢性龈炎、青春期龈炎、妊娠期龈炎、药物性牙龈肥大等；非菌斑性牙龈病包括病毒、真菌等引起的牙龈病、全身疾病在牙龈的表现和遗传性疾病等。

其中慢性龈炎是一种最常见的、患病率最高的菌斑引起的牙龈病，调查数据显示慢性龈炎在人群中的发病率达到 60%～90%，不同地区、种族、年龄段的人群都会罹患，特别是在儿童和青少年中患病率高，儿童在 3～5 岁即可患病，患病率和严重程度随着年龄增长而增高，17 岁以后患病率逐渐下降；35～44 岁年龄组达最低；35 岁以后患病率逐渐增高。该病预后良好，但易复发，一部分慢性龈炎可能发展为牙周炎。本节将重点介绍菌斑引起的牙龈病患者的护理。

一、病因与发病机制

（一）病因

龈炎是感染性炎症，其主要的致病因素是牙菌斑生物膜（dental plaque biofilm）。其发生、发展还和多种局部及全身促进因素有关。牙石、食物嵌塞、不良修复体、牙列拥挤、张口呼吸等因素刺激牙菌斑的聚集，青春期、妊娠期性激素水平上升等是其促进因素。

（二）发病机制

通常情况下口腔内的微生物与宿主共存，处于一种平衡关系，但当平衡被打破，微生物作用于牙龈，可引起机体的免疫应答，产生牙龈炎症。如青春期龈炎是由于青春期内分泌激素改变，牙龈对牙菌斑的反应性增强产生炎症。妊娠期龈炎是由于妊娠时性激素水平尤其是黄体酮水平升高使得牙龈毛细血管通透性增加，炎症细胞和液体渗出，可导致或加重原有的牙龈炎症。

二、护理评估

（一）健康史

了解患者年龄、性别、职业、药物过敏史，家族中有无类似牙龈疾病患者；询问女性患者月经史、是否曾经服用激素类避孕药、是否妊娠、妊娠的孕周数；评估口腔卫生行为习惯，有无张口呼吸，有无不良修复体，有无食物嵌塞；青春期龈炎患者有无佩戴矫治器等；了解患者是否抽烟，有无传染病，有无糖尿病、高血压、肝硬化、血液系统疾病等全身疾病，药物使用情况（重点关注是否长期应用抗凝剂等）。

（二）口腔局部症状

1. 慢性龈炎（chronic gingivitis）　临床表现为刷牙或咬硬物时牙龈出血，一般无自发性出血，可出现口腔有异味，牙龈外形、颜色、质地改变。正常的牙龈呈粉红色，龈缘菲薄紧贴在牙颈部，质地紧密坚韧。慢性龈炎时，牙龈失去正常形态，游离龈和龈乳头色泽呈鲜红色或暗红色，牙龈表面光亮，龈乳头增生肥大。正常的龈沟探诊深度不大于 2~3mm，探诊无出血，龈沟液量极少。慢性龈炎时龈沟探诊深度超过 3mm，用钝头探针轻触就会出血，龈沟液量增多，甚至出现龈沟溢脓。牙龈炎症一般发生在前牙区域，主要位于游离龈和龈乳头，下前牙尤其常见（文末彩图 14-1）。

2. **青春期龈炎**（puberty gingivitis）　临床表现为咬硬物时牙龈出血，口腔有异味，好发于前牙，主要在唇侧的龈缘及龈乳头区，牙龈明显肿胀，龈乳头呈球状突起，颜色暗红或鲜红，牙龈质地较软，有明显的出血倾向，探诊易出血。龈沟加深形成龈袋，牙龈附着水平无变化，牙槽骨无吸收。青春期龈炎牙石一般较少。

3. **妊娠期龈炎**（pregnancy gingivitis）　临床表现为一个或多个龈乳头肿胀肥大、龈缘颜色暗红或鲜红，质地松软易出血，有龈袋形成，吸吮和进食时牙龈出血，严重时龈缘有溃疡和假膜。

4. **药物性牙龈肥大**（drug-induced gingival enlargements）　牙龈乳头肥大呈球状，增生的牙龈表面呈桑葚状，基底部与正常牙龈之间有沟状界限，会形成假性牙周袋，增生的牙龈可以部分或者全部盖住牙，发生在上颌前牙时，牙龈甚至会将牙挤压移位。牙龈呈淡粉色，质地坚韧，一般不易出血；合并有慢性龈炎的患者，牙龈颜色紫红，质地松软易出血。

（三）辅助检查

1. **牙龈指数**　根据牙龈的出血和水肿情况判断牙龈的炎症程度。

2. **探诊出血**（bleeding on probing，BOP）　以探诊后牙龈有无出血为标准，是判断牙龈有无炎症的客观指标。

3. **龈沟液量测定**　对龈沟液量和成分的检测，可作为评估牙龈炎症的一个客观指标。

4. **实验室检查**　必要时进行血常规等相关血液学项目检测。

（四）心理 - 社会状况

龈炎初期，患者多不重视，常延误治疗时机，当病情加重时，患者又担心预后；青春期龈炎因为牙龈出血、口臭影响与同学的交流，牙龈肥大影响美观，给患者带来心理压力；妊娠期龈炎的患者，担心影响胎儿健康。因此，要评估患者有无感到焦虑、自卑、恐惧，以及未及时就诊的原因等。

三、治疗要点

（一）去除病因

控制牙菌斑（详见第八章第三节"牙周病的预防"）和清除牙菌斑是治疗龈炎的关键。通过龈上洁治术清除菌斑和牙石后，多数牙龈炎症可在 1 周左右消退。炎症较重的患者，可配合药物治疗，使用 0.12%~0.2% 氯己定溶液、1%~3% 过氧化氢溶液、碘制剂等药物局部冲洗或含漱。青春期龈炎或妊娠期龈炎，随着青春期或妊娠期过后激素水平的改变，炎症可有一定程度的好转，但不会完全消退。

（二）手术治疗

少数患者炎症消退后牙龈形状不良，可以通过牙龈成形术恢复生理外形。对体积较大、严重影响进食的妊娠期龈瘤，可在妊娠 4~6 个月之间手术切除。

四、龈上洁治术的护理配合

（一）治疗前准备

1. **用物准备**　一次性口腔器械盒（口镜、镊子、探针、治疗巾）、超声洁牙手柄及龈上工作尖、手用洁治器、喷砂粉、喷砂手柄、抛光膏、抛光轮、低速手机、0.12% 氯己定漱口液、3% 过氧化氢溶液、生理盐水、1% 碘甘油、无菌纱布、吸唾器、凡士林棉签、必要时备无菌单（喷砂时使用）、防护面罩 / 护目镜。

Note:

2. 患者准备 向患者讲解治疗目的和计划，做好心理护理，取得合作。

3. 患者资料准备 病历、影像资料、实验室检查等。

（二）治疗中配合

龈上洁治术的护理配合见表14-1。

表14-1 龈上洁治术的护理配合

操作流程	护士配合流程	配合要点和注意事项
1. 患者准备	1. 给患者围胸巾，戴护目镜，必要时铺孔巾；指导患者用 0.12% 氯己定漱口液含漱 1min；口角涂布凡士林软膏 2. 讲解治疗目的及计划	
2. 将全口牙分为上、下颌的前牙及后牙左右侧 6 个区域，逐区超声洁治	1. 根据洁治区域，及时调节手术灯光角度和牙科椅头托位置 2. 用三用枪冲洗洁治区域，及时吸引，保证视野清晰；及时擦净喷溅在患者脸上的水雾	牵拉口角、吸引时的动作应轻柔，注意不要损伤软组织。吸引时，正确放置吸唾器，吸唾器至少离开洁治牙位 1cm，距离避免触及软腭等敏感部位，避免紧贴洁治区域。吸引要及时有效，以免液体积聚引起呛咳 洁治过程中，护士要随时观察患者全身情况，如患者不能耐受，应休息片刻再行洁治
3. 手工龈上洁治	根据需要传递手用洁治器，适时用无菌敷料擦净洁治器上的污染物，及时用三用枪冲洗洁治区域并吸除冲洗物	
4. 冲洗牙周袋和龈缘	抽吸 3% 过氧化氢溶液，固定针头，递予医生，及时吸净冲洗物	拧紧冲洗针头，避免药液滴洒
5. 喷砂（必要时做全口牙喷砂）	将喷砂粉倒入喷砂枪或喷砂机内，调节好功率和水量，适时吸引口内液体，及时擦拭口周喷溅物	牙龈出血较多者调节至较小功率和较小水量，用无菌单遮盖患者面部，用清洁纱布遮挡口周，防止水雾喷溅和凝结成水滴后流淌
6. 抛光（用抛光轮抛光牙面）	将抛光轮安装在低速牙科手机上，蘸取抛光膏，协助吸引	
7. 龈缘放置药物	嘱患者漱口，遵医嘱准备碘甘油等药物传递给医生放置于龈缘	

（三）治疗后护理

1. 嘱患者 30min 内不要刷牙、漱口、进食或进水，以免冲掉龈缘放置的药物。

2. 洁治后牙齿会有敏感症状，1 周内应尽量避免进食酸性食物和温度过高或过冷食物。

3. 避免进食咖啡、中药、浓茶等易导致牙齿着色的食物或饮料，吸烟患者劝导戒烟。

4. 由于龈炎在 1 个月至数月内可能复发，治疗后应指导患者正确刷牙，正确有效地使用牙线和牙间隙刷，做好菌斑控制，保持口腔卫生，每 6～12 个月定期检查，防止复发（文末彩图 14-2、文末彩图 14-3）。

第二节　牙周炎患者的护理

━━━━━━━━━━━━━━━━ 导入情境与思考 ━━━━━━━━━━━━━━━━

　　患者，男，52 岁，因刷牙出血 2 年余，自觉牙变长 6 个月来院就诊。无糖尿病、高血压等全身疾病。吸烟 30 年，每日 1 包。口腔卫生习惯：刷牙次数 2 次 /d，1～2min/ 次，横刷法。

　　口腔检查：发现口腔卫生差，全口牙石Ⅱ～Ⅲ度，较明显烟斑色素沉着；牙龈充血、红肿，龈缘退缩 2～3mm，全口多探诊出血。16、26 松动Ⅰ度，颊侧可探及根分叉，牙周袋深度 6～8mm。全景片示全口牙槽骨水平吸收 1/3～1/2，16、26 根分叉区阴影，伴少许根周间隙增宽。

　　请思考：

　　1. 该患者牙龈出血和自觉牙变长的原因是什么？

　　2. 可能的诊断是什么？应进行哪些辅助检查？

　　3. 该患者应该做哪些治疗，护理配合要点是什么？护士进行健康指导的重点有哪些？

　　牙龈炎症不及时治疗，则有可能发展成牙周炎。牙周炎是成年人牙丧失的首要原因，与一些全身疾病也有着重要的双向联系。2018 年牙周病新分类将牙周炎分为三类，第一类：坏死性牙周病；第二类：反映全身疾病的牙周炎；第三类：牙周炎包括慢性牙周炎和侵袭性牙周炎。本节主要介绍慢性牙周炎患者和反映全身疾病的牙周炎患者的护理以及伴有全身疾病患者牙周治疗的护理。

　　慢性牙周炎是最常见的一类牙周炎，约占牙周炎的 95%，多见于成人，偶发于青少年和儿童，无性别差异，病情进展较平稳。反映全身疾病的牙周炎是一组以牙周炎为突出表征之一的全身疾病，主要是白细胞数量和功能异常的血液疾病和遗传性疾病。

一、病因与发病机制

（一）病因

　　牙菌斑生物膜是最主要的致病因素和始动因子，牙石、牙体和牙周组织的发育异常、不良充填体和修复体、正畸矫治器等是局部促进因素。各种原因导致的牙周组织防御机制变弱、宿主免疫应答不足或过度、宿主的易感性（包括遗传因素、性激素、吸烟以及有关的系统性疾病、精神压力等）都是相关促进因素。

（二）发病机制

　　牙周致病菌附着在牙面或通过细菌的共聚作用附着在组织表面，定植在宿主口腔，口腔内的营养供其生长繁殖，致病菌能够逃避宿主防御功能。菌斑及其产物首先引发龈炎，炎症进展扩大到牙周深层支持组织，发展成为牙周炎。

二、护理评估

（一）健康史

　　了解患者年龄、性别、职业、社会经济情况、工作和生活压力情况、家庭支持情况、药物过敏史、有无传染病、家族中有无牙周炎患者等；询问女性患者是否妊娠；评估口腔卫生习惯，有无不良修复体，是否抽烟、酗酒；了解伴有全身疾病的牙周炎患者全身感染及药物使用情况、糖尿病、高血压等患者的疾病控制情况。

（二）口腔局部症状

　　1. 慢性牙周炎　临床表现为牙龈炎症、牙周袋形成、牙周附着丧失、牙槽骨吸收。可有刷牙或进食时牙龈出血、口腔异味，牙龈颜色鲜红或暗红色、质地水肿松软，探诊牙周袋深度大于 3mm 并可

Note: ✎

有探诊出血。晚期会有牙移位、倾斜，食物嵌塞，继发性殆创伤，牙根暴露，牙敏感，根面龋，急性牙周脓肿，逆行性牙髓炎等症状（文末彩图14-4）。

2. 反映全身疾病的牙周炎　①掌拓角化 - 牙周破坏综合征患者在牙齿萌出后即有深牙周袋，溢脓、口臭，牙槽骨快速吸收，牙齿脱落；②唐氏综合征患者，全口牙都有深牙周袋及炎症，下颌前牙更重，有时伴有坏死性龈炎；③糖尿病患者，牙槽骨破坏迅速，有深牙周袋形成，易出血和发生牙周脓肿；④获得性免疫缺陷综合征患者，短期内出现严重的骨吸收和附着丧失，局部可出现线形牙龈红斑、坏死性溃疡性龈炎和坏死性溃疡性牙周炎。

（三）辅助检查

1. **牙周探诊**　是牙周炎诊断中最重要的检查方法。
2. **影像学检查**　是牙周炎最关键的硬组织评价指标。
3. **实验室检查**　必要时进行血常规、血生化、骨髓穿刺等检测。
4. **其他检查**　必要时可做牙周微生物学检查、殆力计检查、基因检测等。

（四）心理 - 社会状况

牙龈出血、口臭、牙松动脱落等情况可影响患者的工作和社交，再加上牙周炎需多次复诊，治疗时疼痛，对全身疾病的担忧，易产生焦虑、恐惧和沮丧心理，增加精神压力，精神压力过大也是罹患牙周炎的危险因素。评估患者心理状况，评估患者及其家属对长期治疗有无信心、是否有较好的依从性。

三、治疗要点

1. **清除牙菌斑，控制感染，消除局部促进因素**　通过龈上洁治、龈下刮治和根面平整术清除龈上龈下牙石、菌斑和毒素；修改不良修复体、消除食物嵌塞、处理牙解剖异常、充填龋齿等。
2. **牙周手术治疗**　经过基础治疗以后 6～12 周，如果仍有 >5mm 的牙周袋，可进行牙周翻瓣手术。彻底清除牙石及肉芽组织，修整牙龈和牙槽骨外形，进行植骨或截根等，恢复牙周组织生理外形。
3. **建立平衡的殆关系**　松动牙可通过结扎固定、调殆改善咀嚼功能。通过修复治疗固定松动牙、通过正畸治疗将移位的牙复位排齐，建立合理的咬合关系。
4. **药物治疗**　局部或全身应用抗生素，但药物治疗不能取代刮治治疗。对伴有全身疾病的牙周炎患者，如掌拓角化 - 牙周破坏综合征患者需重复多疗程的口服抗生素治疗，心血管疾病、糖尿病等在进行牙周治疗和手术前后，需要给予抗生素预防和控制感染，同时应积极治疗全身疾病。
5. **拔除患牙**　有深牙周袋、过于松动的患牙应尽早拔除。
6. **疗效维护和防止复发**　指导患者做好菌斑控制，教会其正确刷牙、正确使用牙线和牙间隙刷，劝导其戒烟。口腔的健康教育要贯穿治疗全过程，督促患者定期复查。

四、伴有全身疾病的牙周病患者的牙周治疗和护理

（一）牙周炎与全身疾病和健康的关系

牙周病目前被认为可能是动脉粥样硬化、早产和低出生体重儿、类风湿关节炎、某些类型肺炎等疾病的高危因素，同时牙周病与糖尿病、慢性肾脏病、幽门螺杆菌有关的胃炎、阿尔茨海默病也存在着相互关系，牙周病产生的炎症细胞因子还会增加器官移植失败的风险。作为全身系统性炎症的可能来源，对牙周病长期有效地进行治疗，可以降低牙周感染对全身系统性疾病风险的潜在影响。

（二）伴有全身疾病的牙周病患者的牙周治疗和护理

1. **糖尿病患者的牙周治疗**　采用多次、短时、基础治疗为主的基本原则，手术治疗宜将空腹血糖控制在 6.1～7.0mmol/L 以下，糖化血红蛋白 6.5%～7.5%，护士要掌握血糖的数值，了解患者基本餐饮规律和就诊前餐饮情况等，防止低血糖的发生。
2. **心血管疾病患者的牙周治疗**　风湿性心脏病患者牙周治疗前可预防性应用抗生素；有心梗发

Note:

作和脑血管意外的患者,应在病情稳定 6 个月以后再进行牙周治疗,避免使用含肾上腺素的麻醉药;高血压患者控制收缩压在 160mmHg 以下,舒张压 100mmHg 以下,才可进行复杂治疗和手术治疗,治疗中和治疗后避免快速转换体位,防止发生直立性低血压。

3. 凝血机制异常患者的牙周治疗 对有凝血机制异常或长期服用抗凝剂的患者,术前要进行相关血液指标检查,血小板 $< 60 \times 10^9$/L 时,不宜进行龈上洁治和龈下刮治术等非手术治疗;血小板 $< 90 \times 10^9$/L 时,不宜进行牙周手术治疗。治疗前是否停用抗凝剂应咨询相关专科医生意见。

4. 传染性疾病患者的牙周治疗 对于肝炎、结核病、艾滋病等传染性疾病患者,在疾病活动期不宜做常规牙周治疗,可在标准预防下做应急处理。

5. 肿瘤患者的牙周治疗 应在评估全身耐受情况下进行牙周基础治疗,避免创伤性治疗,在放疗或化疗前应进行口腔检查和牙周干预,可以改善口腔环境,减少感染机会。

6. 器官移植患者的牙周治疗 在器官移植前进行预防性口腔检查和牙周治疗,能减少移植后并发症的发生率。器官移植患者牙周治疗前后需使用一定的抗生素控制感染。牙周的有创治疗尽量在移植完成 3 个月后病情稳定再实施。

五、牙周炎患者的护理

(一)龈下刮治术及根面平整术的护理配合

1. 治疗前准备

(1)用物准备:常规用物同本章第一节"龈上洁治术的护理配合"。另备牙周探针,超声洁牙手柄及龈下工作尖一套,手用刮治器一套。

(2)患者准备、资料准备:同本章第一节"龈上洁治术的护理配合"。

2. 治疗中配合 龈下刮治术及根面平整术的护理配合见表 14-2。

表 14-2 龈下刮治术及根面平整术的护理配合

操作流程	护士配合流程	配合要点和注意事项
1. 检查患者牙周情况	调好灯光椅位,传递牙周探针予医生,协助记录牙周检查结果	
2. 局部浸润或传导阻滞麻醉	1. 传递 0.5% 的碘伏棉签 2. 准备麻醉药物,核对无误后抽吸或安装麻醉药递予医生	检查注射器各关节是否连接紧密
3. 超声龈下刮治和根面平整	护士配合过程同本章第一节"龈上洁治术的护理配合"	同见本章第一节"龈上洁治术的护理配合"
4. 手工龈下刮治、根面平整及刮治后探查	1. 传递探针及手工龈下刮治器,准备 5/6# 刮治器(用于前牙),7/8#(用于后牙颊舌侧面),11/12#(用于后牙近中面),13/14#(用于后牙远中面) 2. 适时用无菌敷料擦净刮治器上的污物,及时用三用枪冲洗刮治区域并吸除冲洗物	注意检查刮治器是否锋利,工作端变钝的器械及时磨锐,刃口断裂器械提前更换
5. 冲洗牙周袋并放置药物	抽吸 3% 过氧化氢,固定针头,递予医生,更换生理盐水,协助吸引,冲洗完毕嘱漱口,准备相应的药物传递给医生放于牙周袋内	规范四手操作传递,拧紧冲洗针头,避免药液滴洒

3. 治疗后护理

(1)药物放置于牙周袋内后,嘱 30min 内不要刷牙、漱口、进食进水,以防药物流失。

(2)指导患者正确刷牙,有效使用牙线和牙间隙刷。

(3)吸烟患者应劝导其戒烟。

(4)督促患者治疗糖尿病等和牙周炎关系密切的全身疾病。

Note:

（二）牙周手术的护理配合

1. 治疗前准备

（1）用物准备：口腔常用检查器械，无菌牙周手术器械，无菌生理盐水，0.12% 氯己定漱口液，凡士林棉签，无菌手术衣，无菌手套，防护面罩，护目镜，指夹式脉氧仪。

（2）患者准备：手术时间较长的，提醒患者做好心理护理，取得合作；测量血压，使用指夹式脉氧仪；嘱患者用 0.12% 氯己定漱口液含漱 1min，为其口角涂布凡士林软膏。

（3）患者资料准备：实验室检查报告单，X 线片，手术知情同意书等相关资料。

（4）需做病理组织检查者，应备好标本瓶和病理申请单。

2. 治疗中配合　牙周手术的护理配合见表 14-3。

表 14-3　牙周手术的护理配合

操作流程	护士配合流程	配合要点和注意事项
1. 局部浸润麻醉或传导阻滞麻醉	见本节"龈下刮治术及根面平整术的护理配合"	
2. 术区消毒（口外消毒、口内消毒）	75% 乙醇棉球顺时针方向消毒口腔周围皮肤。传递 0.5% 碘伏棉球消毒口内手术区域	消毒液使用量适宜，避免滴落流淌
3. 医生和器械护士进行外科手卫生、穿手术衣、戴无菌手套	巡回护士协助医生和器械护士穿无菌手术衣	
4. 铺无菌器械台	巡回护士协助铺无菌巾、无菌孔巾，连接无菌吸引器管，器械护士按手术顺序，分类摆放器械	选择近手术区较宽敞区域铺置无菌器械台；术前器械护士和巡回护士核对手术物品
5. 根据所做手术种类及手术设计进行相应的切口。根据切口位置，翻瓣后清除肉芽组织及根面上残留的牙石、清创。骨切除及骨修整，植骨，修整牙龈。如进行牙龈切除术，需标定切口位置、清创、修整牙龈	1. 打开适用手术刀片安装于刀柄 2. 传递牙周探针或印记镊。传递安装好龈切刀片的万向刀柄。传递刮治器，根据需要传递其他手术器械 3. 用无菌纱布接取切除的骨组织，及时擦净器械上的血迹、吸干净术区渗血。巡回护士核对骨粉名称、型号、有效期后，倒入无菌小药杯	护士要熟悉手术情况和器械的性能，备齐手术器械，并了解医生对各种器械的使用习惯 术中、术后观察患者反应，全程监测生命体征，关注四肢温度等 术中严格执行无菌操作，及时添加敷料、器械等并即刻清点，添加物品时避免污染手术台面 术中吸引时，吸唾器避免紧贴手术区域，至少离开创口 1cm，以防吸走自体骨或骨替代材料等 手术全程体现人文关怀，必要时安慰患者，减轻其不适 缝合前器械护士和巡回护士再次核对手术物品
6. 缝合	传递夹持好缝针缝线的持针器，传递缝合镊，协助剪线	
7. 放置牙周塞治剂	巡回护士根据手术区域大小调拌塞治剂，将塞治剂塑形成扁平状，无菌生理盐水中浸过后传递，传递湿的小棉球	调拌牙周塞治剂时注意无菌操作
8. 切除组织送检	巡回护士将活检组织完全浸泡在标本保存液体中，填好标签与病理申请单送检	标本与医生核对无误后方可送检

3. 治疗后护理

（1）手术后 2h 内勿漱口，勿进食、进水。

（2）保持口腔卫生，手术当天即可刷牙，但不刷术区。

Note:

（3）0.12%氯己定漱口液含漱，每天 2 次。手术当天即可进软食，勿用手术区的牙齿。

（4）术后数天内可有少许疼痛、肿胀，遵医嘱可服用止痛药，术后 24h 内手术侧面部间断冷敷。

（5）术后第 5～7d 拆线，植骨术术后 10～14d 拆线。

（三）松动牙固定术的护理配合（前牙强力固位纤维夹板固定）

1. 治疗前准备

（1）用物准备：口腔常用检查器械一套，开口器，橡皮障隔离用物，小剪刀，水门汀充填器，强力固位纤维，光固化灯，牙科小毛刷，酸蚀剂，粘接剂，流动性树脂，无菌敷料，凡士林棉签，防护面罩，护目镜。

（2）患者准备、资料准备：见本章第一节"龈上洁治术的护理配合"。

2. 治疗中配合　松动牙固定术的护理配合见表 14-4。

表 14-4　松动牙固定术的护理配合

操作流程	护士配合流程	配合要点和注意事项
1. 放置橡皮障	传递开口器，协助医生放置开口器和橡皮障	
2. 酸蚀患牙，干燥牙面	1. 传递酸蚀剂 2. 传递三用枪，协助医生大量用水冲洗，及时吸净冲洗液，用三用枪吹拂干燥牙面	规范四手操作传递，拧紧酸蚀剂针头，避免材料滴洒、器械跌落 正确放置吸唾器，避免触及软腭等敏感部位；避免紧贴在治疗区域，至少离开治疗牙位 1cm；及时有效吸引，吸引动作应轻柔
3. 涂粘接剂后用光固化灯照射 20～30s	1. 粘接剂递予医生，待涂布全部牙面后，递光固化灯 2. 剪取合适长度的固位纤维	使用光固化灯光照时注意保护患者眼睛
4. 放置固位纤维于牙面	递予流动性树脂，待涂布到牙面后，用镊子夹取纤维带，协助放置在相应牙面上，传递光固化灯	固位纤维必须用镊子夹取，避免沾染上唾液、水雾等
5. 在固位纤维表面添加流动性树脂至完全覆盖纤维，用光固化灯再次照射，固定完成（图 14-5）	再次传递流动性树脂，待医生将树脂涂布在固位纤维表面，传递光固化灯	
6. 卸除橡皮障	协助卸除橡皮障，取出开口器	
7. 调𬌗、修整外形、抛光	1. 传递装好金刚砂钻针的高速手机，吸净冷却水 2. 传递咬合纸，将抛光轮安装在低速手机上，蘸取抛光膏，协助吸引	

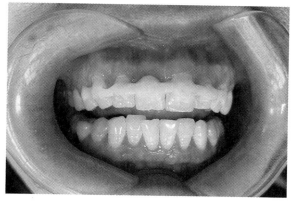

图 14-5　固位完成

3. 治疗后护理

（1）指导患者正确刷牙，正确有效地使用牙线和牙间隙刷清洁固定牙的邻面及夹板，保持口腔卫生。

（2）嘱患者勿用患牙啃咬硬物。

（3）定期复查。

（吴红梅）

思 考 题

---

1. 徐先生，58岁，因左上后牙牙龈肿痛半月余来院就诊，诊断为牙周炎，26牙周脓肿。给予26切开排脓，冲洗上药，全口牙周基础治疗。请问，该患者相关治疗的护理配合要点有哪些？并请给予相应的牙周健康指导。

2. 伴全身疾病的牙周病患者牙周治疗的注意事项有哪些？

第十五章

儿童口腔疾病患儿的护理

15章 数字内容

学 习 目 标

知识目标：

1. 掌握龋病患儿的护理配合流程；牙髓切断术治疗的护理配合流程。

2. 熟悉牙外伤患儿的护理要点。

3. 了解年轻恒牙牙髓病和根尖周病的治疗要点。

能力目标：

1. 能够对年轻恒牙牙髓病和根尖周病患儿进行正确评估。

2. 能够对牙外伤患儿进行正确护理评估，能配合医生根据治疗方法准备治疗用物。

素质目标：

1. 能够与患儿及家长建立良好沟通，减轻紧张与焦虑情绪。

2. 能够以患儿为中心，细心、耐心与患儿沟通，鼓励其配合完成治疗。

第一节 龋病患儿的护理

------------ 导入情境与思考 ------------

患儿,男,5 岁,主诉最近在进食冷、热、酸、甜的食物时常常感觉左侧上牙酸痛。非进食时间没有不适感。为解决进食不适感前来医院就诊。

检查可见 65 龋洞,探诊敏感。X 线显示龋坏已经达到牙本质浅层,根尖周未见异常。

请思考:

1. 患儿的诊断可能是什么?

2. 对患儿可能采取的治疗方法是什么?为什么?

3. 治疗过程中有哪些配合要点?

龋病是一种儿童常见的口腔疾病。由于儿童牙齿的解剖结构特点和饮食习惯以及口腔保健不完善等因素,儿童龋病的患病率呈上升趋势。第四次全国口腔流行病学调查结果显示:5 岁儿童乳牙患龋率为 71.9%,12 岁儿童恒牙患龋率为 38.5%,均比 10 年前明显上升。儿童龋病的发生不仅影响其咀嚼功能、恒牙及恒牙列的发育,更有可能影响到儿童全身的营养和发育,以及正确的发音、美观,给儿童心理发育造成影响。因此,儿童龋病的预防以及早期治疗是关注的重点。

一、病因与发病机制

(一)病因

儿童龋病是在细菌、食物、宿主和时间四个因素共同作用下形成的。

1. 细菌 口腔中最主要的致龋菌是变形链球菌。致龋菌黏附在牙齿表面,参与牙菌斑的形成,同时口腔内的糖类经致龋菌代谢产生乳酸、乙酸等有机酸。在酸的作用下,牙体硬组织被破坏,形成龋洞。研究表明,变形链球菌在刚出生婴儿口腔内并不存在,主要从母亲的口腔传入并定植,定植越早,患龋率就越高。因此,减少母亲口腔中变形链球菌的数量及采取正确的喂养方式是减少儿童口腔中变形链球菌的主要途径。

2. 食物 食物与龋病的发生密切相关,其中蔗糖被认为具有最强的致龋性。因其易被致龋菌分解,代谢过程中产生的有机酸直接作用于牙面;另一方面形成黏性多糖类黏附于牙面,成为菌斑形成的基质。儿童喜好零食、甜品等含糖量高的饮食,软质食物黏附性强,增加了患龋的风险。其中含糖饮料对牙的危害最大。

3. 宿主 主要影响因素是指牙齿自身的形态、结构、矿化、排列等情况,特别是牙对龋病的敏感性或抗龋能力。乳牙刚刚萌出时釉质矿化尚不完全,抗酸能力差。大约需要 2 年才能矿化完全,此阶段是龋病的高发阶段。另外,牙排列不齐使牙在咀嚼过程中不易自洁;佩戴矫治器、保持器时,儿童不易保持良好的口腔卫生,增加了患龋风险。宿主的另一个影响因素是唾液的分泌。唾液对维持口腔正常 pH 值,保持牙面完整性,促进牙的再矿化有着重要作用。唾液分泌不足,自洁能力下降也是易患龋的因素之一。

4. 时间 牙齿在前三个因素的作用前提下,局部的酸或致龋物质积聚到一定浓度并维持足够的时间才能够发生龋坏。

(二)发病机制

龋病的发生是牙齿对菌斑及其酸性代谢产物的反应,主要变化是牙体硬组织脱矿,早期为表层下釉质脱矿,临床可见牙面白垩色改变。继续发展,表层下脱矿继续扩大,随着咀嚼食物时的撞击、唾液的冲洗,最终组织表面崩塌而形成龋洞。

二、护理评估

（一）健康史

了解患儿过敏史、家族史，全身性疾病；询问患儿口腔卫生及饮食习惯，有无睡前吃甜食的嗜好；日常饮食中含糖食品的摄入量。

（二）口腔局部症状

龋病造成牙体硬组织的色、形、质的改变。早期龋坏表面呈"白垩色"改变，进一步发展可以呈黄褐色或黑色。龋齿造成牙齿不同程度的缺损和感觉变化：浅龋缺损只限于牙釉质或牙骨质；中龋缺损已进展到牙本质浅层，形成龋洞，对冷、热、酸、甜等刺激较为敏感；发展到牙本质深层时为深龋，口内可看见较深的龋洞，由于深龋病变接近牙髓，所以对温度变化及化学刺激敏感，食物嵌入时发生疼痛，探查龋洞时感觉酸痛。

（三）辅助检查

1. X 线检查　用于发现邻面龋并能了解龋坏的范围。

2. 牙髓温度测试　利用牙对冷、热刺激的反应来协助确定牙髓的状态。低龄儿童或配合度差的儿童，为避免局部烫伤，常采用冷测法。

3. 龋损组织化学检测　龋蚀检知液等可以使变性的胶原蛋白或细菌着色，以指导去除龋坏腐质。

（四）心理-社会状况

龋病病程缓慢，不易受到重视。出现龋损或敏感症状后，因担心龋病的进一步发展，迫切要求解除龋病带来的不适症状和对进食的影响。家长担心孩子年龄小，不能顺利完成治疗，以及由于自身的不良就诊史，出现恐惧和焦虑情绪。

三、治疗要点

龋病的治疗要点是根据牙体硬组织缺损程度采取不同的治疗方法。对于早期釉质龋可以通过药物促进再矿化。当牙体组织破坏形成龋洞时，常采用复合树脂修复粘接术或玻璃离子水门汀充填修复缺损，防止牙体继续被破坏。对于乳牙大面积缺损的情况，可以通过预成的不锈钢全冠（stainless steel crown）进行修复。

四、儿童龋病治疗的护理配合

（一）复合树脂修复粘接术治疗的护理配合

儿童龋病复合树脂修复粘接治疗同成人，详见第十三章第一节"龋病患者的护理"。

（二）不锈钢全冠修复治疗的护理配合

1. 治疗前用物准备

（1）常规用物：一次性口腔器械盒（口镜、镊子、探针、治疗巾）、三用枪头、吸引器管、护目镜、漱口杯、凡士林棉签。

（2）局部麻醉用物：口腔无痛麻醉注射仪、带针手柄、碘伏棉签、表面麻醉膏。

（3）橡皮障隔离用物：橡皮障夹、橡皮障夹钳、打孔器、橡皮障支架、橡皮布、牙线。

（4）不锈钢预成全冠修复用物：低速直牙科手机、牙体预备用金刚砂钻针、金属磨石、不锈钢预成全冠、金冠弯剪、持针器、污物杯、邻面成形钳、咬合纸、抛光钻针。

（5）冠粘接用物：玻璃离子水门汀粉和液、专用量勺、调拌板、调拌刀、75% 乙醇棉球、牙线。

2. 治疗中的护理配合　见表 15-1。

表 15-1 不锈钢全冠修复治疗的护理配合

操作流程	护士配合流程	配合要点和注意事项
1. 向家长交代治疗方案	凡士林棉签润滑口角,防止口镜牵拉造成疼痛	
2. 局部麻醉(根据需要)	1. 做好患儿心理护理,减轻焦虑 2. 调整椅位为平卧位 3. 安装注射针头,确认/调整注射模式后递予医生	用儿童理解的用词解释治疗的目的、流程 调整椅位前要告知患儿,避免突然移动造成紧张 局部麻醉时注意对身体的制动(图 15-1)
3. 安装橡皮障	根据牙位选择橡皮障夹并协助安装	橡皮障在冠试戴前需要拆除
4. 牙体预备	1. 安装牙体预备用金刚砂钻针递予医生 2. 及时吸除患儿口内的唾液、水及碎屑,保持视野清晰	因儿童口腔可操作空间小,易动等特点,吸唾时应动作轻柔。配合过程中轻挡舌体,避免误伤
5. 选择合适的预成冠	协助医生选择号码合适的预成冠备用	如果对侧同牙位做过冠修复治疗,可参照病历上的冠号码 试戴后不合适的冠重新灭菌备用
6. 冠边缘修整	试戴预成冠,将金冠弯剪递予医生进行边缘修剪	冠体积小,口内试戴拿取过程中注意防止误吞误吸 修剪过程中用污物杯接住掉下的碎屑,并避免碎屑溅入患儿眼睛
7. 修整冠的外形	将邻面成形钳递予医生	
8. 咬合调整,边缘抛光	将咬合纸递予医生,安装钻针调整咬合高点,调整后对冠边缘进行抛光	抛光过程中用强力吸引器吸走磨下的碎屑
9. 预成冠粘接	1. 用 75% 乙醇小棉球清洁预成冠内壁和牙齿,三用枪吹干 2. 调拌合格的粘接材料,沿冠的边缘流入,均匀涂布一薄层(图 15-2) 3. 冠递予医生,协助隔湿 4. 传递探针及牙线,去除冠边缘及邻面的多余粘接材料	根据预成冠的颊侧标识,确定正确的传递方向,方便医生操作 及时清除探针上的粘接材料

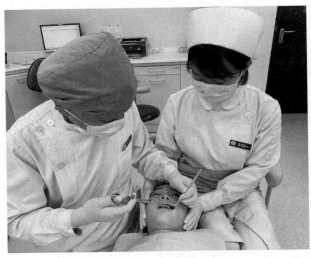

图 15-1 协助制动患儿

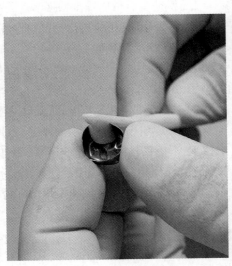

图 15-2 沿冠边缘放入粘接材料

Note:

3. 治疗后护理

（1）协助医生拆除橡皮障，正确处理用物，整理诊疗单元并进行物品表面消毒。

（2）告知患儿及家长局部麻醉注射后的注意事项，防止唇咬伤。

（3）嘱患儿及家长定期复查，如有不适随诊。

（4）进行口腔自我保健宣教，培养患儿良好的口腔卫生习惯，减少龋病发生。

第二节　年轻恒牙牙髓病和根尖周病患儿的护理

────────────────── 导入情境与思考 ──────────────────

　　患儿，女，8岁，主诉右侧下颌牙近期疼痛，口服"消炎药"后疼痛缓解，但牙床上长出一个"小包"，感觉牙有轻微松动。担心症状进一步加重，前来就诊。

　　检查可见46深龋，右下颊侧牙龈可见瘘管。X线可见龋坏深及牙髓，根周膜增宽，根周可见炎症吸收，根尖孔呈喇叭口状。

　　请思考：

　　1. 患儿的诊断可能是什么？

　　2. 医生可能为患儿采取的治疗方法是什么？为什么？

　　3. 治疗过程中有哪些配合要点？

──

　　牙髓病（pulp disease）是发生在牙髓组织的一系列疾病，其中牙髓炎最为常见。根尖周病是发生在根尖周组织的炎症性疾病，多因牙髓炎继发而成，两种疾病的结果均可造成牙髓组织的摘除。恒牙一般在牙根形成2/3左右时开始萌出到口腔，此时牙根未发育完成，根尖孔呈喇叭口状，这种形态和结构尚未完全形成和成熟的恒牙称为年轻恒牙（young permanent teeth）。如果此阶段因牙髓病或根尖周病造成牙髓组织丧失，年轻恒牙的牙根则停止发育，牙根短而开放，可能造成牙齿早失。因此，年轻恒牙发生牙髓病和根尖周病应尽量保存部分健康牙髓。年轻恒牙的牙髓血管丰富，修复能力和抗病能力较强，有利于控制感染和消除炎症，这为保存活髓提供了生理基础。如不能保存活髓时，也应尽可能保存根部的牙乳头，促进牙根的继续发育。

一、病因与发病机制

（一）病因

　　1. 深龋、牙隐裂、畸形中央尖折断等牙体硬组织疾病均可引发牙髓炎。其中龋坏组织中的细菌侵犯牙髓引起感染是最常见的原因。细菌可以通过暴露于口腔中的牙本质小管进入牙髓，也可从暴露的牙髓直接侵入。

　　2. 体育运动、意外事故造成的牙外伤，慢性殆创伤也可导致牙髓炎的发生。

　　3. 诊疗过程中的机械预备、根充材料的超充等机械刺激也可造成根尖周组织的炎症反应。

（二）发病机制

　　年轻恒牙硬组织薄、矿化度低、渗透性强等特点，使龋坏较快发展为牙髓病或根尖周病。根尖孔呈开放的喇叭口状，在牙髓出现慢性炎症的时候容易波及根尖周组织。细菌产生的有害物质直接破坏组织细胞，也可以引发非特异性的炎症反应和特异性的免疫反应，间接导致组织损伤。

二、护理评估

（一）健康史

　　了解患儿过敏史、家族史、全身性疾病史；询问患儿口腔卫生及饮食习惯；是否有牙疼史，如有疼痛，询问疼痛的性质（钝痛／隐痛／跳痛等）和程度、疼痛的部位、时间、诱发及加重因素（如咬合）、疼痛与冷、热刺激是否有关。

（二）口腔局部症状

患儿牙体硬组织可见缺损，如龋洞、畸形中央尖折断、牙外伤等；部分可见露髓孔。局部可见牙龈肿胀、瘘管；牙冠颜色可有改变；患儿可出现自发痛或激惹性疼痛，牙齿叩痛，松动度增大。

（三）辅助检查

1. X线检查   可借助根尖片观察龋洞与髓腔的关系，观察牙根发育情况，了解根尖周组织的病变范围。

2. 牙髓温度测验   主要用热测法对年轻恒牙的牙髓状态进行判断。一般不用牙髓活力电测法，因年轻恒牙根尖孔尚未发育完成，不能形成根尖部的高电阻回路。

3. 激光多普勒流量法   可作为年轻恒牙牙髓活力判断的客观依据。

4. 牙齿松动度检查   有助于判断牙髓状态。

（四）心理 - 社会状况

1. 牙髓炎、根尖周炎会引起不同程度的疼痛，患儿及家长一方面迫切要求治疗以解决病痛，另一方面担心治疗过程中的疼痛，产生恐惧和焦虑的心理。

2. 治疗过程相对较长，短时间内需要来院多次，家长可能存在就医困难的情况，在可调整范围内与家长沟通最佳复诊时间，保证治疗的完整性。

3. 年轻恒牙牙髓炎和根尖周炎的预后存在不确定性，导致家长担心，需耐心讲解治疗计划和预后可能。

三、治疗要点

年轻恒牙牙髓病和根尖周病的基本治疗原则是尽量保存活髓，促进牙根继续发育完成。临床上根据牙髓感染和年轻恒牙牙根发育程度选择不同的治疗方法。

1. 牙髓切断术（pulpotomy）   用于牙髓感染仅限于冠髓而根髓尚未受到侵犯的冠髓炎，去除感染的冠髓组织，保留未感染的根髓，以盖髓剂覆盖于牙髓断面，保留正常根髓的治疗方法。常用于年轻恒牙龋源性露髓或外伤性露髓。

2. 根尖诱导成形术（apexification）   用于年轻恒牙发生牙髓严重病变或根尖周炎时，在控制感染的基础上，通过根管内充填药物（常用氢氧化钙）的方法诱导牙根继续发育的治疗方法。通过根尖诱导成形术治疗的牙根不能形成继发牙本质，根管壁薄，成年后有发生根折的风险。

3. 牙髓再血管化治疗（pulp revascularization）   是在干细胞研究发展的基础上，采用根尖引血的方法将残留在根尖周的根尖牙乳头干细胞及血管周的牙源性干细胞引入髓腔，诱导分化成具有牙本质功能的牙髓细胞，并形成牙髓 - 牙本质复合体，最终使失去牙髓的年轻恒牙通过牙髓组织再生，完成牙齿正常发育的治疗方法。目前，牙髓再血管化治疗是替代根尖诱导成形术的一种选择。

四、年轻恒牙牙髓病和根尖周病患儿治疗的护理配合

（一）牙髓切断术的护理配合

1. 治疗前用物准备

（1）常规用物、局部麻醉用物和橡皮障隔离用物：同本章第一节"龋病患儿的护理"。

（2）牙髓切断术无菌用物：口镜、镊子、探针、挖匙、水门汀充填器、银汞充填器、树脂雕刻刀、调拌板、敷料。

（3）其他材料用物：各型钻针、无菌生理盐水、5ml冲洗器、无菌手套、盖髓剂、暂封材料、充填用物。

2. 治疗中的护理配合   见表 15-2。

Note：

表 15-2　牙髓切断术的护理配合

操作流程	护士配合流程	配合要点和注意事项
1. 交代治疗方案,签署知情同意书	备好知情同意书,做好患儿及家长的心理护理,减轻焦虑和紧张情绪	
2. 局部麻醉	同"不锈钢全冠修复治疗的护理配合"	同"不锈钢全冠修复治疗的护理配合"
3. 安装橡皮障	根据牙位选择橡皮障夹并协助安装	
4. 去净腐质,制备洞形	协助吸唾,随时保持视野的清晰	吸唾时动作轻柔
5. 开髓揭髓顶,切除冠髓,保留根髓	1. 更换无菌牙科手机、钻针,更换强力吸引器管,准备牙髓切断用物 2. 冲洗器抽吸生理盐水备用 3. 协助吸除唾液或冲洗液,保持视野清晰	配合中避免器械污染;用于去除冠髓的挖匙要锋利,避免损伤剩余牙髓或将根髓牵出 髓腔冲洗过程中及时补充生理盐水
6. 根髓断面放置盖髓剂,暂封材料覆盖,玻璃离子垫底	1. 准备合格的盖髓剂递予医生 2. 传递暂封材料 3. 调拌垫底用玻璃离子水门汀并递予医生	MTA 调拌注意事项: 调拌后易干易散,需现用现调;材料拆开包装后应密封保存,避免受潮;材料放入髓腔后,传递一个潮湿小棉球,促进材料硬固
7. 树脂充填	同第十三章第一节"复合树脂直接粘接修复治疗的护理配合"	

3. 治疗后护理

（1）和（2）同本章第一节"不锈钢全冠修复治疗"治疗后护理。

（3）术后可能出现的咬合不适,一般在 1～2d 内消除,如果出现严重咬合痛和自发痛,随时就诊。

（二）根尖诱导成形术治疗的护理配合

1. 治疗前准备

（1）常规用物和局部麻醉用物准备:同本章第一节"龋病患儿的护理"。

（2）橡皮障隔离用物:见第五章第二节"术野隔离技术"。

（3）根尖诱导成形术用物

1）去除根管内感染物质用物:各型钻针、拔髓针、髓针柄、挖匙、根管锉、5ml 冲洗器、冲洗液（常用 1.25%～5.25% 的次氯酸钠）、超声手柄及荡洗针、超声手柄扳手。

2）根管封药用物:消毒棉捻（吸潮纸尖）、根管消毒药物、螺旋输送器、根管充填药物（常用氢氧化钙制剂）、暂封材料、玻璃离子水门汀。

（4）树脂充填用物:详见第十三章第一节"龋病患者的护理"。

2. 治疗中的护理配合　根尖诱导成形术需分两次完成。第一次主要去除根管内感染物质,导入根管消毒药物,封闭根管口;第二次导入根管诱导药物,配合见表 15-3。

表 15-3　根尖诱导成形术治疗的护理配合

操作流程	护士配合流程	配合要点和注意事项
第一次:去除根管内感染物质,导入根管消毒药物,封闭根管口		
1. 交代治疗方案,签署知情同意书	备好知情同意书,做好患儿及家长的心理护理,减轻焦虑和紧张情绪	
2. 局部麻醉	同"不锈钢全冠修复治疗的护理配合"	同"不锈钢全冠修复治疗的护理配合"
3. 安装橡皮障	同"不锈钢全冠修复治疗的护理配合"	

续表

操作流程	护士配合流程	配合要点和注意事项
4. 去腐,揭髓顶,暴露根管口,确定根管数目及工作长度,拔髓	1. 去腐过程中协助吸除唾液及冷却水,保持术野清晰 2. 传递拔髓针予医生进行拔髓 3. 协助记录根管数量及长度	吸唾动作轻柔 根据医生需要,提前将拔髓针安装在髓针柄上,拔髓后及时清除拔髓针上的残髓
5. 去除根管内感染物质	1. 传递根管锉 2. 抽取冲洗液递予医生,冲洗根管时,及时吸去冲洗液	将根管锉放置在清洁台上传递给医生,避免针刺伤发生 冲洗过程中及时补充冲洗液
6. 洗涤、干燥根管	1. 安装超声荡洗针并确认合适的功率递予医生进行根管荡洗,协助吸唾 2. 传递消毒棉捻或吸潮纸尖,干燥根管	根管荡洗的功率一般调节至3～5W 超声根管荡洗针不能在体外空踩
7. 导入根管消毒药物,封闭根管口	1. 准备根管消毒药物,安装螺旋输送器,协助医生将药物导入根管 2. 传递适量的暂封材料 3. 预约患儿1～2周后复诊	

第二次:导入根尖诱导药物

操作流程	护士配合流程	配合要点和注意事项
8. 去除暂封材料,冲洗根管	1. 传递挖匙,协助医生去除暂封材料 2. 准备冲洗剂递予医生,及时吸走冲洗剂,保持视野清晰	
9. 干燥根管,导入根尖诱导成形药物,封闭根管口,垫底,树脂充填	1. 传递消毒棉捻或吸潮纸尖 2. 安装螺旋输送器,传递根尖诱导成形药物,协助根管内充填,传递无菌棉球蘸去多余的药物 3. 传递充填器及暂封材料封闭根管口 4. 调拌垫底玻璃离子水门汀,协助完成树脂充填 5. 预约患儿复诊时间	

3. 治疗后护理

(1)和(2)同本章第一节"不锈钢全冠修复治疗"治疗后护理。

(3)嘱患儿及家长遵医嘱按时复诊。

(4)口腔卫生宣教。

(三)牙髓再血管化治疗的护理配合

1. 治疗前用物准备

(1)常规用物:同本章第一节"龋病患儿的护理"。

(2)局部麻醉:同本章第一节"龋病患儿的护理"。

(3)橡皮障隔离用物:详见第五章第二节"术野隔离技术"。

(4)根管消毒物品:生理盐水、1.5%次氯酸钠、乙二胺四乙酸(EDTA)、5ml冲洗器、灭菌棉捻。

(5)根管封药用物:三联抗生素糊剂(甲硝唑、米诺环素、环丙沙星)或氢氧化钙糊剂、螺旋输送器、水门汀充填器、挖匙、调拌刀、调拌板、MTA、灭菌40#K型根管锉。

(6)暂封材料及树脂充填用物:详见第十三章第一节"龋病患者的护理"。

2. 治疗中的护理配合
牙髓再血管化治疗通常需两次就诊。第一次就诊主要去除根管内感染物质,根管消毒;第二次就诊时在判断根管内炎症消除后(如未消除,再次根管封药进行消毒),将根

Note:

尖孔周围血液引入根管后，封闭根管口，并进行树脂充填，配合见表 15-4。

表 15-4　牙髓再血管化治疗的护理配合

操作流程	护士配合流程	配合要点和注意事项
第一次就诊：去除根管内感染物质，根管消毒		
1. 向家长交代治疗方案，签署知情同意书	备好知情同意书，做好患儿及家长的心理护理，减轻焦虑和紧张情绪	
2. 局部麻醉后安装橡皮障	同"不锈钢全冠修复治疗的护理配合"	同"不锈钢全冠修复治疗的护理配合"
3. 去净腐质、揭开髓顶	去腐过程中协助吸唾，保持术野清晰，及时调整光源	
4. 冲洗根管	冲洗器中分别抽取 1.5% 次氯酸钠和生理盐水，先后递予医生，将强力吸引器管置于患牙下方，协助吸除唾液和冲洗液	使用两种及以上冲洗液时需明确标识，避免混淆使用；次氯酸钠有较强腐蚀性，注意勿滴于患儿皮肤、黏膜及衣物上
5. 根管消毒	1. 传递灭菌棉捻，协助医生擦干根管 2. 安装螺旋输送器，调拌三联抗生素糊剂递予医生 3. 传递暂封材料进行暂封	三联抗生素糊剂调拌比例为 1:1:1
6. 预约复诊时间		一般间隔 1~4 周
第二次就诊：刺破根尖孔周围血管，将血液引入根管内		
7. 局部麻醉，安装橡皮障	准备不含肾上腺素的局部麻醉药物，协助安装橡皮障	肾上腺素可使局部血管收缩，造成引血失败
8. 再次根管消毒	冲洗器中抽取 EDTA 递予医生，协助吸唾	
9. 根管内引血，封闭根管口	1. 传递无菌 40#K 型根管锉进行引血 2. 无菌条件下调拌 MTA，准备无菌的湿棉球放置在 MTA 上 3. 传递适量暂封剂进行暂封	
10. 树脂充填	1~2d 后在硬固的 MTA 上方行树脂粘接修复术，护理配合同第十三章第一节"复合树脂直接粘接修复治疗的护理配合"	

3. 治疗后护理

（1）和（2）同本章第一节"不锈钢全冠修复治"治疗后护理。

（3）嘱患儿及家长定期复查，一般在术后 3、6、18、24 个月进行复查。

（4）口腔卫生宣教。

第三节　牙外伤患儿的护理

牙外伤（dental trauma）是指牙受到急剧创伤，特别是打击或撞击所引起的牙体、牙髓和牙周组织损伤。乳牙外伤多发生在 1~2 岁儿童，约占乳牙外伤的 1/2。乳牙牙槽骨较薄，外伤常造成牙移位，主要表现为嵌入、脱出、唇舌侧移位及不完全脱出等。年轻恒牙外伤多发生于 7~9 岁，占恒牙外伤的 50%~70%，发生率高于乳牙。恒牙外伤牙折断较常见，最易发生外伤的是上颌中切牙。

一、病因

牙外伤是因突然施加到牙上的机械力造成的损伤。与外力的性质、大小、速度和作用方向有关。

Note:

前牙外伤多因为直接外力造成；前磨牙和磨牙外伤多因为间接外力造成，如下牙撞击上牙；较轻的外力易造成牙周膜的损伤，较重的外力易造成牙的全脱出；高速的外力易造成牙冠折断，低速的外力易造成牙周组织损伤。

二、护理评估

（一）健康史

询问外伤史，受伤部位、出血情况；评估患儿的生命体征是否正常，有无头晕、恶心、呕吐和短暂的意识丧失、胸闷、憋气、肢体运动障碍等情况。了解患儿过敏史、家族史、全身性疾病史。

（二）口腔局部症状

口腔的局部症状根据外伤类型的不同而不同。

1. 牙震荡　主要是牙周支持组织损伤，牙无异常松动或移位，可伴有或不伴有牙体组织缺损。患儿出现牙齿酸痛，上下牙咬合时不适，可有叩痛。牙髓组织损伤后可表现为充血，远期可表现为牙髓钙变、牙吸收等。

2. 牙冠折断　涉及切角或切缘折断，没有暴露牙本质时，一般无自觉症状。如有牙本质暴露则出现冷、热刺激痛。牙冠折断露髓后出现冷、热刺激痛，触痛明显，甚至影响进食。

3. 牙根折断　表现为牙松动、咬合痛和叩痛，牙冠稍显伸长，有咬合创伤。

4. 冠根折断　可分为横折和纵劈两种情况。横折在临床较多见，因牙髓和牙龈受到创伤，出现疼痛和出血的症状。

5. 牙挫入　患牙比相邻牙短，一般不松动，如伴有牙槽骨骨折可有松动表现。

6. 牙侧向移位或脱出移位　牙常偏离原牙长轴，牙可能有伸长，与对颌牙常有咬合创伤。根据牙移位方向和脱出程度不同，发生不同程度的牙松动。

（三）辅助检查

1. X线检查　可借助X线片检查牙根、牙槽骨的损伤和年轻恒牙牙根的发育情况，乳牙与继承恒牙的位置关系。如果是陈旧外伤，观察牙根有无吸收及吸收的程度。

2. CBCT检查　辅助诊断复杂性牙外伤及其支持组织损伤。

3. 牙髓活力测验　包括牙髓温度测验和牙髓电感觉测验。正常牙髓对温度和电流的刺激有一定的耐受量。外伤初期牙髓可能处于"休克"状态，检查无任何反应，大多数在受伤后3个月内恢复反应。牙髓电感应测验不适用于乳牙及年轻恒牙，临床上常用温度感应测验法，分为冷感应测试法和热感应测试法，但热感应测试法不适用于低龄和不合作儿童，避免发生烫伤。

（四）心理-社会状况

1. 牙外伤常为突发事件，外伤的同时患儿常伴有身体其他方面的损伤，患儿及家长就诊时常伴有恐惧不安的心理。

2. 乳牙外伤后可能影响继承恒牙的发育和萌出方向，年轻恒牙外伤后可能会影响牙根的继续发育，恒牙外伤后可能会出现牙髓的慢性坏死等结果的不确定性，使患儿及家长出现焦虑心理。

3. 因外伤多见于前牙，患儿及家长对牙齿的美观效果要求高。

三、治疗要点

牙外伤的治疗依据外伤程度的不同而不同。

（一）恒牙牙折断

1. 釉质裂纹及釉质折断　采取粘接剂粘接或抛光的方法处理。

2. 牙震荡　定期观察牙髓状态并进行对症治疗。

3. 牙冠折　冠折未露髓的情况下采取树脂外形修复治疗，如果断冠边缘整齐，保存完好，可行断冠粘接术。年轻恒牙发生冠折露髓早期，采取牙髓切断术后处理同冠折未露髓；发育完成的恒牙

Note:

发生冠折露髓行根管治疗术后处理同冠折未露髓。

4. 牙根折　视牙根折断位置进行相应治疗，如复位、固定及牙髓治疗或拔除。

5. 冠根折　复杂冠根折需要在复位固定术后视折断线位置及牙齿发育状况进行相应治疗，如牙髓切断术等。

（二）恒牙脱出性损伤

1. 牙脱位　脱位有不同的程度，包括亚脱位、半脱出及侧方移位。治疗方法需视松动程度决定是否需要进行复位固定并观察牙髓状态。

2. 牙挫入　观察是否有自行萌出可能，必要时采取正畸牵引、根管治疗等处理。

3. 牙全脱出　一般采取牙再植术。

（三）乳牙外伤

总的治疗原则是将对继承恒牙生长发育的影响降到最低。一般根据外伤的程度采取观察、根管治疗、拔除等方法。

四、牙外伤患儿治疗的护理配合

（一）断冠粘接术的护理配合

1. 治疗前用物准备

（1）常规用物：同本章第一节"龋病患儿的护理"。

（2）局部麻醉：同本章第一节"龋病患儿的护理"。

（3）橡皮障隔离用物：详见第五章第二节"术野隔离技术"。

（4）断冠粘接用物：各型钻针、酸蚀剂、树脂粘接剂、前牙美学树脂、光固化流动树脂、邻面砂条、精细抛光钻针。

2. 治疗中的护理配合　见表 15-5。

表 15-5　断冠粘接术的护理配合

操作流程	护士配合流程	配合要点和注意事项
1. 交代治疗方案，签署知情同意书	备好知情同意书；做好患儿及家长的心理护理，减轻焦虑和紧张情绪	如非即刻进行断冠粘接，需将断冠保存在 4℃ 生理盐水中，每 3d 更换 1 次。断冠干燥时间过长会出现脱水，影响强度和色泽
2. 局部麻醉，安装橡皮障	协助安装橡皮障	操作多见于前牙。前牙断冠粘接时常用楔线固定橡皮布，根据需要做好准备
3. 牙体及断冠预备	安装钻针，协助吸唾，保持术野清晰	
4. 断冠粘接	1. 传递酸蚀剂，协助分别酸蚀断冠及剩余牙冠接触面，冲洗，吸除冷却水 2. 传递粘接剂进行涂布断面 3. 传递光固化流动树脂，断面对位后协助固化	断冠体积小，在协助进行断面处理时注意防止意外掉落 粘接过程中协助断面对位，光固化过程中避免触碰断冠而引起移位
5. 预备折断线附近的洞斜面	及时吸引，保持术野清晰	
6. 树脂修复	1. 传递酸蚀剂，冲洗时协助吸唾 2. 传递粘接剂，固化后传递树脂进行前牙修复	
7. 精细抛光及调𬌗	遵医嘱安装精细抛光钻针	

Note：

3. 治疗后护理

（1）和（2）同本章第一节"不锈钢全冠修复治疗"治疗后护理。

（3）嘱患儿及家长勿用患牙咬太硬的食物，避免断冠再次折断。

（4）口腔卫生宣教。

（二）外伤牙复位固定术的护理配合

1. 治疗前用物准备

（1）常规用物：同本章第一节"龋病患儿的护理"。

（2）局部麻醉用物：同本章第一节"龋病患儿的护理"。

（3）外伤复位牙固定用物：直径0.25mm的结扎丝6～8根、持针器2把、金冠剪、U型拉钩、酸蚀剂、粘接剂、复合树脂、小刷头、金刚砂钻针。

2. 治疗中的护理配合　见表15-6。

表15-6　外伤牙复位固定术的护理配合

操作流程	护士配合流程	配合要点和注意事项
1. 交代治疗方案及预后，签署知情同意书	1. 备好知情同意书 2. 做好患儿及家长的心理护理，减轻焦虑和紧张情绪	
2. 局部麻醉	同"不锈钢全冠修复治疗的护理配合"	同"不锈钢全冠修复治疗的护理配合"
3. 外伤牙复位	协助医生复位外伤牙	注意安抚患儿
4. 唇弓与树脂夹板联合固位	1. 使用结扎丝制作唇弓：取合适长度的6～8根结扎丝，两头用持针器夹持，向两个相反的方向旋转，控制呈固定用唇弓形态递予医生 2. 协助医生确定唇弓长度，传递钢丝剪，剪去多余部分 3. 先后传递酸蚀剂、树脂粘接剂、与固定牙数相符的树脂块，协助医生完成唇弓的固定 4. 树脂光固化	结扎丝的长度一般为1颗外伤牙加两侧各2颗健康牙的长度 在进行唇弓树脂固定时，护士协助固定唇弓及外伤牙 光固化过程中避免触碰唇弓及外伤牙，以免引起固定位置偏移
5. 树脂抛光	安装金刚砂钻针，协助医生对固定树脂进行抛光，抛光时及时吸唾，保持术野清晰	

3. 治疗后护理

（1）正确处理用物，整理诊疗单元并进行物品表面消毒。

（2）告知患儿及家长局部麻醉注射后的注意事项，防止唇咬伤。

（3）告知患儿及家长注意口腔卫生，刷牙时要注意保护结扎丝，避免脱落。如结扎丝有松动、脱落，应及时就诊。

（4）勿用患牙食用过硬、过黏的食物，2～3周后复诊拆除固定唇弓。

（三）牙再植术的护理配合

1. 治疗前用物准备

（1）常规用物：同本章第一节"龋病患儿的护理"。

（2）局部麻醉用物：同本章第一节"龋病患儿的护理"。

（3）外伤牙再植用物：无菌生理盐水、5ml冲洗器、缝合针、持针器、眼科剪、环形开口器。

（4）外伤牙复位固定用物：同本节"外伤牙复位固定术的护理配合"。

2. 治疗中的护理配合　见表15-7。

Note:

表 15-7　牙再植术的护理配合

操作流程	护士配合流程	配合要点和注意事项
1. 交代治疗方案及预后，签署知情同意书	1. 备好知情同意书 2. 做好患儿及家长的心理护理，减轻焦虑和紧张 3. 处理离体牙	立即将离体牙放入生理盐水中，减轻因干燥等因素加重脱出牙的牙周膜及牙髓缺血性损伤 可用生理盐水冲洗、清洁患牙，污染较重时可用蘸有生理盐水的纱布轻拭，不可刮牙根面，损伤根面的牙周组织，影响愈合
2. 局部麻醉，安装橡皮障	同"不锈钢全冠修复治疗的护理配合"	同"不锈钢全冠修复治疗的护理配合"
3. 放置环形开口器	及时传递并协助安装环形开口器	
4. 清洁牙槽窝，检查牙槽窝有无异物	将生理盐水传递予医生，吸唾管置于牙槽窝下方吸除冲洗液	吸管勿接触牙槽窝，避免污染
5. 外伤牙植入，必要时用缝线进行悬吊固定	及时吸除唾液及牙槽窝渗出的血液。必要时准备缝针缝线	
6. 外伤牙固定	同"外伤牙复位固定术的护理配合"	

3. 治疗后护理

（1）～（4）同"外伤牙复位固定术"治疗后护理。

（5）嘱患儿及家长术后 1 周进流质食物，1～3 个月进软食。

（6）嘱患儿及家长遵医嘱定期复诊，夹板或缝线固定拆除时间遵医嘱。

（王春丽）

思 考 题

1. 儿童牙外伤根据程度不同常采用的治疗方法有哪些？配合过程中有哪些要点和注意事项？

2. 儿童进行局部麻醉时应注意什么？护理人员应采取哪些措施？

3. 年轻恒牙的特点是什么？当年轻恒牙的牙髓发生病变后常采用哪些治疗方法？

Note：

第十六章

口腔修复疾病患者的护理

16章　数字内容

学 习 目 标

- 知识目标：
  1. 掌握口腔修复专科常见疾病牙体缺损、牙列缺损、牙列缺失的定义；各类修复治疗患者的护理评估内容；各类修复治疗患者的健康教育内容。
  2. 熟悉常见口腔疾病修复治疗方法，牙体缺损、牙列缺损和牙列缺失患者诊疗过程中的护理配合基本流程。
  3. 了解常见口腔修复疾病的病因及发病机制、临床表现和对人体的影响。
- 能力目标：
  1. 能够客观评估修复治疗患者健康史、口腔局部症状以及心理-社会状况。
  2. 能配合医生完成口腔修复疾病的基础治疗。
  3. 能为不同修复治疗的患者进行简单的健康指导。
- 素质目标：
  1. 具备不断深入学习口腔修复专业知识的潜力。
  2. 具有良好的护患沟通技巧和口腔健康教育能力，有尊重患者的职业精神。

第一节　牙体缺损修复患者的护理

导入情境与思考

　　患者，女，34 岁，主诉左下后牙烂牙 1 年余，食物嵌塞，冷、热刺激敏感，无自发痛，要求修复，来院就诊。否认过敏史，否认系统性疾病史。医生给予患者口腔基本检查，37 见大面积龋洞，腐质近髓，叩诊（-），松动度（-），X 线片显示 37 龋坏近髓，根尖周未见明显异常，电测牙髓活力正常，冷刺激敏感，无持续痛。

　　请思考：

　　1. 牙体缺损有哪几种常见修复方式？

　　2. 护士应该怎样配合医生完成整个修复过程？有哪些注意事项？

　　3. 该患者佩戴修复体后护士如何进行健康指导？

　　牙体缺损是指各种牙体硬组织不同程度的质和量的破坏，伴随着牙体生理外形的局部破坏，表现为牙体形态、咬合及邻接关系的破坏。牙体缺损累及牙髓会引起牙髓病变及根尖周病变；牙冠大面积缺损可影响咬合功能。

一、病因与发病机制

　　1. **龋病**　牙体硬组织变色、无机物脱矿和有机物分解导致龋洞形成，病变进一步发展可造成牙冠部分破坏。

　　2. **牙外伤**　牙冠受到意外撞击或咬硬物引起牙折，轻者表现为局部缺损、折裂，严重者表现为整颗牙冠的折断。

　　3. **磨损**　由于不良咀嚼习惯及夜磨牙等原因导致的病理性磨损，表现为牙冠咬合面降低，牙齿敏感、酸软，导致口腔咀嚼功能和美观障碍。

　　4. **楔状缺损**　为尖牙或前磨牙唇、颊面的牙颈部楔形缺损。

　　5. **发育畸形**　牙发育和形成过程中出现形态、结构或颜色异常，如四环素牙、氟斑牙等。

　　6. **酸蚀症**　牙长期受到酸的作用发生脱矿，常伴有牙本质过敏，牙冠呈现褐色斑。

二、护理评估

（一）健康史

　　询问患者全身健康状况，口腔卫生习惯，有无慢性病史及药物过敏史。了解患牙缺损原因、缺损部位、口腔卫生及牙周状况，经过何种治疗等。

（二）口腔局部症状

　　龋坏的牙齿透明度下降，呈白垩色、褐色或黑色，龋坏点凹陷，外伤或磨损牙可见牙齿原有形态改变：牙齿切缘缺损、高度降低、咬合面平滑等，牙釉质、牙骨质等硬组织均出现不同程度缺损。缺损严重的牙，可表现为冷热敏感甚至冷热刺激痛。

（三）辅助检查

　　通过 X 线片等检查进一步了解患牙情况。

（四）心理 - 社会状况

　　评估患者对修复方法的理解程度以及对修复体的期望值，对修复治疗方法是否存在担忧、紧张心理以及对治疗费用的接受程度。

Note:

三、治疗要点

根据患牙硬组织缺损的范围、部位、是否累及牙髓、咬合、患者意愿等情况采取不同的修复方法。牙体缺损较小、未累及牙髓时多用直接充填修复治疗；缺损大，需要恢复咬合时或牙体发育畸形的患者，需要使用修复技术进行治疗。修复治疗需经过基牙牙体预备（基牙指患牙或需要修复的牙，在修复治疗中泛指为修复体提供固位、支持、稳定的牙）和模型制备，在口外制成修复体，通过粘接等手段将修复体固定在缺损的天然牙上，以恢复牙的形态、功能的修复方法。目前临床最常用的方法有嵌体修复、贴面修复、全冠修复等。

四、牙体缺损修复治疗的护理配合

（一）嵌体修复治疗的护理配合

嵌体（inlay）是一种嵌入牙体内部，用以恢复缺损牙体形态和功能的修复体（图16-1）。与直接充填不同，嵌体是一种需要制取印模，在模型上制作，用粘接剂固定在牙体缺损区的间接修复体（图16-2）。根据嵌体材料的不同，可分为金属嵌体、树脂嵌体、瓷嵌体等。

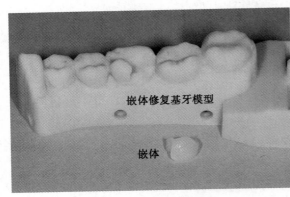

图 16-1 嵌体修复模型

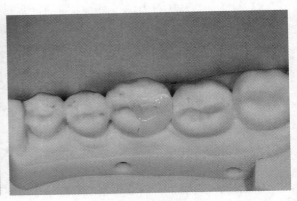

图 16-2 瓷嵌体修复体

嵌体修复治疗常规需要两次就诊，第一次主要进行牙体预备和模型制备，第二次进行嵌体粘接。

1. 治疗前准备

（1）常规用物：一次性口腔器械盒（口镜、镊子、探针、治疗巾）、三用枪头、吸引器管、护目镜、漱口杯、凡士林棉签、棉条、咬合垫等。

（2）橡皮障用物：橡皮障夹、橡皮障夹钳、打孔器、橡皮障支架、橡皮布、牙线。

（3）牙体预备用物：高速手机、嵌体预备钻针（图16-3）。

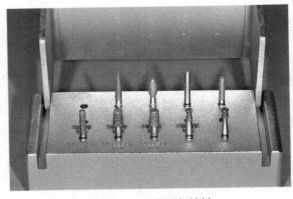

图 16-3 嵌体预备钻针

（4）调改、粘接用物：高速手机、低速手机、粘接材料、光固化灯、牙线、小毛刷、粘接棒、抛光用物、75% 乙醇棉球、咬合纸等。

（5）其他用物：树脂及临时嵌体材料、调拌工具、比色板、X 线片，必要时遵医嘱备局部麻醉药物等。

2. 治疗中配合　嵌体修复治疗分两次就诊完成。第一次就诊主要进行牙体预备、印模制取、比色和制作临时嵌体；第二次就诊进行嵌体试戴和粘接。护理配合见表 16-1。

表 16-1　嵌体修复治疗的护理配合

操作流程	护士配合流程	配合要点和注意事项
第一次就诊：预备牙体、印模制取、比色、临时嵌体制作		
1. 签署知情同意书	核对患者信息，指导其签署知情同意书	使患者充分知晓治疗计划、方法、费用等
2. 局部麻醉（必要时）	1. 正确安装麻醉剂递予医生 2. 注射时及注射后严密观察患者反应，做好心理护理	确认患者无过敏史 用药前查对
3. 去腐、牙体预备	1. 安装牙体预备钻针于高速手机，递予医生进行牙体预备 2. 护士及时吸除高速手机产生的飞沫、口内唾液、水及碎屑 3. 用吸引器管牵拉口唇，轻挡舌体，保持视野清晰，操作安全	了解牙体预备步骤，及时更换钻针型号 吸唾时，吸引器管勿遮挡医生视线 吸唾器避免放入患者口内敏感区域，动作轻柔，以免引起不适
4. 印模制取	1. 依据牙弓大小、形态、治疗牙位等选择合适托盘 2. 调整椅位为直立位，遵医嘱调拌印模材料，配合医生制取印模 3. 规范处理印模，灌制模型	取直立椅位可避免患者恶心、呕吐；放置印模材料时，严格把握印模材料上托盘时间不超过 10s，材料与托盘之间应无空隙、气泡；传递托盘时给医生留有手持位置 印模消毒后密封保存；运送过程中切忌压迫模型；在规定时间内完成灌模，硅橡胶类印模应在 30min 后灌模，藻酸盐类应在 30min 内灌模
5. 比色，确定修复体颜色	递比色板，复核记录修复体颜色	自然光线下比色
6. 临时嵌体制作（遵医嘱）	1. 递棉条隔湿，吹干基牙 2. 递充填器、临时嵌体材料，光固化 3. 递咬合纸进行调改，吸唾	熟悉临时嵌体材料的性能和使用方法
7. 预约复诊时间		嵌体制作一般为 3～7d
第二次就诊：试戴嵌体并粘接		
8. 安装橡皮障	根据牙位选择橡皮障夹并协助安装	安装橡皮障是隔湿、防止小器械物品误吞误吸的重要方法
9. 口内试戴调改 （1）清洁基牙 （2）嵌体试戴、调改、抛光	1. 核对患者及嵌体修复件信息 2. 清洁基牙，吸唾 3. 递嵌体、咬合纸、牙线，协助嵌体就位 4. 安装调磨钻针，递予医生调改，协助吸唾 5. 抛光、消毒嵌体	注意保护口内软组织 稳妥传递嵌体，避免掉落 医生检查邻接点情况时，用手指协助轻压固定嵌体

续表

操作流程	护士配合流程	配合要点和注意事项
10. 嵌体粘接 （1）处理基牙	1. 递消毒小棉球处理基牙 2. 递酸蚀剂酸蚀基牙粘接面，冲洗，吸唾 3. 递混合后的粘接剂予医生，涂布基牙粘接面	及时吸引冲洗下来的酸蚀剂，避免灼伤黏膜 掌握不同种类粘接剂的性能、使用方法及注意事项
（2）处理嵌体 （3）粘接嵌体	4. 嵌体粘接面均匀涂布粘接剂 5. 用粘接棒传递嵌体（图16-4） 6. 光固化 7. 递阻氧剂封闭嵌体边缘，光固化	稳妥传递嵌体，避免掉落
11. 检查咬合，调𬌗抛光	1. 递咬合纸，调𬌗 2. 递抛光钻针和抛光膏，抛光牙面	指导患者配合咬合

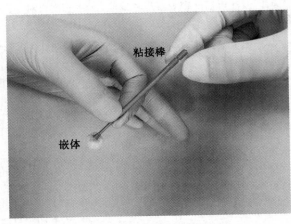

图 16-4　粘接棒传递嵌体

3. 治疗后护理

（1）常规护理：协助清洁患者面部，根据治疗流程预约复诊时间；正确处理用物，消毒诊疗单元。

（2）健康教育

1）嵌体粘接后 24h 内不用患牙咀嚼。

2）日常避免咬过硬食物，如螃蟹、骨头等。

3）嵌体修复后如患牙出现疼痛多为牙髓受到刺激引起的过敏性疼痛，一般可自行缓解，不能自行缓解应及时复诊。

4）保持口腔卫生，定期复查，不适随诊。

知 识 拓 展

椅旁 CAD/CAM

椅旁 CAD/CAM 系统通常是由数据采集（数字化印模）、计算机辅助设计（CAD）、计算机辅助制作（CAM）3 个子系统组成，包含三维测量激光摄像头、图像处理软硬件和三轴数控铣床 3 个部分。目前临床应用的椅旁 CAD/CAM 系统可以在椅旁通过口内扫描获得光学印模，计算机软件完成修复体设计，小型数控铣机床研磨获得修复体（全瓷或复合树脂材料），即刻完成临床制作和粘戴，从而大大缩短修复体制作周期，节约时间和人力。

（二）贴面修复治疗患者的护理

贴面修复（veneer restoration）是在不磨牙或少量磨牙的情况下，应用粘接技术，将复合树脂、瓷等修复材料覆盖在表面缺损的牙体、着色牙、变色牙或畸形牙等患牙部位，以恢复牙体正常形态或改善其色泽的一种修复方法。按修复材料分为复合树脂贴面、丙烯酸树脂贴面和全瓷贴面等（图 16-5）。

贴面的常规治疗程序为两个阶段，第一阶段为牙体预备及印模制取，第二阶段为贴面粘接。

1. 治疗前准备

（1）常规用物：同本节"嵌体修复治疗的护理配合"。

（2）牙体预备用物：高速手机、牙体预备、抛光、调𬌗钻针等。

（3）印模制取用物、比色板等。

（4）橡皮障用物：同本节"嵌体修复治疗的护理配合"。

（5）试戴调改用物（图 16-6）：高速手机、低速手机、抛光钻针、75% 乙醇棉球、咬合纸、牙线等。

（6）粘接用物：瓷贴面粘接材料、粘接棒、贴面放置盒、避光盒、开口器等。

（7）其他用物：光固化灯、小毛刷、调拌刀、调拌板。

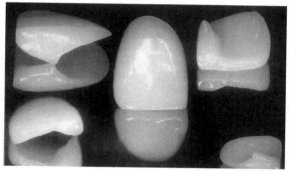

图 16-5 瓷贴面

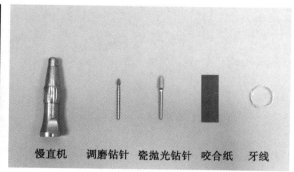

慢直机　调磨钻针　瓷抛光钻针　咬合纸　牙线

图 16-6 贴面调改用物

2. 治疗中配合

贴面修复治疗的第一阶段护理配合流程及配合要点基本同"嵌体修复治疗"。第二阶段贴面粘接的护理配合见表 16-2。

表 16-2 贴面粘接的护理配合

操作流程	护士配合流程	配合要点和注意事项
1. 患者准备	核查患者及修复体信息，协助签署知情同意书	
2. 安装橡皮障	选择橡皮障夹，协助安放橡皮障	同本节"嵌体修复治疗的护理配合"
3. 口内试戴调改 （1）去除临时贴面 （2）清洁基牙牙面 （3）贴面试戴修整	1. 去除临时贴面 2. 准备抛光轮，抛光膏予医生抛光基牙，吸唾 3. 传递贴面修复体予医生检查边缘密合度、必要时调改 4. 遵医嘱选择试色糊剂，确认粘接剂颜色	基牙为活髓牙，患者在抛光、冲洗牙面时易产生酸、热不适，可冲水协助降温并安慰患者 传递过程中防止贴面滑落；多个贴面放置时应注意牙位标识
4. 贴面的处理（口外操作） （1）酸蚀贴面组织面 （2）涂布粘接剂	1. 递酸蚀剂予医生，酸蚀贴面组织面，冲洗 2. 均匀涂抹粘接剂，备用	操作中医患需佩戴护目镜；酸蚀剂有较强腐蚀性，避免与皮肤接触，冲洗后统一销毁中和废液动作轻柔，以防修复体掉落

操作流程	护士配合流程	配合要点和注意事项
5. 基牙处理	1. 递酸蚀剂处理基牙，冲洗，吸唾 2. 遵医嘱传递处理液、涂布粘接剂	及时吸除酸蚀剂及冲洗液 熟悉贴面粘接材料性能、操作步骤
6. 粘接、固化 （1）粘接就位 （2）初步固化 （3）涂布阻氧剂 （4）完全固化	1. 贴面涂抹粘接树脂（图16-7），递予医生就位（图16-8） 2. 初步光固化2～3s 3. 递阻氧剂，涂布贴面边缘线 4. 各个面分别光固化10s	涂布均匀，稳妥传递
7. 检查咬合，调𬌗 抛光	1. 传递咬合纸，调𬌗 2. 传递抛光用物	指引患者配合咬合

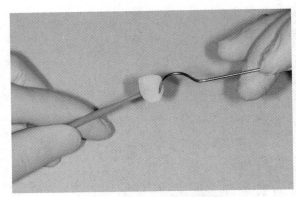

图 16-7　贴面涂粘接树脂

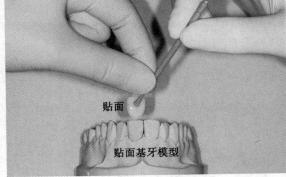

图 16-8　贴面传递

3. 治疗后护理

（1）基牙为活髓牙者，等待复诊期间，勿进食冷、热刺激性食物。

（2）贴面粘接24h后才能使用患牙咀嚼。

（3）避免咬过硬食物；减少食用深色饮品，如浓茶、咖啡，易引起修复体与天然牙邻接处的色素沉着。

（4）保持口腔卫生，定期复查，不适随诊。

（三）全冠修复治疗患者的护理

全冠修复是使用口腔修复材料制作的覆盖整个牙冠表面的帽状修复体（图16-9），利用粘接剂将修复体固定在预备好的基牙上，以恢复牙的形态、功能的修复方法。它是牙体缺损的主要修复形式，

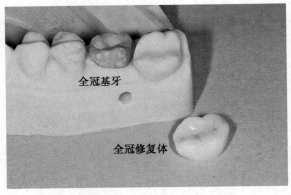

图 16-9　全冠修复模型

全冠修复对基牙有一定的形态要求,如根管治疗后牙冠大面积缺损的患牙(图 16-10),为增加全冠修复体的固位和支持,需先进行桩核修复(图 16-11),其目的是恢复天然牙的基本形态,再进行全冠修复。其特点是全冠修复体与基牙的接触面积大,固位力强,对牙体保护作用好。根据制作材料不同,可分为金属全冠、非金属全冠、金属与非金属联合全冠等类型(文末彩图 16-12)。

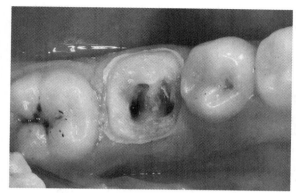
图 16-10　**牙体大面积缺损基牙**

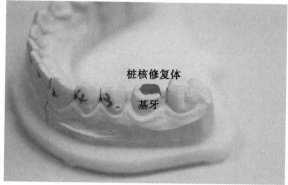
图 16-11　**桩核修复体模型**

全冠修复的常规治疗流程分为两个阶段,第一阶段为牙体预备及印模制取,第二阶段为全冠粘接。

1. 治疗前准备

(1)常规用物、牙体预备用物、印模制取及比色板同本节"嵌体修复治疗的护理配合"。

(2)临时冠用物:临时冠材料、调拌工具等。

(3)试戴调改用物:同本节"贴面粘接的护理配合"。

(4)粘接用物:粘接材料、调拌用具等。

2. 治疗中护理配合　全冠修复治疗的护理配合见表 16-3。

表 16-3　**全冠修复治疗的护理配合**

操作流程	护士配合流程	配合要点和注意事项
第一阶段:牙体预备、印模制取		
1. 签署知情同意书	确认患者信息,协助签署	
2. 局部麻醉(遵医嘱)	同"嵌体修复治疗的护理配合"	同前
3. 牙体预备(遵医嘱进行桩核修复)	(1)传递高速手机,遵医嘱更换相应钻针,吸唾同时保护患者口内软组织 (2)必要时遵医嘱先进行桩核修复,再进行牙体预备	
4. 印模制取	同"嵌体修复治疗的护理配合"	
5. 比色	同"嵌体修复治疗的护理配合"	
6. 临时冠制作(遵医嘱)	1. 传递棉条隔湿 2. 传递临时冠材料,光固化 3. 调改,及时吸唾	熟悉各类临时冠材料的性能和使用方法
7. 预约复诊		全冠制作一般为 5~7d
第二阶段:全冠粘接		
8. 口内试戴调改	1. 去除临时冠,清洁基牙,吸唾 2. 递冠修复体、试戴 3. 递调磨钻针,医生 4. 递抛光用物	医生检查全冠近远中邻接点情况时,护士可协助按压牙冠,方便医生操作

Note:

操作流程	护士配合流程	配合要点和注意事项
9. 全冠粘接 （1）基牙处理 （2）安装橡皮障 （3）粘接	1. 递75%乙醇棉球消毒基牙，吹干 2. 递棉条隔湿，协助安装橡皮障 3. 按比例调拌粘接剂，均匀涂布于修复体的内壁（图16-13），递予医生 4. 约20s后递探针、牙线予医生清除多余粘接剂 5. 吸唾	调拌好之后30s内完成涂布和传递 注意修复体传递方向，以医生拿到手无需做任何调整为原则（图16-14） 及时吸唾，保持诊疗部位视野清晰、干燥
10. 核查咬合，调𬌗抛光	1. 传递咬合纸核查咬合情况 2. 必要时调𬌗抛光	

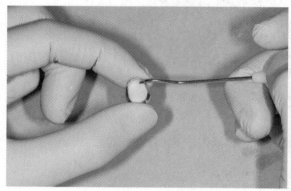

图16-13　涂布粘接剂

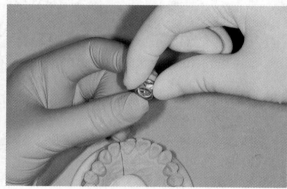

图16-14　全冠传递

3. 治疗后护理

（1）嘱患者勿咬硬物，保持口腔卫生。

（2）基牙为活髓牙的患者，等待复诊期间，嘱患者勿进食冷热、刺激性食物。

（3）全冠粘接2h后方能用患牙咀嚼。

（4）定期复查，不适随诊。

知 识 拓 展

临时修复体

　　由于修复体制作需要一定的时间，而经过牙体预备的牙已不具备原本的形态，临床医生通常在等待修复体制作期间，为患者制作临时嵌体、临时贴面和临时冠等，暂时恢复患者的美观需要，保护基牙的同时，避免出现活髓牙酸软、敏感或者基牙断裂等情况。临时修复体可由临床医生在椅旁快速完成，具有制作简单、快捷、容易去除的特点。

第二节　牙列缺损修复患者的护理

导入情境与思考

　　患者，女，39岁，主诉下颌后牙缺失1年，要求镶牙。检查：46缺失，缺牙区牙槽嵴中度吸收，创口愈合良好。46邻牙位置正常，31唇向倾斜，松动度（−）。X线片显示：31根管内有高密度充填物。

请思考：

1. 牙列缺损有哪几种常见修复方式？

2. 护士应该怎样配合医生完成牙列缺损的修复？有哪些注意事项？

3. 牙列缺损患者进行活动义齿、固定义齿修复后日常维护需注意哪些问题？

牙列缺损是指在上、下颌牙列内的不同部位有不同数目的牙缺失和不同数目的天然牙存在。长时间、多位的缺损，不仅会造成口腔咀嚼功能减退、牙周组织病变，还可能影响到颞颌关节和全身健康。牙列缺损常见的修复方法为可摘局部义齿（活动义齿）修复、固定义齿修复、固定-活动联合修复。

一、病因与发病机制

1. **龋病**　龋病未及时处理，进一步发展可造成牙冠大面积破坏，形成残根或残冠，甚至牙脱落。

2. **牙周疾病**　牙周疾病是成年人牙丧失的主要原因，常表现为牙龈红肿、疼痛、流脓等，进一步发展可表现为牙槽骨吸收、牙齿松动直至缺失。

3. **颌骨疾病**　颌骨疾病主要指颌骨骨髓炎，常表现为颌骨疼痛、面部肿胀、发热，最终牙松动脱落。

4. **牙外伤**　由于牙冠受到意外撞击或咬硬物引起牙脱落。

5. **发育性疾病**　发育性疾病常见的有牙数目异常及牙体发育异常，如先天缺牙，牙瘤、牙萌出异常导致的牙缺失等。

二、护理评估

（一）健康史

了解患者的一般情况，目前健康状况、口腔卫生习惯、饮食习惯、有无慢性病史及药物过敏史等。了解牙列缺损的原因及时间，如近期有拔牙史则需查看牙槽窝创口愈合情况；了解缺牙数目、部位，缺牙区间隙大小；口腔软组织情况，口腔卫生情况。

（二）口腔局部症状

口内有不同数目的天然牙缺失，但上、下颌牙列至少各存在一颗天然牙。缺牙处牙槽骨平整，口腔黏膜无破损、无红肿热痛，存留天然牙无痛、清洁、无龋坏、无牙结石等。

（三）辅助检查

拍摄X线片以了解牙周及口内余留牙具体情况。

（四）心理-社会状况

心理-社会状况同"牙体缺损"。

三、治疗要点

牙列缺损最常见的修复方式有活动义齿修复、固定义齿修复和种植修复。医生通常根据患者的口内情况，结合其主观要求和经济条件，为其选择合适的修复方式，以恢复缺失牙的形态和部分功能。修复过程包括牙体预备、模型制备、修复体制作和粘接等。活动义齿修复和固定义齿修复在牙体预备、固位方式、材料组成方面既有很大区别，又有一定的联系，在合适的条件下可相辅相成、并存设计，称固定-活动联合修复，因该修复方法的修复条件及步骤较为复杂，本节不做介绍。种植修复详见第十九章。

四、牙列缺损修复患者的护理

（一）活动义齿修复治疗患者的护理

可摘局部义齿（活动义齿）是利用天然牙、口腔黏膜和骨组织作支持，依靠义齿的固位体和基托

Note：

来固位，用人工牙恢复缺失牙的形态和功能，用基托材料恢复缺损的牙槽嵴、颌骨及其周围的软组织形态，患者能够自行摘戴的一种修复体。此外，由于其磨除牙体组织较少，对基牙的要求比较低，操作简便，故目前可摘局部义齿仍然是牙列缺损常用的修复方法。可摘局部义齿由人工牙、基托、固位体和连接体四部分组成（文末彩图16-15）。

可摘局部义齿修复的常规治疗流程分为4个阶段，第一阶段为牙体预备和制取印模；第二阶段为试戴可摘局部义齿支架及确定颌位关系；第三阶段为试戴可摘局部义齿蜡型（牙）；第四阶段为佩戴义齿。临床上医生根据牙缺失的数目和具体位置以及咬合关系是否稳定来决定是否进行第二、三阶段，原则上缺失牙数目越多、跨度越大，步骤越复杂，反之则越简单，可从第一阶段直接进入第四阶段。

1. 治疗前准备　除准备常规用物、牙体预备用物和印模制取用物外，还需准备以下用物：

（1）试支架及确定颌位关系用物：高速手机、低速手机、调改钻针及磨头、技工钳、咬合纸、蜡片、蜡刀、蜡匙、直尺、垂直距离尺、酒精灯、打火机、𬭨架等。

（2）试戴蜡型（牙）用物：咬合纸、蜡片、蜡刀、蜡勺、酒精灯、打火机、直尺、垂直距离尺、镜子等。

（3）佩戴活动义齿用物：咬合纸、高速手机、低速手机、调改钻针及磨头、抛光磨具、技工钳、75%乙醇棉球等。

2. 治疗中配合　活动义齿修复治疗的护理配合见表16-4。

表 16-4　活动义齿修复治疗的护理配合

操作流程	护士配合流程	配合要点和注意事项
第一阶段：牙体预备和制取印模		
牙体预备、印模制取、比色	同"嵌体修复"。支架制作一般为1～3d，按照制作情况预约复诊时间	同"嵌体修复"
第二阶段（必要时）：试支架（图16-16）及确定颌位关系		
试戴和调改支架、确定颌位关系（咬蜡）	1. 核查患者、支架信息 2. 传递支架、咬合纸、安装砂石磨头备用，必要时传递技工钳等协助医生调整支架 3. 传递烤软的蜡片及蜡刀等工具予医生进行颌位关系记录 4. 妥善保管颌位咬合记录蜡块，与支架一起送回技工室 5. 整理用物，预约复诊时间。蜡型（牙）制作时间一般为1～3d	注意蜡片的软硬度，以能塑型但不流动为原则，烤蜡片时注意用火安全用消毒液喷洒支架及咬合记录蜡块进行感染防控；蜡制的颌位咬合记录在保存和运送过程中勿受热、受压
第三阶段（必要时）：试戴蜡型（牙）		
试蜡型（牙）	1. 核查患者、蜡型信息 2. 传递蜡型、口内试戴 3. 若需要调整义齿蜡型，点酒精灯，烧热蜡匙备用 4. 试戴完毕后送蜡型回技工室 5. 预约复诊时间。义齿制作一般需要1～3d	嘱患者勿用力咬义齿蜡型，以免导致变形 蜡型在运送过程中勿受热、受压
第四阶段：佩戴义齿		
佩戴义齿，必要时给予适当调改	1. 核查患者及可摘局部义齿信息 2. 传递义齿，协助放入口内试戴 3. 递咬合纸确定咬合高点 4. 安装调磨钻针递予医生调改义齿，协助吸除粉尘 5. 清洗、消毒、抛光义齿	指导患者观察义齿颜色、舒适度、发音等是否满意

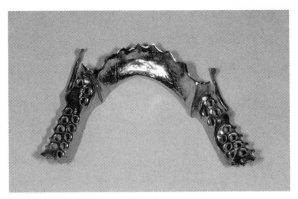

图 16-16　金属支架

3. 治疗后护理

（1）活动义齿初戴时可能有发音不清、口内唾液分泌增多、恶心等不适，需要适应和磨合过程，时间长短因人而异。如出现局部疼痛、破损等不适，应及时复诊，复诊前几小时要坚持戴用义齿，便于医生准确判断问题位置并处理。

（2）告知患者取戴义齿前洗手，双手摘戴，不宜用牙将义齿咬入缺牙区。

（3）每次进餐后应取出义齿，冲洗干净食物残渣。

（4）进食要逐渐从软食过渡到普通食物，勿咬骨头、蚕豆、猪蹄筋等韧性或硬质食物，以防义齿崩断或开裂；勿咀嚼牛皮糖等黏性大的食物，以免义齿松脱。

（5）睡前应取下义齿，刷洗干净后浸泡于清洁水中，勿浸泡在热水、乙醇等溶液中，以免义齿损坏变形。次日早晨冲洗后戴上，既保证了义齿的清洁，又让口腔组织得到休息和恢复。

（6）坚持佩戴义齿，不可自行调改义齿。如有不适，及时联系复诊。

（二）固定义齿修复治疗患者的护理

固定局部义齿（固定桥）是修复牙列中一个或几个缺失牙的修复体。它是利用缺牙间隙两端或一端的天然牙或牙根作为基牙（图 16-17），在基牙上放置义齿的一种修复方法。通过粘接剂或固定装置与缺牙两侧预备好的基牙连接在一起，从而恢复缺失牙的解剖形态与生理功能。从义齿分类上它属于局部义齿一类，由于这种修复体患者不能自由摘戴，故简称为固定义齿。又由于它的结构很像工程上的桥梁结构，也称固定桥（图 16-18）。

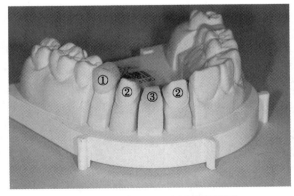

图 16-17　全冠、固定桥修复模型
①全冠修复体；②已预备基牙；③缺牙位置。

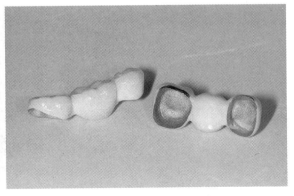

图 16-18　固定桥修复体

固定义齿修复的常规治疗流程分为两个阶段，第一阶段为牙体预备及印模制取，第二阶段为固定义齿粘接戴牙。其护理配合与"全冠修复"基本相同（图 16-19、图 16-20），此处不再介绍。

Note：

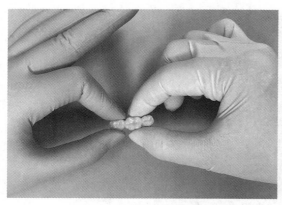
图 16-19 固定桥传递

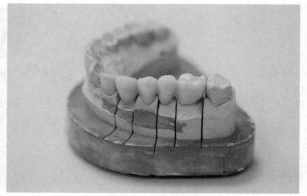
图 16-20 固定修复模型

第三节 牙列缺失修复患者的护理

导入情境与思考

　　患者，男，71 岁，主诉旧义齿松动易脱落，咬不烂食物，要求重新镶牙。多年前口内多颗牙因牙周炎拔除，曾行全口活动义齿修复。口腔检查：全口无牙颌，口内黏膜无红肿溃烂，上、下颌牙槽骨中度吸收，无尖锐骨尖和骨突。旧义齿固位不良，易松动，咬合面磨耗。

　　请思考：

　　1. 全口义齿修复主要有哪几个步骤？

　　2. 护士在患者每次复诊时的护理配合要点是什么？

　　3. 患者佩戴义齿初期的饮食指导有哪些？

　　牙列缺失是指整个颌骨上不存留任何天然牙或牙根，又称无牙颌（图 16-21）。如果仅上颌或下颌牙列缺失，称单颌牙列缺失。牙列缺失可导致患者咀嚼功能丧失、颌面部形态的改变、吞咽及发音功能障碍，同时影响社交和心理健康。常采用的修复方法是全口总义齿和单颌总义齿（图 16-22）。近年来，随着修复技术的不断发展，临床也有利用部分健康的牙根或种植体作为支持和固位装置，在上部进行总义齿修复的全口覆盖义齿，因其临床修复步骤复杂，在本节不做详细介绍。

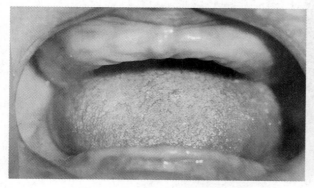
图 16-21 牙列缺失（无牙颌）

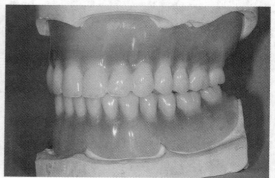
图 16-22 全口总义齿

Note:

一、病因与发病机制

牙列缺失的主要病因是龋病和牙周病,病情严重到一定程度时,牙自行脱落或被拔除,形成无牙颌。此外,还有老年人生理退行性改变导致的牙龈萎缩、牙根暴露、牙槽骨吸收和牙松动脱落。有时还可由全身疾病、遗传性疾病、外伤、不良修复体引起。

二、护理评估

(一)健康史

了解患者的一般情况,目前健康状况、口腔卫生习惯、饮食习惯、有无慢性病史及过敏史。了解牙列缺失的原因及时间,如近期有拔牙史则需查看牙槽窝创口愈合情况;口腔软组织情况及牙槽骨吸收情况等。

(二)口腔局部症状

上颌和/或下颌不存留任何天然牙或牙根,缺牙处牙槽骨平整,口腔黏膜无破损、无红肿热痛。长期牙列缺失患者可伴有一定程度的牙槽骨吸收、萎缩症状,表现为牙槽嵴低平,影响义齿的固位。

(三)辅助检查

必要时拍摄 X 线片以了解牙槽骨吸收及口内是否有余留牙根等。

(四)心理-社会状况

评估牙列缺失对患者心理的影响程度及就诊目的,了解其对全口义齿的认知情况及期望值,对全口活动义齿维护保养的能力。

三、治疗要点

根据口腔内软组织和牙槽嵴等情况,结合患者的主观要求和经济条件选用总义齿或覆盖义齿进行修复。目前临床常见的有全口总义齿、单颌总义齿、各种覆盖义齿等。

四、牙列缺失全口义齿修复患者的护理配合

为牙列缺失患者制作的义齿称全口义齿(complete denture),俗称总义齿。全口义齿由基托和人工牙两部分组成,靠义齿基托与黏膜紧密贴合及边缘封闭产生的吸附力和大气压力产生固位,吸附在上、下颌牙槽嵴上,借基托和人工牙恢复患者一定的牙齿功能和保持面部形态。

全口义齿修复的常规治疗流程分为 4 个阶段:第一阶段为印模制取;第二阶段为试支架/基托及确定颌位关系;第三阶段为试蜡型(牙);第四阶段为全口义齿戴牙。其治疗前准备和治疗后护理同"可摘局部义齿修复",治疗中的护理配合见表 16-5。

表 16-5　全口义齿修复治疗的护理配合

操作流程	护士配合流程	配合要点和注意事项
第一阶段:印模制取		
制作个别托盘,取终印模,选色	1. 依据牙弓大小、形态,选择合适的无牙颌托盘 2. 协助医生制作个别托盘 3. 配合医生用个别托盘制取终印模(图 16-23) 4. 协助选择义齿颜色,记录 5. 整理用物、预约复诊时间。基托/支架制作时间一般为 1~3d	取模时指导患者放松唇颊部;鼻吸口呼,腹式呼吸

续表

操作流程	护士配合流程	配合要点和注意事项
第二阶段：试支架/基托和确定殆位关系		
确立颌位关系	1. 核查患者、基托信息 2. 传递基托或支架 3. 传递蜡刀、软蜡片，蜡刀、垂直距离尺、殆平面规等递予医生，确立正中颌位关系并做好标识，妥善固定 4. 保管颌位咬合记录蜡块，消毒后送回技工室 5. 预约复诊。制作蜡型（牙）一般需要 3～5d	指导患者根据医生要求咬合 蜡制的颌位咬合记录在保存和运送过程中勿受热、受压，防止丢失
第三阶段：试戴蜡型（牙）（图 16-24）		
试排牙蜡型	同"可摘局部义齿" 预约复诊。全口义齿制作一般需要 3～5d	蜡型在运送过程中勿受热、受压
第四阶段：佩戴全口义齿（文末彩图 16-25）		
全口义齿试戴、调磨、戴牙	协助医生试戴和调改可摘局部义齿 指导患者正确取代、维护和保养义齿的方法	指导患者正确咬合

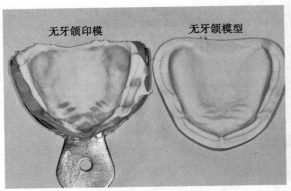

图 16-23　无牙颌印模及模型

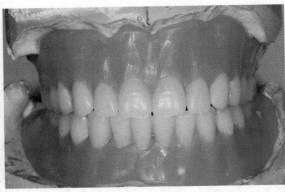

图 16-24　总义齿蜡型

（侯雅蓉）

思 考 题

1. 牙体缺损、牙列缺损、牙列缺失的概念是什么？

2. 牙体缺损常见的修复方法有哪几种？

3. 固定桥是借助什么来达到桥体稳固的？

4. 对牙列缺损患者的护理评估要点是什么？

5. 对可摘局部义齿修复患者的健康教育重点都有哪些？

URSING

第十七章

错𬌗畸形患者的护理

17章 数字内容

———— 学习目标 ————

知识目标：

1. 掌握错𬌗畸形、矫治器和保持器的概念；固定矫治患者的护理评估、护理配合及健康指导；活动矫治的护理配合及健康指导；隐形矫治的护理配合及健康指导。

2. 熟悉矫治器和保持器的类型。

3. 了解错𬌗畸形的病因和分类；支抗的作用；固定矫治器、活动矫治器和隐形矫治器的治疗要点。

能力目标：

1. 能对佩戴各种矫治器的错𬌗畸形患者作出正确的护理评估。

2. 能够完成错𬌗畸形患者戴各种矫治器的护理配合。

3. 能够为各类错𬌗畸形患者做好健康指导。

素质目标：

1. 具有不断深入学习口腔正畸专业知识的潜力。

2. 具有良好的护患沟通技巧和口腔健康教育的能力。

患者，女，28岁，自觉牙不齐、牙前突，影响美观，要求矫治，来我院就诊。

辅助检查：血常规、乙肝五项、丙型肝炎病毒抗体、艾滋病联合试验、梅毒螺旋体抗体检查均正常。拍曲面体层、根尖片、头颅正位及侧位片；拍摄口内正位、侧位像及牙颌像，正面像、微笑正面像及侧面像。

临床检查：患者额部居中、面部对称、凸面型、露龈笑。

请思考：

1. 患者可能采用的矫治器及治疗要点是什么？

2. 治疗中应注意哪些护理配合要点？

第一节　概　　述

错殆畸形（orthodontics）是指在生长发育过程中，由先天的遗传因素或后天的环境因素，如疾病、口腔不良习惯、替牙异常等等导致的牙、颌骨、颅面的畸形。这些异常的机制是牙量与骨量，牙与颌骨，上、下牙弓，上、下颌骨，以及颌面与颅面之间的不协调。

一、病因

错殆畸形的病因分为遗传因素和环境因素两大类。

（一）遗传因素

遗传因素来源于种族演化和个体发育两个方面，通过两种途径影响错殆畸形的形成：牙量和骨量不调导致牙列拥挤或牙列间隙；上、下颌骨的大小或形状之间不调导致异常关系。

1. 种族演化　随着种族演化，颅面比例和形态发生变化，咀嚼器官的功能日益减弱，咀嚼器官退化性缩小，颌骨容纳不下所有的牙，导致牙量、骨量不调，出现牙列拥挤现象。

2. 个体发育　双亲的遗传影响子女牙的排列和咬合关系，子女颌面像父母，但有的子女颌面形态并不完全像父母，这与变异和环境有关。另外，染色体的变化也会引起多种颅面畸形，如唐氏综合征（21-三体综合征）的患者表现为后牙反殆或前牙开殆的概率就很高。

（二）环境因素

环境因素又分为先天因素和后天因素，两者具有相互联系。

1. 先天因素　是指从受孕后到出生前，胎儿在生长发育过程中导致错殆畸形的各种因素，常见有牙发育障碍和颜面畸形等。

2. 后天因素　是指出生后可能导致错殆畸形的各种环境因素，包括全身因素、颌面局部因素、功能异常和不良习惯。

（1）全身性疾病：如儿童时期患麻疹、水痘等急性病引起牙釉质发育不全；胃肠炎、结核病等慢性病引起的牙及颌骨的发育不良等。

（2）乳牙期和替牙期的局部障碍：常见的有乳牙早失、乳牙滞留、乳牙下沉等。

（3）功能因素：儿童进食过于细软的食物，咀嚼功能得不到充分发挥，牙颌系统发育缺乏正常的生理性刺激，出现形态异常，常见的有吮吸功能异常、咀嚼功能异常、异常吞咽等。

（4）口腔不良习惯：儿童口腔不良习惯是导致错殆畸形的主要原因之一。常见的有吮指习惯、不良舌习惯、唇习惯、偏侧咀嚼习惯、咬物习惯、不良姿势的睡眠习惯等。

二、分类

不同类型的错殆畸形，临床表现也多种多样，不仅表现为牙的排列错乱和上、下颌咬合关系异常,而且可表现为牙弓与颌骨的大小、位置及形态异常,甚至表现为颅面结构关系异常。错𬌗畸形分类方法有很多种,在此我们主要介绍 Angle 错𬌗分类法,它是由现代口腔正畸学的创始人 Edward H. Angle 医生于 1899 年提出的。Angle 认为上颌第一恒磨牙在颌骨上的位置比较恒定,且不易错位,是𬌗的关键。在正中关系位时,上颌第一恒磨牙的近中颊尖咬合于下颌第一恒磨牙的近中颊沟内,若磨牙为中性关系,口腔内全部牙排列整齐而无错位,称为正常𬌗。以上颌第一恒磨牙为基准,将错𬌗畸形分为中性错𬌗、远中错𬌗和近中错𬌗三类。

（一）Ⅰ类错𬌗——中性错𬌗(class Ⅰ , neutroclusion)

上、下颌骨及牙弓的近、远中关系正常,磨牙关系为中性关系,即在正中关系位时,上颌第一恒磨牙的近中颊尖咬合于下颌第一恒磨牙的近中颊沟内。若磨牙为中性关系但牙列中存在错位牙,则称为中性错𬌗或Ⅰ类错𬌗。Ⅰ类错𬌗表现为牙列拥挤、上牙弓前突、双牙弓前突、前牙反𬌗、前牙深覆𬌗等(图 17-1)。

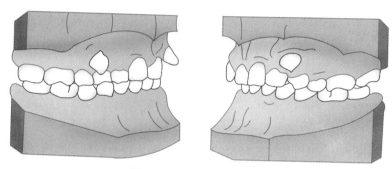

图 17-1　Angle Ⅰ类错𬌗

（二）Ⅱ类错𬌗——远中错𬌗(class Ⅱ , neutroclusion)

上、下颌骨及牙弓的近、远中关系不调,下颌及下颌牙弓处于远中位置,磨牙为远中关系。咬合时上、下颌第一恒磨牙的近中颊尖相对时,称为轻度远中错𬌗关系。若咬合时上颌第一恒磨牙的近中颊尖咬合于下颌第一恒磨牙与第二恒磨牙之间,则称为完全远中错𬌗关系。远中错𬌗也称为Ⅱ类错𬌗,表现为上颌前牙前突、前牙深覆盖、深覆𬌗、开唇露齿等(图 17-2)。

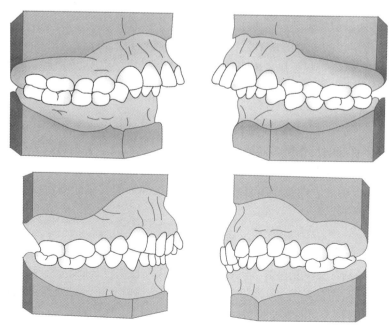

图 17-2　Angle Ⅱ类错𬌗

Note :

（三）Ⅲ类错𬌗——近中错𬌗（class Ⅲ, neutroclusion）

上、下颌骨及牙弓的近、远中关系不调，下颌及下颌牙弓处于近中位置，磨牙为近中关系。咬合时上颌第一恒磨牙的近中颊尖对着下颌第一恒磨牙的远中颊尖，称为轻度近中错𬌗关系。若咬合时上颌第一恒磨牙的近中颊尖对着下颌第一恒磨牙与第二恒磨牙之间，则称为完全近中错𬌗关系。近中错𬌗也称为Ⅲ类错𬌗，表现为前牙对𬌗、反𬌗或开𬌗、上颌后缩或下颌前突等（图17-3）。

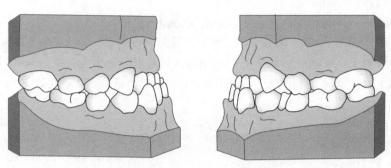

图17-3　Angle Ⅲ类错𬌗

三、矫治器

（一）定义

矫治器（appliance）是一种治疗错𬌗畸形的装置，或称正畸矫治器。它可产生作用力，或通过传递咀嚼肌、口周肌产生的功能作用力，使畸形的颌骨、错位牙及牙周支持组织发生变化，以利于牙与颌面正常生长发育。

（二）矫治器的类型

矫治器按作用目的分为矫治性、预防性和保持性三类；还可根据矫治力的来源分为机械性和功能性两类；按固位方式可分为固定矫治器和活动矫治器两类，这也是目前临床最常使用的分类方法。

1. 固定矫治器　用粘接剂粘固于牙上，患者不能自行取下，只有医生用器械才能取下。临床上常用的有方丝弓矫治器、直丝弓矫治器、舌侧矫治器。

2. 活动矫治器　附于牙或黏膜上，患者能自行随意摘戴的矫治器，如𬌗垫式矫治器、功能性矫治器、无托槽隐形矫治器。

以上按矫治器作用目的分类的矫治性、预防性和保持性矫治器，以及根据矫治力的来源分类的机械性和功能性矫治器，均可根据患者能否自行摘戴，分别归类于固定矫治器和活动矫治器范围内。

四、支抗

正畸矫治过程中，任何施于矫治牙使其移动的力必然同时产生一个方向相反、大小相同的力，而支持这种移动矫正牙引起的反作用力的情况称为"支抗"。支抗是一个提供产生牙矫治力的基础。一般在正畸治疗中，支抗部分主要是由非矫治牙组成，腭部及牙槽也可作为支抗部分。在正畸治疗过程中，希望矫治牙按需要的方向及距离移动，而作为支抗部分的支抗牙则常要求尽量不移位或仅少量移位，以保持良好的𬌗关系。

五、保持与保持器

错𬌗畸形经过矫治后，牙排列整齐，𬌗关系正常，如果不设法将它们维持在协调正常的𬌗关系和𬌗位，往往有退回到原始位置的趋势，称为复发。为了巩固牙颌畸形矫治疗效而采取的措施，叫做保持。为了使牙或颌骨稳定于矫治后的特定位置，保持临床矫治效果，需要戴用保持器防止复发。保持器分为活动保持器（removable retainer）、固定保持器（fixed retainer）和功能性保持器（functional retainer）。

（一）活动保持器

1. **标准 Hawley 保持器**　是目前临床最常用的保持器。它由双曲唇弓、一对磨牙卡环及树脂基托组成（图17-4）。

2. **Begg 环绕式保持器**　由基托及一个包埋于牙弓双侧末端磨牙远中面基托内的连续双曲唇弓组成。这种设计有利于拔牙间隙的保持。

3. **改良 Hawley 焊接式保持器**　由基托、磨牙箭头卡环以及焊接在此基础上的双曲唇弓构成，常用于拔牙病例的保持。

4. **牙正位器（positioner）**　一般用软橡胶或弹性树脂制作，上、下颌连成一个整体，覆盖所有牙列的牙冠。由于正位器体积较大，呼吸功能障碍的患者慎用。

5. **压膜保持器**　由弹性树脂制作，覆盖在所有牙列的牙冠，用于矫治后的保持，有利于咬合关系及牙位的稳定。因其美观、方便，以及对牙具有良好的固位作用，目前应用广泛（图17-5）。

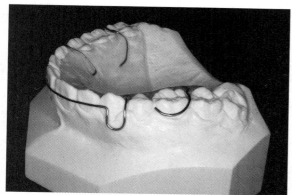

图 17-4　标准 Hawley 保持器

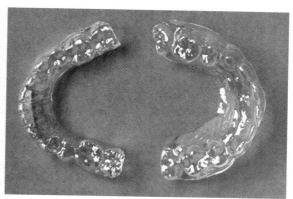

图 17-5　压膜保持器

（二）固定保持器

固定保持器是指设计和应用各种固定装置粘接在牙冠表面来进行保持，可不受患者合作因素的影响，且保持稳定、可靠，适用于需长期或终身保持的情况（图17-6）。

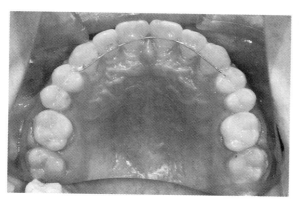

图 17-6　粘接式固定保持器

（三）功能性保持器

对于生长发育尚未结束而已经进行了功能矫治的患者，为了能充分保持已取得的骨性和功能性矫形效果，并使肌功能平衡完全建立，同时防止随着生长发育而导致错𬌗的复发，可在正畸治疗结束后选用相应的功能性矫治器作为保持器，通常用到患者生长发育基本结束为止。

Note:

第二节 佩戴固定矫治器患者的护理

固定矫治器是粘接和结扎、固定在患牙上的矫治装置,患者不能自行取下,只有正畸医生用专用器械才能取下的口内装置。戴固定矫治器的护理配合是正畸专业护士日常工作最主要的内容,主要涉及托槽、带环、颊面管粘接及结扎弓丝等的护理技能操作配合,要求护士能准确、高效地配合医生完成固定矫治器的佩戴及日常复诊护理。

一、护理评估

(一)健康史

询问患者有无鼻炎、扁桃体炎、佝偻病等与错𬌗畸形形成有关的病史,有无家族遗传史,有无内分泌功能异常、营养不良、药物过敏史等,判定其患病因素。

(二)口腔局部症状

1. 上、下颌骨及牙状况

(1)个别牙错位:个别牙偏离在牙弓的正常位置,包括牙的唇向错位、颊向错位、舌向错位、腭向错位、近中错位等。

(2)牙弓形态和牙排列异常:牙列拥挤、牙列稀疏、牙弓狭窄等。

(3)牙弓、颌骨、颅面关系异常:前牙开𬌗、面下 1/3 高度增大、下颌偏斜、上下牙弓前突、双颌前突、前牙反𬌗、下颌前突、前牙深覆𬌗等。

(4)牙替换情况:乳牙与替牙期的局部障碍,如乳牙早失、乳牙滞留、恒牙早失等。

2. 口腔不良习惯 有无咬指、咬唇、吐舌、口呼吸、偏侧咀嚼等。

(三)辅助检查

1. 实验室检查 正畸治疗前须先进行乙型肝炎、丙型肝炎、艾滋病、梅毒等传染性疾病的相关实验室检查,必要时在治疗过程中给予相应的防护措施。

2. 面部及口内照相检查

(1)正面像:可显示面部高度、左右颜面发育是否对称,以及其他面部畸形。

(2)侧面像:可显示面部高度、侧面凸度,以及下颌的斜度。

(3)口内像:可显示牙位置、牙体、牙周、牙弓及咬合情况。

3. X 线检查

(1)曲面体层片:显示全口牙发育情况及上、下颌骨情况等。

(2)头颅侧位片:通过头颅定位 X 线片进行 X 线头影测量,以了解牙与颌面软、硬组织的结构及其相互关系,确定诊断及矫治计划。

(3)颞下颌关节开、闭口位片:主要是了解颞下颌关节是否有结构上的改变及异常,检查髁突及关节凹情况。

(4)手腕部 X 线片:了解骨生长发育情况(牙颌发育与全身发育是一致的),为确定错𬌗畸形矫治的最佳时期及矫治方法提供帮助。

4. CBCT 检查 从三维角度反映组织情况,可以发现更细微的病变。三维重建能够对骨组织情况和下颌关节情况进行准确评价。

(四)心理 - 社会状况

1. 评估患者的年龄、文化程度,了解其对所患疾病和治疗知识的理解能力。

2. 评估患者个人及家庭经济状况,了解其对治疗费用的承受能力。评估患者对自身错𬌗畸形的认知情况及想要达到的效果。

3.评估患者口腔卫生状况,判断其对正畸治疗的配合度和耐受力、对日常口腔健康知识的了解程度。

4.评估患者正畸治疗的动机及合作程度。通常情况下,具有内在治疗动机的患者在临床上能较好地配合治疗。

二、治疗要点

固定矫治器一般由带环或颊面管、托槽、矫治弓丝及其他一些附件组成,具有固位良好、支抗充分、适于施加各种类型的矫治力,并有利于多数牙的移动,能有效控制牙移动的方向等特点。目前应用最为广泛的是直丝弓矫治器。

三、佩戴固定矫治器的护理配合

(一)治疗前准备

1. 常规用物 一次性检查盘(口镜、镊子、探针)、吸唾器、防护膜、口杯、三用枪、干棉球、75%乙醇棉球、凡士林棉签等。

2. 粘接托槽用物 护目镜、酸蚀剂、低速手机及矽粒子、专业托槽镊子、托槽、开口器、小毛刷、光固化正畸粘接用水门汀、调拌板及调拌刀。

3. 粘接带环用物 去带环钳、带环推子、洁治器、持针器、玻璃离子水门汀粉剂和液剂、带环、玻璃板、量勺、调拌刀。

4. 结扎弓丝用物

(1)普通托槽:持针器、细丝切断钳、末端切断钳、矫治弓丝、结扎圈或结扎丝。

(2)自锁托槽:开盖器、持针器、末端切断钳、矫治弓丝。

(二)治疗中配合

佩戴固定矫治器的护理配合见表17-1。

表17-1 佩戴固定矫治器的护理配合

操作流程	护士配合流程	配合要点和注意事项
1. 粘接托槽		
(1)清洁牙面	调节灯光,传递低速手机及矽粒子予医生清洁牙面,及时吸唾,保持术野清晰	
(2)酸蚀牙面	协助放置开口器。将酸蚀剂递予医生,酸蚀后,去除酸蚀剂注射头	切勿将酸蚀剂溅到患者的皮肤及衣物上,避免给患者带来伤害
(3)冲洗酸蚀剂	一手持吸唾器,另一手持三用枪,将牙面先用水冲净,再用气枪吹干至白垩色。及时吸唾,递干棉球用于隔湿	吸引位置要便于吸引口腔内的唾液,又不影响医生的视线及口内操作
(4)粘接	正确调拌光固化正畸粘接用水门汀至均匀细腻无颗粒的面团状。用调拌刀刀尖取适量粘接剂置于托槽底板中心后传递予医生粘接在牙的托槽定位处。依次粘接至上牙列或下牙列牙 传递光固化灯予医生进行照射固化 用探针去除多余粘接剂	
(5)光固化	为患者佩戴护目镜。根据医生习惯及时传递光固化灯,照射固化粘接部位。乙醇棉球擦拭消毒光固化灯头	

Note:

续表

操作流程	护士配合流程	配合要点和注意事项
2. 粘接带环或颊面管 （1）试戴带环	75% 乙醇棉球消毒带环后递予医生试戴，并交替传递带环推子和去带环钳予医生，试戴后用 75% 乙醇棉球再次消毒带环并吹干备用	
（2）清洁牙面	递 75% 乙醇棉球予医生	
（3）粘接带环	传递干棉球予医生协助隔湿，并及时吸唾。正确调拌增强型玻璃离子水门汀至拉丝状，将调好的材料涂抹于带环龈端 1/2 处，以医生易于操作的方向递予医生。传递带环推子、棉卷，传递探针去除多余粘接剂，协助患者漱口	粘接过程中严格隔湿，防止唾液污染 传递带环的手法和方向准确 材料的量应适宜，均匀涂布于带环底缘一周
（4）粘接颊面管	护理配合流程同托槽粘接	
（5）弓丝就位、结扎	遵医嘱传递预先准备的弓丝及末端切断钳，传递结扎丝或结扎圈，必要时传递细丝剪	

（三）治疗后护理

1. 初戴固定矫治器或复诊加力后，牙会出现轻度不适或疼痛，一般持续 3~5d，告知患者不必紧张；如出现刺激黏膜的情况可使用黏膜保护蜡保护；如果口腔黏膜被矫治器部件磨破或造成口腔黏膜溃疡，可用溃疡软膏或溃疡散等药物涂于患处；如出现严重疼痛，带环、颊面管、托槽等脱落及矫治器损坏情况，需及时与主诊医生联系。

2. 佩戴矫治器后，少吃零食，避免食用黏、硬、带核的食物，以免引起托槽、带环、颊面管等部件脱落或损坏。苹果、排骨这类食物忌用牙直接啃食，可用刀将苹果削成小块或用手将排骨上的肉撕下再食用。

3. 佩戴固定矫治器期间，应特别注意口腔卫生，养成随身携带刷牙工具的习惯。餐后及复诊前均应刷牙，去除软垢及食物残渣，预防龋齿和牙周病。建议使用正畸专用牙刷，特别强调正确的刷牙时间和方法，可使用间隙刷清理牙刷不能达到的区域。

4. 佩戴固定矫治器期间，某些运动项目会受限，一旦运动中出现面部外伤等意外情况，应及时检查口腔、牙及矫治器，发现异常要及时联系主诊医生。

第三节　佩戴活动矫治器患者的护理

活动矫治器是一种纠正错𬌗畸形的装置，可由患者自行摘戴或医生摘戴，由固位、加力和连接 3 个部分组成。

一、护理评估

同本章第二节"佩戴固定矫治器患者的护理"。

二、治疗要点

在活动矫治器的制作、佩戴及复诊时需要护士与医生的密切配合，矫治器依靠卡环和黏膜的吸附作用进行固位，可根据需要在矫治器上增加弹簧等附件，以达到矫正错𬌗的目的。

Note:

三、佩戴活动矫治器的护理配合

（一）治疗前准备

1. 常规用物　同本章第二节"佩戴固定矫治器患者的护理"。

2. 可摘正畸矫治器治疗及印模制取用物　藻酸盐印膜材料，量杯、量粉勺、托盘、调拌刀、橡皮碗、酒精灯、火柴、蜡片、咬合纸、蜡刀、技工钳、磨石、低速手机。

3. 佩戴保持器用物　低速手机、光固化灯、护目镜、剪刀、磨石、咬合纸、技工钳、麻花丝、酸蚀剂、粘接剂、调拌刀、小毛刷、避光盒。

（二）治疗中配合

活动矫治的护理配合见表 17-2。

表 17-2　活动矫治的护理配合

操作流程	护士配合流程	配合要点和注意事项
1. 戴活动矫治器		
（1）选择托盘	准备病历资料、知情同意书、X 线片等备用，根据患者牙弓的大小、形态、高低及错𬌗的类型，牙异位萌出的情况选择合适的托盘	注意核对患者基本信息
（2）制取初印模	调拌藻酸盐印模材料，盛放于托盘后传递给医生	核对材料的名称及有效期
（3）制取颌记录	如需要取颌记录，点燃酒精灯，准备蜡片，协助医生记录上、下颌关系，并将颌托凉水下冲凉，以免变形	
（4）送技工中心制作	将设计单、颌位记录及模型送技工室	
（5）佩戴矫治器	查看患者病历、核对患者信息，核对矫治器，取出并消毒备用。指导患者自行摘戴矫治器，并告知患者戴用时间、方法等相关注意事项，预约复诊时间	
2. 佩戴保持器		
（1）透明压膜保持器	治疗过程中及时吸唾，保持视野清晰	
（2）Hawley 保持器	传递剪刀予医生，修整保持器边缘。必要时传递低速手机、磨石、咬合纸、技工钳予医生	
（3）固定舌侧保持器	协助医生将舌侧保持丝粘接于牙的舌侧面	

（三）治疗后护理

1. 佩戴活动矫治器的健康指导

（1）告知患者正确佩戴活动矫治器的时间。

（2）不戴时应放置在专用盒中保存，以免压碎或丢失。

（3）摘下的活动矫治器需刷洗后重新戴入口中。

（4）切忌使用加热方式消毒，以免引起变形。

（5）初戴活动矫治器会出现说话不清现象，需要 2～3d 的适应过程。

（6）不要用舌舔玩活动矫治器，以免造成损坏。

（7）每次调整加力后均会出现牙酸痛症状，属正常现象，持续 1～2d 后会自行好转。

（8）如因佩戴活动矫治器而使局部黏膜产生压痛，有可能是矫治器不合适而造成，请及时与主诊医生联系。

2. 佩戴保持器的健康指导

（1）佩戴保持器必须严格遵从医嘱。

（2）最初的 6～12 个月，每天白天和晚上都戴用保持器。

Note：

（3）佩戴后的 12～18 个月，晚上戴用即可。

（4）佩戴后的 18～24 个月，隔日晚上戴用 1 次，直至牙稳定，完全不佩戴保持器。

（5）成人患者应延长保持时间，特殊患者的保持事宜应遵从医嘱。

第四节　佩戴隐形矫治器患者的护理

无托槽隐形矫治技术采用计算机辅助三维重建、个性化设计及数字化成形技术模拟临床矫治技术和牙的移动方式与步骤，进行可视化三维牙颌畸形的矫治，并将每个矫治阶段的三维牙颌模型进行快速激光成形，再在成形树脂模型上压制每个阶段的透明隐形矫治器。

一、护理评估

同本章第二节"佩戴固定矫治器患者的护理"。

二、治疗要点

无托槽隐形矫治器是通过一系列可摘透明牙套，不断地小范围移动牙达到矫治的目的。该矫治器美观、舒适、可摘戴、疗效可预测，近年来在临床中广泛应用。

三、佩戴隐形矫治器的护理配合

（一）治疗前准备

1. **常规用物**　同本章第二节"佩戴固定矫治器患者的护理"。

2. **制取硅橡胶印模用物**　加聚型硅橡胶印模材、硅橡胶混合枪和一次性混合头、牙列专用托盘、隔离膜。

3. **附件粘接用物**　高速手机、低速手机、隐形矫治配套钻针、抛光杯、开口器、酸蚀剂、小毛刷、粘接剂、粘接树脂、附件粘接模板、树脂充填器、光固化灯、护目镜。

4. **计算机扫描用物**　一次性口扫头、数字化口内扫描仪。

（二）治疗中配合

隐形矫治的护理配合见表 17-3。

表 17-3　隐形矫治的护理配合

操作流程	护士配合流程	配合要点和注意事项
1. 印模制取 采用"一步法"制取硅橡胶印模	1. 清洁双手，取出等量硅橡胶印膜材重体，用指尖将其充分混合、均匀揉捏成条状放入托盘内，并在牙列处按压出轻微凹槽，便于终印模存放 2. 连接注射枪，在初印模凹槽处注入终印模材料 3. 将托盘递予医生制取印模。将印模消毒后放入专用隔离袋，注明医生和患者信息	确保注射头始终没在印模材内，避免产生气泡
采用计算机数字化口内扫描制取印模 （1）核对	操作前再次核对患者基本信息、选择的隐形矫治的类型和仪器类别，协助患者取舒适体位	保证扫描仪处于备用状态 扫描仪在未使用的状态下应带上保护壳

续表

操作流程	护士配合流程	配合要点和注意事项
（2）创建病例	打开扫描仪开关，连接网络。进入登录界面登录账号，创建患者姓名，选择病例类型	开始扫描前再次核对患者姓名及医生姓名、病例类型等
（3）扫描	1. 检查患者口腔情况，安装口扫头，告知患者口扫过程中可能出现的不适，用三用枪吹干扫描区域的唾液	注意枪头下面的连接线不要缠绕弯曲
	2. 口扫顺序：下颌、上颌、咬合面、舌面、颊面、前牙切端、咬合关系	操作时动作要轻、稳，口扫顺序正确
（4）检查上传	检查数字化口内扫描的完整度，上传并存储三维模型信息后关机	关机时注意需要屏幕显示"shut down"，完全黑屏才可以拔除电源
2. 附件粘接 （1）用抛光杯清洁牙面	准备正畸粘接模板，安装钻针于牙科手机上，递予医生，协助吸唾	
（2）隔湿酸蚀	1. 将开口器递予医生 2. 将酸蚀剂挤在工作纸面，和小毛刷一起递予医生酸蚀牙面，每颗牙酸蚀30～40s。酸蚀完毕后协助用三用枪和强力吸引器管冲洗和干燥牙面，酸蚀后的牙面呈白垩色	避免酸蚀剂接触患者黏膜、皮肤和衣物；酸蚀过程中，持续用吸唾器吸引唾液，避免唾液污染已酸蚀的牙面；冲洗酸蚀剂时，应及时用强力吸引器管吸引冲洗液，减少酸蚀剂对黏膜的刺激
（3）附件充填	1. 将树脂及树脂充填器递予医生 2. 将树脂填入模板内相应的牙位处	树脂填充饱满，表面平整，不宜过多或过少
（4）光固化粘接	1. 递粘接剂及小毛刷予医生，将粘接剂涂抹于酸蚀后的牙面上，光固化5～10s。协助医生将充好树脂的模板放入口内后，光固化15s 2. 协助医生去除多余树脂及粘接剂	模板就位于牙面时加压 光固化时，灯头勿接触牙面和软组织，以免烫伤；注意遮挡患者眼睛，或为患者戴好护目镜并做好自身防护

（三）治疗后护理

1. 嘱患者每日除吃饭、刷牙外，其他时间均要佩戴矫治器，每日佩戴时间不少于20～22h。

2. 每副矫治器戴到无矫治力量，且与牙面充分贴合时应给予更换。通常建议睡前更换新矫治器，使新矫治器与牙齿在夜间先进行适应。

3. 饮用冷水或45℃以下的温水无需摘下矫治器，饮用含色素饮品或热水时应摘下矫治器，以免矫治器着色或诱发牙龋坏，或者因热饮造成矫治器变形。再次佩戴前需清水漱口。

4. 如在佩戴过程中出现摘戴特别困难，请及时联系医生。

5. 保留佩戴过的矫治器，以备复发或矫治过程中出现突发问题时使用。

6. 佩戴矫治器期间保持良好的口腔卫生习惯，以免引起牙龋坏或牙周炎等。

7. 按医嘱定期复查，如出现附件脱落、矫治器破损等情况，应及时与主诊医生联系。

（王　鸣）

思　考　题

1. 什么是错𬌗畸形？错𬌗畸形的病因有哪些？

2. 简述矫治器的概念及分类。

3. 简述保持器的概念及分类。
4. 佩戴固定矫治器的护理配合流程及健康指导有哪些?
5. 佩戴活动矫治器的护理配合流程及健康指导有哪些?
6. 佩戴隐形矫治器的护理配合流程及健康指导有哪些?

第十八章

牙及牙槽外科疾病患者的护理

18章 数字内容

―――――― 学 习 目 标 ――――――

知识目标：

1. 掌握牙拔除术的适应证与禁忌证、术后常见并发症的处理；牙拔除术的护理配合、操作技术要点和术后健康指导；牙槽突修整术的护理配合及术后健康指导。

2. 熟悉牙拔除术的基本步骤；舌系带矫正术后的语言康复训练。

3. 了解牙拔除术的定义；牙槽外科疾病病因。

能力目标：

1. 能根据患者的病情正确进行术前护理评估，实施有效健康指导；具备观察病情变化的能力，防止术中意外，减少并发症的发生。

2. 能高效配合医生完成牙及牙槽外科手术治疗，能为患者实施有效的心理疏导，缓解紧张、焦虑情绪。

素质目标：

1. 具有尊重患者的职业精神和良好的护患沟通技巧。

2. 具备临床独立判断、解决问题能力。

────────────── 导入情境与思考 ──────────────

患者，男，26岁，1周前自觉右下后牙疼痛不适，现症状缓解遂来院就诊。既往体健，无传染病史及其他慢性病史，无食物、药物过敏史。口腔检查：双侧颞下颌关节活动自如，无压痛及弹响，开口度三横指，开口型竖直向下。47唇腭侧牙龈退缩，表面黏膜无红肿破溃。

辅助检查：数字化曲面断层显示48阻生。

请思考：

1. 该患者有哪些主要的护理问题？

2. 护士应如何做好护理配合？

3. 该患者的健康指导有哪些内容？

第一节　牙拔除术患者的护理

牙拔除术是口腔颌面外科门诊最常见、最基本的治疗。牙拔除过程中可造成局部软、硬组织不同程度的损伤，产生出血、肿胀、疼痛等反应；也可引发不同程度的全身反应，加重某些全身系统疾病或诱发严重的全身并发症，对患者产生明显的心理影响。护理人员在提高工作质量的同时，还要给予患者真诚的人文关怀，提高患者配合度，避免并发症的发生。本章节重点讲解牙拔除术患者的护理。

一、概述

（一）定义

牙拔除术（exodontia）是运用全身或局部麻醉，通过手术的方法将不能再行使口腔功能的牙拔除。它是口腔颌面外科最基本、应用最广泛的手术，是某些牙病的终末治疗手段，也是治疗口腔颌面部牙源性疾病或某些相关全身疾病的外科措施。临床上常见的治疗方法包括一般牙拔除术、复杂牙拔除术和心电监护下牙拔除术。相对于一般牙拔除术，复杂牙拔除术是对存在较复杂的牙病或生长畸形的牙齿的治疗方法，包括埋伏牙、劈裂牙、死髓牙及有各种根周组织病变的残根的治疗等。心电监护下牙拔除术适用于心血管疾病患者，常因一些无法治疗的牙齿疾病或义齿修复的需要而要求拔牙，这类患者拔牙的危险程度较高，除需要安静舒适的环境、基本设备及手术器械外，还应配置相应的专用设备以及抢救药品。

（二）适应证

牙拔除术的适应证是相对的。随着口腔医学的发展，口腔治疗设备和技术的提高，口腔微生物学和药物学的进展，口腔材料和口腔修复手段的不断改进，其适应证也在逐渐变化。

1. **牙体病损**　牙体组织龋坏或破坏严重。

2. **根尖周病**　根尖病变不能用根管治疗、根尖切除等方法治愈者。

3. **牙周病**　晚期牙周病，牙周骨组织支持大部分丧失，采用常规和手术治疗已无法取得牙的稳固和功能者。

4. **牙折**　根中1/3折断的外伤牙。

5. **错位牙**　影响功能、美观、造成邻近组织病变或邻牙龋坏，不能用正畸等方法恢复正常位置者。

6. **额外牙**　可引起正常牙的萌出障碍或错位，造成错𬌗畸形者。

7. **埋伏牙、阻生牙**　引起邻牙牙根吸收、冠周炎、牙列不齐、邻牙龋坏者。

8. **滞留乳牙**　影响恒牙萌出者。

9. **治疗需要**　因正畸治疗需要进行减数的牙；因义齿修复需要拔除的牙；囊肿或良性肿瘤累及的牙。

Note:

10. **病灶牙**　引起颌骨骨髓炎、牙源性上颌窦炎等局部病变的病灶牙。

11. **颌骨骨折**　颌骨骨折线上的牙或牙槽突骨折所累及的牙,应根据牙本身的情况决定,尽可能保留。

（三）禁忌证

牙拔除术的禁忌证受全身系统状况、口腔局部情况、精神心理状况等因素的综合影响。

1. **心脏病**　以下情况应视为拔牙禁忌证或须暂缓拔牙:

（1）有近期心肌梗死病史者。

（2）近期心绞痛频繁发作。

（3）心功能Ⅲ～Ⅳ级或有端坐呼吸、发绀、颈静脉怒张、下肢水肿等症状。

（4）心脏病合并高血压者,应先治疗高血压后再拔牙。

（5）有三度或二度Ⅱ型房室传导阻滞、双束支阻滞、阿-斯综合征病史者。

2. **高血压**　血压高于 180/100mmHg 的患者,应先控制血压后再拔牙。

3. **造血系统疾病**

（1）贫血:血红蛋白低于 80g/L 并且血红细胞比容在 30% 以下者,一般不可拔牙。

（2）急性白血病患者。

（3）恶性淋巴瘤:高度恶性者预后差,应慎重拔牙。

（4）出血性疾病:血小板计数在 $100 \times 10^9/L$ 以下者应暂缓拔牙。

4. **糖尿病**　空腹血糖未控制在 8.88mmol/L 以内,且严重的糖尿病者,应暂缓拔牙。

5. **甲状腺功能亢进**　此类疾病患者病情未得到控制时不宜拔牙。

6. **肾脏疾病**　各类急性肾病均应暂缓拔牙。

7. **肝炎**　急性肝炎期间应暂缓拔牙。

8. **妊娠**　妊娠期前 3 个月拔牙易引起流产,6 个月以后拔牙可能引起早产。

9. **月经期**　处于月经期的女性凝血功能较差,牙槽可能发生代偿性出血,月经期应暂缓拔牙。

10. **感染急性期**　如冠周炎、蜂窝织炎等,拔牙可造成感染加剧或扩散,应暂缓拔牙。

11. **恶性肿瘤**　受恶性肿瘤累及的牙,如单独拔除可能会激惹肿瘤并引起扩散;放射治疗的部位短期内也不能拔牙,以免引起放射性骨髓炎。

12. **长期服用抗凝药物**　因各类疾病需长期服用抗凝药物治疗的患者,考虑停药的风险比拔牙后出血的风险更大,通常不停药,暂缓拔牙。

13. **长期肾上腺皮质激素治疗**　此类患者的机体应激反应能力及抵抗力均降低,如发生感染、手术应激等情况时,可导致危象的发生。

二、护理评估

1. **健康史**　了解患者的健康状况,询问患者有无全身系统疾病及药物过敏史,排除拔牙禁忌证;女性患者应询问是否在月经期或妊娠期;患者是否空腹等。

2. **口腔局部症状**　口腔局部有无红、肿、痛等。

3. **辅助检查**　包括 X 线检查、CBCT 检查和血常规检查。

4. **心理-社会状况**　评估患者对拔牙有无足够的思想准备,是否存在担忧、紧张心理。

三、治疗要点

（一）常用的拔牙器械

1. **一般牙拔除术常用器械**　牙龈分离器、牙挺、拔牙钳、刮匙。

2. **复杂牙拔除术常用器械**　牙龈分离器、骨膜分离器、牙挺、拔牙钳、高速手机、牙科钻针、刮匙。

Note:

（二）牙拔除术基本步骤

1. 分离牙龈　安放拔牙钳时，为钳喙插入龈沟下提供空间，防止夹伤牙龈造成牙龈撕裂。

2. 挺松患牙　以牙槽嵴为支点，用牙挺将患牙挺松。对于牢固的牙、死髓牙、牙冠有大的充填体、冠部破坏大的牙齿，可先用牙挺将牙挺松后用拔牙钳拔除。

3. 安放牙钳　选择合适的拔牙钳，保持钳喙与牙长轴一致，夹紧患牙，必须再次核对牙位。

4. 患牙脱位　拔牙钳夹紧后，使牙脱离牙槽窝的运动力主要有三种，摇动、扭转和牵引。

5. 拔牙后检查及拔牙创处理　牙拔除后，首先检查牙根是否完整、数目是否符合该牙的解剖规律。检查牙龈有无撕裂，用刮匙探查拔牙窝，检查牙槽骨是否有折断。

（三）常见并发症及处理

1. 晕厥

（1）临床表现：拔牙术中患者由于恐惧、疼痛等原因有时会发生晕厥。临床上常表现为头晕、胸闷、面色苍白、全身冷汗、四肢厥冷无力、脉搏快而弱、恶心等。

（2）处理方法：立即放平治疗椅，置患者于头低位，松解衣领，保持呼吸道通畅，给予氧气吸入等处理。晕厥患者恢复后，一般仍可继续手术。

2. 拔牙后出血

（1）分类：拔牙后出血可分为原发性出血和继发性出血。原发性出血为拔牙后当日，取出压迫棉卷后，牙槽窝仍有活动性出血。继发性出血是拔牙当时已停止出血，以后因创口感染等其他原因引起的出血。

（2）处理方法：对拔牙后出血就诊的患者，首先应注意患者的全身情况，了解出血情况，估计出血量，测量生命体征；出血量大或反复出血者应做血液学相关检查。在积极处理局部的同时，必须结合全身处理，必要时可输液、输血。残余肉芽组织、软组织撕裂等原因引起出血者，可采用搔刮、缝合的方法解决。

3. 拔牙后感染

（1）分类：常规拔牙术后急性感染少见，多为牙片、骨片、牙石等异物和残余肉芽组织引起的慢性感染。慢性感染时，患者常有创口不适；检查可见创口愈合不良、充血，有暗红色、疏松、水肿的炎性肉芽组织增生；可有脓性分泌物；X 线片常可显示牙槽窝内有高密度的残片影像。

（2）处理方法：发生拔牙后急性感染时，应切开引流脓液，并遵医嘱适当应用抗生素。慢性炎症时，彻底搔刮冲洗，去除异物及炎性肉芽组织，使牙槽窝重新形成血凝块而愈合。预防拔牙创慢性感染的要点是牙拔除后仔细检查并清理拔牙创。

4. 干槽症

（1）临床表现：拔牙 2～3d 后有剧烈疼痛，并可向耳颞部、下颌区或头顶部放射，一般镇痛药物不能止痛；拔牙窝内空虚，或有腐败变性的血凝块，腐臭味强烈。目前认为干槽症是多因素作用的结果。

（2）处理方法：局麻下彻底清创，取出腐败坏死物质直至牙槽窝清洁，用过氧化氢和生理盐水冲洗牙槽窝，将碘仿纱条填塞拔牙窝。

四、牙拔除术的护理配合

随着口腔外科微创技术的发展，高速手机已广泛应用于牙拔除术，不仅缩短了手术时间，还解决了传统拔牙法去骨、分牙时对患者创伤大、震动明显、并发症多的问题。

（一）治疗前准备

1. 常规用物　一次性口腔器械盒（口镜、镊子、探针、治疗巾）、吸唾器、避污套、无菌单、巾钳、口杯、漱口液。

2. 麻醉用品　安尔碘、棉签、麻醉药品、卡局式注射器。

3. 手术器械用物　牙龈分离器、牙挺、拔牙钳、骨膜分离器、高速手机、牙科钻针、刮匙、线剪、持针器、缝合针及缝线（可吸收或不可吸收）、刀片及刀柄。

（二）治疗中配合

以阻生牙拔除为例介绍，其护理配合见表 18-1。

表 18-1　阻生牙拔除的护理配合

操作流程	护士配合流程	配合要点及注意事项
1. 询问病史、口腔检查	核对患者基本信息，了解病史，排除拔牙禁忌证，测量血压并记录。根据需要准备影像检查申请单	护士应熟知拔牙禁忌证，防止术中意外及术后并发症的发生
2. 签署知情同意书	1. 给予患者拔牙术前指导，消除恐惧、紧张情绪 2. 准备手术知情同意书	告知患者拔牙的一般流程，特别是在使用高速手机时不能转动头部，提示患者如有不适举左手示意，避免口腔软组织切割伤
3. 清洁口腔	调节椅位为仰卧位，系治疗巾并指导患者用漱口水含漱	
4. 核对牙位	与医生共同核对患者的基本信息及患牙牙位	护士应仔细与医生核对，避免发生差错事故
5. 术区预备	1. 调节光源。使光源集中在手术视野，方便医生操作 2. 消毒口周。用 75% 乙醇消毒患者口周 3. 铺巾。检查手术包有效期，将无菌单铺于患者面部 4. 摆放器械。安装吸唾器并固定于治疗巾上，按使用顺序整齐摆放器械	手术全程应遵循无菌原则
6. 麻醉	遵医嘱抽吸麻醉药品，将其传递给医生。麻醉后传递口镜、探针予医生检查麻醉效果	严密观察患者局麻后有无不适症状，做好应急处置；操作过程中避免锐器伤
7. 手术 （1）分离牙龈 （2）切开 （3）翻瓣 （4）去骨	传递牙龈分离器 将安装好的手术刀传递给医生 传递骨膜分离器并及时吸净口内唾液、血液 医生用高速手机进行去骨操作时，护士应吸除术区血液、唾液和喷出的冷凝水，确保术野清晰	应注意禁止在患者头面部区域进行器械传递，保证动作规范、准确无误，防止器械相互碰撞导致污染；尖锐器械传递时注意避免职业暴露不同区域采用不同的吸唾方式，术区应采用触点方式吸净渗血后，立即移开，避免阻挡医生视野；口底及舌根处应采用划线式的方法。尽量避免吸唾器接触软腭及咽部黏膜，以防咽反射的发生
（5）增隙 （6）分切患牙 （7）拔出患牙 （8）处理拔牙窝 （9）缝合 （10）止血	传递高速手机 / 牙挺，并及时吸唾 同"去骨"操作 根据医生需要准备牙挺和拔牙钳，依次传递 递刮匙予医生，同时吸净口内唾液、血液 使用持针器将缝合针、线固定好传递给医生，协助医生剪短缝线，并及时吸唾 备好无菌棉球 / 纱布，嘱患者咬紧	

（三）治疗后护理

1. 清洁患者口周，协助其调整为坐位，休息 3～5min。观察无不适后协助患者下椅位到休息区，预约复诊时间。

2. 嘱患者咬紧纱卷 30min，以达到加压止血的目的。术后 1～2d 内唾液会有淡红色血丝，属于正常现象，无须处理。避免反复吸吮伤口或吐痰，以免增加口内负压，引起出血。若出现大出血应及时复诊。

3. 术后 2h 后可进食温凉软食或流质饮食，不宜进食过热、过硬的食物，防止出血及烫伤。24h 内不能刷牙漱口，以免破坏牙窝内血凝块，影响伤口愈合。24h 后进食完毕应及时漱口，保持口腔清洁，每日使用含漱液 3～4 次，预防感染。

4. 遵医嘱服用抗生素、止痛药，注意服药后有无不良反应。若出现严重肿胀、疼痛难忍、高热等不适，应及时到医院复诊。

5. 术后 24h 内，尽早对拔牙区进行间断冰敷，预防肿胀、缓解疼痛。

6. 伤口有缝合者，术后 5～7d 拆线。

7. 注意休息，勿参加剧烈运动，避免伤口开线或血凝块脱落引起出血。

第二节　牙槽外科手术患者的护理

牙槽外科手术是口腔颌面外科最基础和常用的手术，主要包括修复前外科和其他牙槽外科手术。修复前外科（preprosthetic surgery）是指为使义齿取得良好的固位和稳定，有效行使咀嚼功能的外科技术。该技术采用外科手段改造口腔软硬组织状况，为义齿修复创造理想条件，包括牙槽突修整术、上颌结节肥大修整术、唇颊沟加深术、引导骨再生术等，临床常见的是牙槽突修整术。其他牙槽外科手术包括唇系带矫正术、舌系带矫正术、口腔上颌窦瘘等。本节重点讲解牙槽突修整术、舌系带矫正术的护理配合。

一、牙槽突修整术的护理配合

（一）治疗要点

矫正牙槽突各种妨碍义齿戴入和就位的畸形；去除牙槽突区突出的尖或嵴，防止引起局部疼痛；去除突出的骨结节或倒凹；矫正上颌前牙牙槽突的前突。手术应在拔牙后 2～3 个月、拔牙创基本愈合、牙槽突改建趋于稳定时进行。对拔牙时即发现有明显骨突者，应在拔牙同时进行修正。

1. **麻醉方式**　根据手术范围，选用局部浸润或阻滞麻醉。

2. **牙槽突修整术基本步骤**（文末彩图 18-1）

（1）切口：根据牙槽突位置规划合适的切口类型。

（2）翻瓣、去骨：行骨膜下黏骨膜的全层剥离。去除骨尖、骨突、骨嵴时，可使用高速手机 / 咬骨钳。

（3）锉骨、缝合：去骨后，用高速手机 / 骨锉平整骨面，清理碎屑。过多的软组织应修剪，然后缝合伤口。

（二）护理评估

1. **健康史**　了解患者的健康情况，询问患者有无心脏病、高血压、糖尿病等系统性疾病，术前有无服用其他药物以及药物过敏史。女性患者是否在月经期、妊娠期及哺乳期。

2. **口腔局部症状**　患牙所致的疼痛、咀嚼功能障碍等，口腔局部有无红、肿、热、痛等。

3. **辅助检查**　了解 X 线检查、CBCT 检查、血常规检查的结果。

4. **心理 - 社会状况**　评估患者对手术有无足够的心理准备，是否存在焦虑、紧张情绪，了解患者对疾病的认知程度。

Note：

（三）治疗前准备

1. 常规用物　一次性口腔器械盒（口镜、镊子、探针、治疗巾）、吸唾器、避污套、无菌单、巾钳、口杯、漱口液、一次性口腔冲洗针、0.9% 生理氯化钠溶液。

2. 麻醉用品　安尔碘、棉签、麻醉药品、卡局式注射器。

3. 手术器械用物　骨膜分离器、咬骨钳、高速手机、牙科钻针、骨锉、刮匙、线剪、持针器、缝合针及缝线（可吸收或不可吸收）、刀片及刀柄。

（四）治疗中配合

牙槽突修整术的护理配合见表 18-2。

表 18-2　牙槽突修整术的护理配合

操作流程	护士配合流程	配合要点及注意事项
1. 询问病史、口腔检查	核对患者信息，了解病史，测量血压并记录	
2. 签署知情同意书	给予患者术前宣教，告知手术目的，使其做好术前心理准备，消除恐惧、紧张等情绪	告知患者手术过程中用鼻呼吸，不能随意讲话及扭动身体，如有不适举左手示意，防止器械划伤口腔软组织
3. 术区准备	1. 术区消毒、铺巾。协助医生进行口周及口内消毒，将无菌单及巾钳递给医生 2. 器械准备。调节椅位及光源，安装吸唾器并将其固定于治疗巾上，按手术顺序将器械摆放整齐	
4. 麻醉	将消毒棉签递给医生，遵医嘱抽吸麻醉药品，核对无误后，将注射器递给医生	严格遵循查对制度；了解患者当日饮食情况，告知患者进食后方可进行麻醉，防止出现虚脱等不良反应
5. 手术 （1）切开 （2）翻瓣 （3）去骨 （4）锉骨 （5）搔刮 （6）冲洗 （7）缝合	将安装好的手术刀传递给医生 将骨膜分离器传递给医生行牙龈翻瓣术以暴露术野，及时吸净口内唾液、血液 根据医生需求传递高速手机/咬骨钳进行去骨。护士应及时吸引 传递骨锉，同时协助吸引，保持术野清晰 传递刮匙给医生搔刮手术区碎骨，同时吸唾 将盛有 0.9% 生理氯化钠溶液的冲洗针传递给医生进行术区冲洗，同时吸唾 使用持针器将缝合针、线固定好传递给医生，协助医生剪短缝线，并及时吸唾	手术过程严格遵循无菌原则，防止术区感染的发生；严格按器械传递要求进行传递

（五）治疗后护理

1. 清洁患者口周，协助患者从操作位调整为坐位，休息 3～5min。观察无不适后，协助患者下椅位到休息区，预约复诊时间。

2. **出血观察及处理**　观察术区有无出血，告知患者咬纱布卷 30～60min，以达到止血的目的。术后 24h 内伤口有淡红色血丝属正常情况，若出现大量鲜红色血液，及时到医院就诊。

3. **预防感染**　术后遵医嘱按时服用抗生素，并注意服药后有无不良反应。进食后及时漱口，保持口腔清洁，预防感染。

4. **健康指导**　手术当日宜进食温凉流质饮食或软食，不宜进食过热、过硬的食物，忌辛辣刺激饮食，忌烟酒。术后术区可能出现轻微肿胀，若出现持续肿胀、疼痛难忍等不适，及时就诊；注意休息，勿参加剧烈运动；术后 7d 拆线，按时复诊。

Note：

二、舌系带矫正术的护理配合

（一）治疗要点

舌系带过短或其附着点前移，有时颏舌肌过短，两者可同时或单独存在，导致舌运动受限，严重者影响发音的准确性。在婴幼儿期因舌前伸时系带与下颌切牙切缘经常摩擦，易发生溃疡，需行舌系带矫正术。

1. 麻醉方式　选用局部浸润麻醉。

2. 舌系带矫正术基本步骤（文末彩图 18-2）

（1）切开：以舌钳或缝线通过舌中央距舌尖约 1.5cm 处，向上牵拉舌尖，使舌系带保持紧张，用刀片或线剪从舌系带中央垂直切开。切开线从前向后，与口底平行，长度 2～3cm，或切开至舌尖在开口时能接触到上颌前牙的舌面为止，如有必要可剪断颏舌肌。

（2）缝合：拉拢缝合横行切开出现的菱形创面，使之成为纵行线状的缝合创口。

（二）护理评估

1. 健康史　了解患者的健康情况，询问患者有无心脏病、高血压、糖尿病等系统性疾病，术前有无服用其他药物以及药物过敏史。

2. 口腔局部症状　评估有无红、肿、热、痛等。

3. 辅助检查　了解血常规等检查结果。

4. 心理 - 社会状况　评估患者对手术有无足够的思想准备，是否存在担忧、紧张心理及对疾病的认知程度。如为患儿需评估其配合程度。

（三）治疗前准备

1. 常规用物和局部麻醉用物　同本节"牙槽突修整术的护理配合"。

2. 手术器械用物　线剪、持针器、缝合针及缝线（可吸收或不可吸收）、止血钳、舌钳、刀片及刀柄，必要时准备开口器。

（四）治疗中配合

舌系带矫正术的护理配合内容见表 18-3。

表 18-3　舌系带矫正术的护理配合

操作流程	护士配合流程	配合要点及注意事项
步骤 1～4 同"牙槽突修整术"		
5. 切开	将安装好的手术刀传递给医生，用止血钳轻轻夹住舌系带，协助医生完成手术切口。及时吸净术区唾液、血液，保证术野清晰	严格遵循无菌原则 一般舌系带矫正术患者年龄较小，多为儿童，术中应注意患儿配合情况，适当固定其头部、四肢，防止手术过程中划伤面部
6. 缝合	将缝针线、剪刀及针持放在弯盘中传递给医生进行术区缝合	

（五）治疗后护理

1. 清洁患者面部，询问有无不适。

2. 观察伤口出血情况，如无渗血可以弃去口内压迫用的纱布。

3. 术后嘱家长勿让患儿用手牵拉、触碰伤口，避免伤口裂开、感染。

4. 局部麻醉可以使舌唇软组织暂时失去知觉，麻醉药物持续 2～3h，告知家属注意防止患儿咬伤、抠破舌唇，如出现严重咬伤及时来院就诊。

5. 术后指导家长对患儿进行语言康复训练，重点训练舌腭音及卷舌音的发音（图 18-3）。

Note:

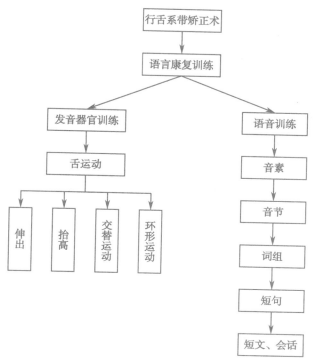

图 18-3 行舌系带矫正术患者的语言康复训练流程

（谭晓娟）

思 考 题

1. 某患者，上前牙Ⅲ度松动，需进行患牙拔除处理，护士应做哪些治疗前准备？术中有哪些注意事项？

2. 某患者，牙拔除术后发现唾液中带血，担心伤口出血不止，护士应如何对其进行健康指导？

3. 某糖尿病患者需进行牙槽突修整术，术中护理配合要点有哪些？

第十九章

种植修复患者的护理

19章 数字内容

--- 学 习 目 标 ---

知识目标：

1. 掌握牙种植的定义；种植术后并发症的临床表现；种植义齿修复后的健康指导。

2. 熟悉各类种植手术与种植义齿修复的操作流程。

3. 了解种植手术的分类及特点。

能力目标：

1. 能根据不同的种植手术对种植义齿修复患者进行正确的健康指导。

2. 能及时发现种植手术的并发症并对患者进行正确的护理。

3. 能根据操作流程进行护理配合。

素质目标：

通过学习能够理解种植修复患者的护理要求，培养学生的爱心、责任心，并树立以人为本的护理理念。

第一节　种植手术患者的护理

———————— 导入情境与思考 ————————

　　患者,男,63 岁,因右上后牙缺失 4 个月,要求种植修复。口腔检查:16 缺失,剩余骨宽度、高度不足,牙龈无红肿,邻牙无明显倾斜或移位,近、远中缺隙大小正常;口腔卫生一般,牙结石(+),软垢(+),色素(+);CBCT 检查显示剩余骨高度<5mm,颊侧骨板吸收,有缺损。其余辅助检查:血常规、肝功能、肾功能及血电解质、凝血功能正常。有吸烟史 20 余年,高血压史 5 年,长期服用“苯磺酸氨氯地平片”。T 36.5℃,P 65 次/min,R 17 次/min,BP 140/75mmHg。否认药物过敏史,否认双磷酸盐类使用史。局部麻醉下行上颌窦外提升术与二段式埋植型种植体植入术。

　　请思考:

　　1. 该患者手术前还要做哪些准备?

　　2. 护士可以指导患者掌握哪些口腔卫生知识?

　　3. 如何为该患者进行术后健康指导?

一、概述

　　牙种植(dental implant)是指将无机的异体材料锚固(anchorage)在颌骨内,为缺失牙的修复体提供支持与固定。因此牙种植包括种植体的外科植入、义齿的制作及戴入和种植修复后的维护等一系列过程。

　　口腔颌面部的种植,包括牙种植在内,统称为口腔种植(oral implant),简称为种植(implant)。

(一)牙种植体的组成

　　目前,国内外口腔种植体系统繁多,在结构、形态、组成等方面均有所不同。临床上常用的种植体系统包括 3 个主要组成部分(图 19-1),即种植体、基台(abutment)和上部结构(superstructure)。

(二)牙种植体分类

　　1. 按照种植体材料分类　主要分为纯钛牙种植体、钛合金牙种植体和陶瓷类牙种植体。

　　2. 按照植入的解剖学部位分类　主要分为骨内种植体、骨膜下种植体和穿下颌骨种植体。

　　3. 按照手术方式及受载情况分类　分为一段式种植体和二段式种植体。一段式种植体的体部、颈部及基桩融为一体,手术只需一次完成,术后立即受载。二段式种植体的基桩可拆卸,又可分为二段式埋植型和二段式非埋植型。埋植型是一期手术植入后,关闭创口,待 3~6 个月无负荷骨整合期后进行二期手术,显露种植体,安装基台。后者手术植入后,种植体冠面不埋入组织内,覆盖螺帽暴露在口腔内。

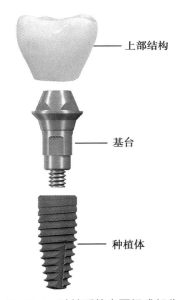

上部结构

基台

种植体

图 19-1　种植系统主要组成部分

二、护理评估

(一)健康史

　　了解患者的过敏史、用药史,是否使用抗凝药;是否患有糖尿病、高血压、心血管系统疾病;是否患有皮下紫癜或外伤后出血不止、白细胞减少等血液系统疾病;是否患有呼吸道感染、咳嗽等;是否有吸烟、酗酒习惯；女性患者是否在月经期。

（二）口腔局部症状

评估患者的张口度，是否有颞下颌关节病史；了解缺牙的部位、数量，余留牙的位置是否正常；了解口腔卫生情况，是否有牙周及口腔黏膜炎症。

（三）辅助检查

1. 实验室检查 通过血常规、血生化、凝血功能和传染病筛查等术前血液检查了解患者是否存在感染、凝血功能异常等影响种植手术的情况。

2. 影像学检查 通过全口根尖片了解缺牙区骨密度、骨小梁情况。通过全口牙位曲面体层片了解余留牙的情况，颌骨有无异常，局部颌骨的高度，拟种植区与上颌窦底部、鼻底、下颌管、颏孔等的位置关系等。通过 CBCT 检查了解颌骨的解剖结构和病理改变，测量种植区颌骨的高度、厚度、密度，清晰显示上颌窦腔内有无异常、下颌管及颏孔的准确位置。

（四）心理 - 社会状况

了解手术患者术前的心理问题及产生问题的原因，对种植修复的理解与需求，对种植手术的预后、并发症等的了解情况及其产生的压力；了解家庭成员对患者的关心及支持程度，是否有经济负担。

三、治疗要点

种植手术方式可以分为以下几种类型：根据牙拔除后种植体植入的时间可分为即刻种植、早期种植及延期种植；根据种植体植入时，种植体是埋置于软组织内还是暴露于口腔内可分为埋入式种植及非埋入式种植；根据术中是否分离黏骨膜瓣，可分为翻瓣种植术与不翻瓣种植术。

（一）即刻种植、早期种植及延期种植

根据牙拔除后种植体植入的时间可将种植手术分为即刻种植、早期种植及延期种植。①即刻种植：是指在牙拔除的同时将种植体植入牙槽窝的一种种植方式。②早期种植：分为软组织愈合的早期种植和部分骨愈合的早期种植。软组织愈合的早期种植是指软组织愈合之后，牙槽窝内具有临床意义的骨充填之前植入种植体，一般在拔牙后 4～8 周；部分骨愈合的早期种植是指牙槽窝内具有临床意义和 / 或 X 线片上的骨充填之后植入种植体，一般在拔牙后 12～16 周。③延期种植：即常规种植，是指在牙槽窝完全愈合后植入种植体，一般在拔牙后 3 个月或更长时间。

（二）埋入式种植及非埋入式种植

根据种植体植入时，种植体是埋置于软组织内还是暴露于口腔内可分为埋入式种植和非埋入式种植。

1. 非埋入式种植 愈合基台或覆盖螺丝暴露于口腔内，种植体周围软组织与骨组织具有同样长的愈合期，有利于建立良好的软组织封闭，不需要二期手术暴露种植体，可以缩短治疗周期，减少软组织损伤。但是由于非埋入式种植时种植体与口腔未完全隔离，因此要求患者必须保持良好的口腔卫生，防止愈合基台周围菌斑聚集，导致骨吸收及骨结合失败。

2. 埋入式种植 创口闭合，将种植体与口腔隔离，降低了潜在的感染风险，种植体愈合不受咬合力影响，避免了微动可能导致的骨结合失败，但需经过两次手术才能进行上部结构修复。

（1）第一期手术：第一次手术为种植体植入术，称为一期手术，是种植体固位钉植入缺牙部位的牙槽骨内，安装覆盖螺丝，黏膜缝合，种植体在密闭环境中完成骨结合的手术过程。术后 7～10d 拆线，待创口完全愈合后，原来的活动义齿基托组织面经调整缓冲后，可继续佩戴。

（2）第二期手术：种植体经过愈合期后，需行第二次手术暴露并取出覆盖螺丝，安装愈合基台，并进行必要的软组织处理，称为二期手术。二期手术可在一期术后 2～3 个月进行；如有骨劈开、植骨的患者则术后 4～6 个月，待种植体完成骨结合后进行二期手术。

（三）翻瓣种植术与不翻瓣种植术

根据术中是否分离黏骨膜瓣，可将种植手术分为翻瓣种植与不翻瓣种植。传统的种植手术需翻开种植区黏骨膜瓣，暴露骨面后进行种植，称为翻瓣种植术。种植手术仅在种植区牙槽嵴顶开窗，而不需翻开黏骨膜瓣，称为不翻瓣种植术。

四、种植体植入术的护理配合

不同类型的种植体，其种植手术过程和时间周期可存在差异。此处以两段式骨水平种植体为例，介绍其具体手术及配合过程。

（一）术前准备

1. 患者准备

（1）全身情况检查：全身情况检查主要包括血常规、出凝血时间、血糖、肝肾功能、心血管系统功能及术前传染病筛查（包括乙型肝炎、丙型肝炎、艾滋病、梅毒等）；了解患者全身情况，有无手术禁忌证。

（2）口腔准备：了解患者口腔卫生状况，术前 2～4 周进行全口牙周洁治与治疗口腔余留患牙。建议吸烟患者戒烟或减少吸烟量，术前 1 周戒酒。

（3）影像学检查：术前一般根据患者缺牙情况选择 CBCT 检查和全景片影像学检查。

2. 用物准备

（1）患者资料：准备患者的影像资料、病历等，必要时准备研究模型和外科导板，外科导板术前灭菌备用。

（2）常规手术材料：手术包（手术衣、孔巾、棉球、纱布、药杯、弯盘、器械护套、无菌手套）、吸引器连接管、注射器及注射针头、刀片、缝合针线。

（3）种植手术材料与药物：根据手术方案确定所需种植体、封闭螺丝的数量、规格型号，无菌生理盐水，局部麻醉药物，5% 碘伏。

（4）手术器械

1）种植手术专用器械：种植工具（图 19-2）：定位球钻、先锋钻、定向扩孔钻、成形钻、肩台成形钻、攻丝钻、方向测量杆、骨窝深度测量尺、种植体携带器、棘轮扳手、螺丝刀、种植手机。

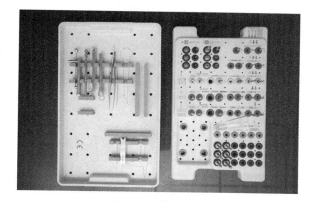

图 19-2　种植工具

2）特殊手术器械：超声骨刀及工作头、骨挤压器械、上颌窦内提升骨凿。

3）常规手术器械：口镜、拉钩、血管钳、骨膜剥离器、双头锐匙、刀柄、组织剪、线剪、持针器、组织钳、吸引器管、加压注射器、卵圆钳、开口器等。

3. 设备准备
电动吸引器、种植机、超声骨刀等设备连接电源，开启测试处于性能完好状态。

（二）术中护理配合

种植体植入手术的护理配合见表 19-1。

表 19-1　种植体植入手术的护理配合

操作流程	护士配合流程	配合要点与注意事项
1. 核对患者信息	核对患者身份，手术方式、手术部位，测量血压，必要时心电监护	记录测量结果，了解患者心理状况，给予心理支持
2. 漱口	准备漱口液 50ml，含漱 1～3min，交代注意事项	取得患者合作，交代注意事项
3. 调整体位	根据手术部位调整体位，手术过程中及时调节灯光。需要心电监护者连接心电监护仪	注意沟通，交代配合要点

续表

操作流程	护士配合流程	配合要点与注意事项
4. 消毒铺巾	换药碗内准备 5% 碘伏棉球数颗,准备治疗巾和孔巾。消毒范围上至眶下,下至上颈部,两侧至耳前	提醒患者,避免紧张。保护眼睛,避免消毒液进入
5. 麻醉	询问患者药物过敏史,按医嘱准备局部麻醉药品,查对无误后抽吸或安装麻醉药物	注意紧固针头连接处,观察用药后反应
6. 穿无菌手术衣和戴手套	准备无菌手套与手术衣,协助穿手术衣	无菌手套尺寸符合要求
7. 准备器械及整理器械台	与巡回护士连接牙科手机、马达、吸引管,马达线保护套,连接冷却水管与生理盐水,固定管线,安装手术刀片,按使用顺序整理器械,清点器械数量	调节吸引器负压;严格无菌操作,避免器械污染
8. 切开翻瓣	生理盐水湿润口唇,牵开暴露术区,递手术刀、血管钳、纱布,递骨膜剥离器,吸唾	吸唾器放置位置不影响医生操作
9. 修整牙槽骨	递刮匙或球钻去净骨表面粘连的软组织及拔牙后可能残留的肉芽组织	
10. 种植窝制备	按照手术方案制订的种植体型号选择种植工具,制备过程中协助吸唾	牵引暴露术区,防软组织误伤;全过程遵医嘱及时调节转速,充分冷却,避免灼伤骨质
(1)定位预备	先后安装更换定位大、小球钻和先锋钻	注意观察转速、冲洗水量;严格无菌操作,避免唾液进入种植窝;注意观察患者术中反应
(2)测量钻孔深度与方向	准备测量杆	吸唾
(3)逐级扩孔	逐级增大更换扩孔钻,速度逐级减慢	注意转速、扭力、旋转方向
(4)再次测量	准备测量杆	吸唾
(5)肩台制备	更换颈部成形钻	
(6)攻丝(骨质疏松者免去)	更换攻丝钻	
11. 植入种植体(图 19-3)	备携带体、种植体,确认种植体规格型号	停止冲洗,注意吸唾,避免吸唾器碰触种植体,防唾液、血液污染种植体,核对规格型号
12. 封闭种植体	准备把持器,卸下携带体,准备封闭螺丝、螺丝刀	注意螺丝刀和螺丝,防止掉落口内而误吞
13. 缝合	冲洗,准备缝针、缝线、镊子、线剪	

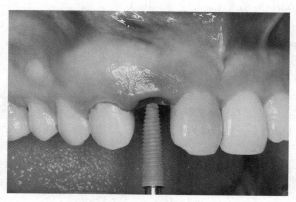

图 19-3 种植体植入

（三）手术后护理

1. 清点器械，整理用物，记录相关内容。

2. 术后即刻冰袋冷敷以免肿胀，向患者说明冷敷的方式和重要性，提高患者依从性。

3. 嘱患者手术当天术区避免刷牙，术后第 1d 避免过度漱口，仅含漱。教会患者正确刷牙、使用牙线与牙缝刷等，有效控制菌斑；教会患者正确的漱口方式。

4. 向患者介绍吸烟危害种植体健康的机制，使吸烟患者减少吸烟量或者戒烟，以减少尼古丁摄入对骨愈合的不良影响。

5. 嘱患者术后 2～3h 内避免进食，以免误咽；1 周之内宜吃温、软、稀、凉食物，尽量不饮酒，忌食过烫及辛辣刺激性食物；10d 内避免术区咀嚼，避免咀嚼硬度或韧度过大的食物。

6. 术后 1 周内避免蒸汽浴，游泳和打球等剧烈运动。

7. 术后 7～10d 拆线，临时义齿需要经医生调改后使用。

五、种植二期手术患者的护理

在一期手术时，埋入式种植的种植体在愈合期完全埋置于软组织内，需要进行二期手术，通过牙龈切口或软组织环切技术暴露并取出覆盖螺丝，安装愈合基台，引导牙周软组织愈合。

（一）术前准备

1. 患者准备

（1）影像学检查：根据需要拍摄 CBCT、曲面体层片，评价骨结合的程度；了解骨移植术后的骨再生情况、骨密度、种植体颈部骨嵴水平以及钛钉的位置等。

（2）口腔检查：检查一期手术切口愈合情况、口腔卫生情况；如为吸烟患者，了解是否已戒烟或减少吸烟数量。

2. 用物准备

（1）常规用物：消毒用品和常规手术器械同种植体植入术一期手术；无菌敷料；小孔巾；吸引器管、5ml 冲洗器、生理盐水、局部麻醉药品、注射器、针头，必要时准备缝合用物。

（2）特殊用物：合适的愈合基台及配套螺丝刀、手动扭矩扳手、牙龈环切刀、去骨钻。

（二）术中护理配合

种植二期手术的护理配合见表 19-2。

表 19-2　种植二期手术的护理配合

操作流程	护士配合流程	配合要点与注意事项
1. 核对患者信息	核对患者身份，了解植入种植体的系统与型号、数量	了解患者心理状况，给予心理支持
2. 漱口	准备漱口液 50ml，含漱 1～3min	交代注意事项
3. 消毒铺巾	按照无菌操作原则铺无菌操作台	注意沟通，取得合作
4. 局部浸润麻醉	按医嘱准备局部麻醉药品，查对无误后抽吸或安装麻醉药物，紧固针头连接处	询问患者药物过敏史，观察用药后反应
5. 切开黏骨膜或用专用环切刀切除部分黏膜	根据此步骤和术者的习惯，依次准备牙龈剥离器或牙龈环切刀	拉开口角，暴露术区
6. 去除覆盖螺丝表面新生骨组织	如果使用去骨钻，应用无菌生理盐水冲洗，以免产热	及时吸净冷却水
7. 卸下覆盖螺丝，冲洗、安装种植体基台或愈合基台	按医嘱准备合适的愈合基台	注意螺丝刀和螺丝，防止掉落口腔内而误吞
8. 修整软组织，缝合创口	传递有齿镊及夹好缝合针线的持针器	防止缝线掉落
9. 冲洗伤口	传递已抽吸的生理盐水，撤去小孔巾	吸净冲洗液，协助患者清洁面部

Note:

（三）手术后护理

1．清点器械，整理用物，记录相关内容。

2．术后即刻术区冰袋冷敷以免肿胀。

3．嘱患者手术当天术区避免刷牙，手术当天漱口时注意不要力度过大，可含漱。教会患者正确的漱口方式，正确刷牙、使用牙线及牙缝刷等，有效控制菌斑。

4．口内愈合基台保持清洁，可采用无菌棉签蘸清水后擦拭干净；若出现愈合基台松动或脱落，须及时就诊紧固或重新安装，勿自行处理。

六、种植术后并发症的观察与护理

种植术后并发症是指出现在种植手术之后、义齿修复之前的并发症。

（一）种植体术后急性感染

种植体术后急性感染的发生率虽然很低，但一旦发生，容易导致种植失败。

1．**临床表现**　术后出现种植区肿胀、疼痛、创口红肿，1～3d达高峰，可有分泌物渗出，后期可有脓肿或瘘管形成。严重时可伴有发热、淋巴结肿大、张口受限和疼痛等。有时临床症状不明显，但有明显的种植体周围骨质破坏及瘘管形成。

2．**常见原因**　手术备窝洞深，冷却不够引起骨灼伤；种植体表面或种植窝污染；邻牙或种植位点有感染灶；创口缝合时张力过大等。

3．**护理措施**

（1）术中冷却水使用4℃左右的生理盐水，注意种植机冷却水出水量。

（2）加强术中管理，避免唾液、牙结石、牙周袋的炎性分泌物污染种植窝。

（3）严格无菌操作，种植体使用专用工具拿取，避免污染。

（4）遵医嘱合理使用抗菌药物。

（5）使用抗菌漱口液含漱7～10d。

（6）规范处理种植器械。

（二）种植术后出血及皮下瘀斑

种植手术后24h内患者口内出现少许血丝为正常现象，若有持续性出血或明显的血块形成属于术后出血，应及时处理。皮下瘀斑一般在手术区域及其淋巴引流区域，术后1～2d内出现，多见于女性。

1．**常见原因**　种植术后出血及皮下淤血的病因可能是全身因素，也可能是局部创口处理不当引起。

（1）全身因素：①高血压，凝血功能障碍性疾病如白血病、血友病；②服用抗凝药物，如阿司匹林、华法林等。

（2）局部因素：①手术过程中创伤过大或止血不彻底，缝合不严密或张力过大等；②术后口腔护理不当，如漱口力度过大或过于频繁、术后经常用舌舔创缘等，造成缝线脱落或影响创缘的凝血而引起出血；③较硬食物碰伤伤口；④术后伤口感染。

2．**护理措施**

（1）术前了解患者的健康状况，是否使用全身抗凝药物，以及术前停药情况。

（2）术后嘱患者咬住棉卷或纱布30min。

（3）漱口时注意不要力度过大。

（4）创口的活动性渗血可以通过缝合予以解决，做好相应的护理。

（5）术后24h内术区冷敷，可以减少皮下或黏膜下出血。

（6）深部血肿尤其是口底血肿的早期临床表现不明显，密切观察血压、脉搏、呼吸情况。

（7）按医嘱使用全身或局部止血药物。

（三）创口裂开

1. 风险因素 创口裂开多见于拆线之后,有时没拆线也会出现创口裂开。主要风险因素有患者年龄过大、附着龈缺乏、创口感染、过渡性义齿的压迫、术区有瘢痕组织以及吸烟与酗酒等不良生活习惯等。

2. 护理措施

（1）对年龄过大、局部组织愈合能力差的人,术前加强营养,保持口腔卫生,吸烟、酗酒者戒烟戒酒。

（2）创口裂开后要加强创口清洁,使用有抗菌作用的漱口液漱口。

（3）如果裂口很大,需要拉拢缝合时,做好口腔冲洗。

（4）注意饮食,以软食为主,避免术区咀嚼。

（四）种植体骨结合不良

种植体骨结合不良是指种植体在植入后至修复前,种植体和骨组织之间的骨结合不完整,或者没有骨结合,只有纤维结合,造成种植体松动或脱落。种植体骨结合不良往往无明显不适感,或只有轻微的不适感,种植体松动是骨结合不良的重要体征。

1. 常见原因

（1）手术时降温不充分,导致预备窝洞过热引起骨坏死。

（2）种植窝洞预备过大,种植体初期稳定性差。

（3）种植窝洞制备不充分,植入种植体时扭力过大,使种植体对周围组织产生过大压力,造成周围骨坏死。

（4）种植体愈合早期负重,包括义齿基托的压迫,导致种植体周围骨吸收。

2. 护理措施

（1）种植术前积极治疗口腔内存在的各种牙周及牙体疾病,做好口腔卫生指导。

（2）协助医生制订适宜的手术方案,并配合进行精细的手术操作。

（3）按医嘱使用合适的抗菌药物。

（4）术后做好健康宣教,指导患者学习种植牙维护知识。

第二节　种植义齿修复患者的护理

种植义齿修复是将替代天然牙根的种植体通过手术方式植入颌骨,获取类似于牙固位支持的修复体。种植修复较好地弥补了传统义齿修复游离端缺失时可能对天然牙造成损伤及不稳定的缺点,对全口牙列缺失提供了更好的固位支持。

一、种植义齿上部结构和分类

种植义齿上部结构即固定于种植体上方的牙冠、固定桥或覆盖义齿修复体,修复缺失的临床牙冠,是承担种植义齿咀嚼功能的最终结构,是种植体植入的根本目的。修复体通过基台与种植体连接,并得以固定。种植义齿上部结构修复中的主要相关配件包括取模柱、种植体替代体和修复螺丝。

种植义齿的分类一般根据上部结构固位方式或缺牙数目进行分类。

（一）根据固位方式分类

1. 固定式种植义齿 固定式种植义齿上部结构通过粘接剂或专用螺丝固定于种植基台上,患者不能自行取戴。根据固位方式分为粘接固位式和螺丝固位式种植义齿。

2. 可摘式种植义齿 可以分为无牙颌种植覆盖义齿和局部种植可摘义齿。无牙颌种植覆盖义齿是通过固定于种植体上的附着体进行无牙颌义齿的支持、固位,患者可以自行取戴。局部种植可摘义齿,这类修复设计临床上极少使用。

Note:

（二）根据缺牙数目和修复方式分类

1. 单颗牙种植义齿　又称种植单冠，即在基台上直接制作全冠，可行螺丝固位，亦可行粘接固位，患者不能自行取戴。

2. 多颗牙种植义齿　按固位方式分为固定式种植义齿和可摘式种植义齿。固定式种植义齿可分为种植体支持式连冠、种植体支持式固定桥，患者不能自行取戴。

3. 无牙颌种植体支持式义齿　按固位方式分为无牙颌种植体支持式固定义齿和无牙颌种植体支持式覆盖义齿。

二、护理评估

（一）健康史

了解口腔卫生依从性，是否能正确刷牙，吸烟患者是否戒烟或减少吸烟量；了解患者种植体植入手术的时间、手术方式，是否同期做种植区骨增量术；了解患者目前的健康状况，是否患有鼻塞、咳嗽等。

（二）口腔局部症状

了解患者术后牙龈修复情况，有无不适感；口腔黏膜有无脓肿或感染，咀嚼功能是否良好。

（三）辅助检查

了解影像学检查结果，如根尖片、全景片、CBCT 检查等。

（四）心理 - 社会状况

评估手术后的心理感受，有无担心种植义齿修复的预后，担忧可能出现不适等。

三、治疗要点

种植体植入颌骨后一般需要 3～6 个月后才能进行上部结构修复，基本流程包括印模制取、修复体制作加工、修复体口内试戴等。印模制取是种植义齿修复的重要环节，是保证种植修复精确度的关键步骤。根据托盘是否开窗分为非开窗式印模制取和开窗式印模制取。

四、种植义齿修复的护理配合

以单颗牙缺失的种植义齿修复为例进行介绍，其中印模制取采用的是开窗式印模制取方法。

1. 治疗前准备

（1）用物准备

1）常规用物：口腔检查基本器械（口镜、镊子、探针治疗巾）、三用枪、吸引头、口杯、咬合纸、牙线、棉球、75% 乙醇、凡士林棉签、高速手机、低速手机、抛光钻针、比色板、镜子、手套等。

2）取模用物：硅橡胶或聚醚橡胶印模材料、藻酸盐印模材料、咬合记录材料、材料混合枪、橡皮碗、调刀等。

3）特殊用物：开窗托盘、转移杆对应系统的螺丝刀、扭矩扳手、替代体等。

4）试戴与粘固用物：玻璃离子水门汀粉和液、调拌刀、调拌板、充填树脂、充填器、光固化灯、护目镜等。

（2）核对患者姓名、修复义齿的牙位等，做好患者的心理护理。

（3）凡士林棉签润滑患者口周，根据治疗操作部位调整椅位、灯光。

2. 治疗中配合　单颗牙缺失种植义齿修复的护理配合见表 19-3。

3. 治疗后护理

（1）正确处理用物，协助清洁患者面部，消毒诊疗单元。

（2）粘接固位的患者嘱其 2h 后进食，24h 内避免患侧咀嚼；避免进食过硬、过韧食物，防止种植体受力过大。

表 19-3   单颗牙缺失种植义齿修复的护理配合

操作流程	护士配合流程	配合要点与注意事项
1. 卸下种植体上的愈合基台	准备螺丝刀，协助冲洗种植体顶端，清洁吹干种植体内部	协助吸唾，保持视野清晰，防止异物进入螺丝与种植体吻合面
2. 在种植体上安装带有固定螺丝的印模帽	核对并选取相应的印模帽，准备螺丝刀，紧固螺丝与种植体吻合，必要时拍 X 线片确认	保持种植体周围清洁，做好隔湿，防止小器械误吞
3. 试戴开窗的个别托盘，印模帽的固定螺丝从开窗处穿出	选择与患者牙弓宽度（距离牙列唇颊、舌面 2~3mm）、长度（覆盖全部牙列）、高度（覆盖牙列颈缘）合适型号的托盘	选择合适托盘，托盘开窗区对应种植区
4. 印模帽周围注射印模材料	准备印模材料注射枪	调节灯光，查看印模帽周围间隙充填情况
5. 取模，托盘就位，材料硬固前暴露印模帽固定螺丝	准备制取印模材料，装托盘，准备探针，去除螺丝表面材料（制取印模的方法见第五章第四节"一、印模制取技术"）	吸唾，防异物误吸，敏感者嘱其低头深呼气
6. 材料硬固后拧松固定螺丝，取出口内托盘	准备种植体替代体，传递螺丝刀，种植体替代体固定于印模帽上无松动	检查印模上天然基牙是否完整，种植体替代体是否固定，流动水下冲洗印模，去除血液和食物残渣，消毒印模
7. 制作人工牙龈	代型周围涂分离剂，气枪吹去多余分离剂，准备混合枪将硅橡胶人工牙龈材料注入印模相应部位	操作时枪尖贴住印模腔侧壁，围绕转移体环形注射，注意注射范围；边缘修整需待材料完全固化后
8. 灌注石膏模型	石膏材料调拌见第五章第四节"二、模型灌注技术"	模型材料高度需高于替代体 1~2mm，避免暴露替代体；防气泡
9. 修整模型	修去托盘边缘石膏，解除转移体与种植体替代体之间的螺丝	做好模型标记，防混淆
10. 将基台安装到种植体上	传递 75% 乙醇棉球清洁消毒后的愈合基台、螺丝刀	清洁吹干种植体内部，做好隔湿
11. 比色，确定修复义齿	关闭综合治疗椅灯光，传递比色板与镜子，协助比色并记录	自然光下比色
12. 核对，消毒义齿	核对修复义齿的牙位、患者姓名及牙的种类等；消毒后的修复体放治疗盘	确保义齿完好，做好信息核对
13. 试戴牙冠，检查咬合状态	传递螺丝刀，取下愈合基台，安装修复体；准备三用枪，彻底清洁吹干种植体内部；准备红色薄咬合纸，协助检查修复体的就位、固位、咬合情况	物品准备到位，用牙线检查邻接关系，协助推拉唇舌、口角等软组织，做好隔湿
14. 拍 X 线片，确定牙冠和基台精密连接	告知患者拍片目的，取得配合	解释沟通
15. 基台螺丝加力，紧固基台	准备扭矩扳手，准备基台螺丝口封闭材料	了解基台，防止小器械误吞
16. 调整咬合关系	准备好低速牙科直机和磨头	协助吸尘
17. 抛光义齿，牙冠粘接，去除基台颈部及牙冠周围多余的粘接剂	准备粘接材料、隔湿棉卷，递探针清除多余粘接剂，牙线清除邻面粘接剂，准备抛光用物	粘接剂调拌规范，符合要求，配合隔湿及时，保持牙冠干燥

（3）定期复查，一般情况下第 1 年每隔 3 个月来院复查 1 次，以后每半年至 1 年复查 1 次。当出现种植义齿或部件有松动、脱落，种植义齿崩裂、金属支架断裂及义齿折断时，及时预约复诊，请勿自行处理。

Note:

（4）保持良好的口腔卫生习惯，按时进行有效的口腔清洁，使用辅助清洁工具牙线、牙缝刷、冲牙器彻底清洁。

五、种植义齿的自我维护

1. 选择合适的种植义齿清洁工具，牙刷宜选择刷头小、含 2～3 排刷毛、刷毛细而有弹性、刷面平坦、毛端加工磨圆的牙刷；指导使用牙线、牙间隙刷，确保有效的口腔卫生清洁。

2. 保持口腔卫生，学会正确的刷牙方式，彻底刷净的同时，避免损伤牙龈或把食物残渣塞进牙间隙。

3. 养成漱口习惯，漱口能去除附着疏松的软垢，暂时减少口腔中微生物的数量，减少菌斑的形成。

4. 建议吸烟患者戒烟或减少吸烟，以降低种植体周围炎的风险。对于无法戒烟成功的患者，尽量将烟量控制在 10 支 /d 以内。

5. 定期复查，一般情况下第 1 年每隔 3 个月来院复查 1 次，以后每半年至 1 年复查 1 次。

（俞雪芬）

思 考 题

1. 试述种植体植入术的手术步骤与护理配合要点。

2. 如何做好种植义齿修复患者的健康指导？

口腔黏膜疾病患者的护理

20章 数字内容

学 习 目 标

知识目标：

1. 掌握口腔黏膜常见疾病的健康指导。

2. 熟悉口腔黏膜常见疾病的护理评估。

3. 了解口腔黏膜常见疾病的病因及治疗要点。

能力目标：

1. 能根据患者的主诉作出正确的护理评估。

2. 能正确对患者进行健康指导。

素质目标：

1. 具有良好的职业道德和职业情感及人文素养和人文关怀意识。

2. 具有发现问题、分析问题、解决问题和评判性思维能力。

口腔黏膜病（oral mucosal disease）是主要累及口腔黏膜组织的类型各异、种类繁多的疾病总称，常分为感染性疾病、溃疡性疾病、大疱类疾病、性传播疾病、全身疾病的口腔表征等。口腔黏膜病中除少数病种是由局部原因引起外，大多数口腔黏膜病的发生和全身状况有着密切的关系，并且有些口腔黏膜病损是全身疾病不同时期的一部分特征。

第一节 常见口腔黏膜感染性疾病患者的护理

一、口腔单纯疱疹

―――――――――― 导入情境与思考 ――――――――――

患儿，男，5岁8个月。7d前开始发热，最高体温达40℃，用药后体温降低，尚未完全退热。3d前开始出现口腔小水疱，牙龈红肿，口腔疼痛，拒食哭闹。

请思考：

1. 患儿的临床诊断是什么？
2. 护士应为患儿提供哪些健康指导？

口腔单纯疱疹（herpes simplex）是由单纯疱疹病毒（herpes simplex virus，HSV）所致的口腔黏膜感染性疾病。临床上以出现簇集性小水疱为特征，有自限性，易复发。

【病因与发病机制】

口腔单纯疱疹病毒感染的患者及无症状的病毒携带者为传染源，主要通过飞沫、唾液及疱疹液直接接触传播，也可以通过食具和衣物间接传染。传染方式主要为直接经呼吸道、口腔、鼻、眼结膜、生殖器黏膜或破损皮肤进入人体。

【护理评估】

（一）健康史

询问患者近期有无发热、咳嗽、咽痛等前驱症状；有无接触过该类疾病患者。

（二）口腔局部症状

1. **原发性疱疹性龈口炎** 好发于6岁以下儿童，以6个月至2岁的幼儿和儿童多见。发病前有接触单纯疱疹患者的病史。初起时常有发热、头痛、乏力等急性症状，患儿常流涎、拒食、烦躁不安、哭闹。1～3d后，口腔黏膜广泛性充血水肿，继而出现针尖大小透明水疱，并迅速破溃形成浅表溃疡，可引起大面积溃烂并造成继发感染，溃疡面上覆盖黄色假膜，局部疼痛明显，影响进食与言语，口腔卫生不佳（文末彩图20-1）。

2. **复发性疱疹性口炎** 常见于成年人，一般感染部位在口唇或接近口唇处，故又称复发性唇疱疹。病损区有刺激性灼痛、痒、张力增加等症状。损害以起疱开始，常为多个成簇的疱，一般24h后，水疱破溃、糜烂、结痂，病程约10d。愈合后不留瘢痕，可有色素沉着（文末彩图20-2）。

（三）辅助检查

病毒分离、直接检测病毒、血清学检查及组织病理学检查等。

（四）心理-社会状况

评估患儿是否能配合检查及治疗；评估家属是否理解疾病发展及治疗过程，是否存在烦躁、焦虑等心理特征。

【治疗要点】

包括口腔局部治疗、全身抗病毒治疗及支持治疗。

1. 局部治疗　口腔局部治疗可以消炎、止痛,促进愈合。为便于进食,局部可用 1%～2% 普鲁卡因溶液含漱或 1% 丁卡因涂敷创面以暂时止痛,也可用锡类散、西瓜霜等粉剂局部敷撒,促进溃疡面愈合。

2. 全身治疗　常用阿昔洛韦、板蓝根等抗病毒治疗。给予足够水分与电解质,补充维生素;保证充足的营养。

【护理要点】

（一）心理护理

安抚患儿及家属,讲解疾病相关知识,取得家属的理解及配合。

（二）治疗配合

1. 物品准备　一次性检查盘（口镜、镊子、探针）、一次性手套、棉签、纱布等。

2. 用凡士林润滑口唇,拉开口角,充分暴露病损部位,动作轻柔,避免损伤口角黏膜。

3. 协助医生局部涂布药物,药物涂布过程中用纱布隔湿,防止药物被唾液稀释。

4. 诊疗结束后正确处理用物,整理诊疗单元并进行物品表面消毒。

（三）健康指导

1. 告知局部用药后的注意事项,2h 内避免漱口、进食及饮水。

2. 宜进食富含维生素 C 和复合维生素 B 的清淡食物。

3. 避免到人群拥挤的场所,避免接触其他儿童,以防传染。

4. 保持环境通风,注意手卫生。

二、口腔念珠菌病

 ——————————————————— 导入情境与思考 ———————————————————

患者,男,35 岁。自述有长期使用抗生素史,近 5d 发现舌背部黏膜充血红肿,双颊、口角可见红色斑块。自觉口干、疼痛及烧灼感、味觉异常。

请思考:

1. 患者的临床诊断是什么?

2. 护士应为患者提供哪些健康指导?

口腔念珠菌病（oral candidosis）是由念珠菌感染所引起的口腔黏膜疾病,是人类最常见的口腔真菌感染。按其主要病变部位分为念珠菌口炎、念珠菌唇炎、念珠菌口角炎、慢性黏膜皮肤念珠菌病及艾滋病相关性口腔念珠菌病,本节主要介绍念珠菌口炎。

【病因与发病机制】

念珠菌是一种常见的条件致病菌,病原体侵入机体后能否致病,取决于其毒力、数量、入侵途径、机体的适应性、机体的抵抗能力及其他相关因素。引起人类念珠菌病的主要是白色念珠菌。

【护理评估】

（一）健康史

询问患者有无长期使用抗生素、激素的经历;是否患有免疫缺陷性疾病。

（二）口腔局部症状

念珠菌口炎（candidal stomatitis）按其主要病变部位分为急性假膜型念珠菌口炎、急性红斑型念珠菌口炎及慢性红斑型念珠菌口炎。

1. 急性假膜型念珠菌性口炎 可发生于任何年龄，多见于长期使用激素、免疫缺陷者、新生儿及衰弱者。好发于颊、舌、软腭及唇，损害区黏膜充血，有散在的白色小斑点，不久即相互融合为白色丝绒状斑片（文末彩图 20-3）。

2. 急性红斑型念珠菌性口炎 可原发或继发于假膜型念珠菌性口炎，又称抗生素口炎。主要表现为黏膜上出现外形弥散的红斑，以舌黏膜多见。严重时舌背黏膜呈鲜红色并有舌乳头萎缩（文末彩图 20-4）。

3. 慢性红斑型念珠菌口炎 损害部位常在上颌义齿腭侧面接触的腭、龈黏膜。可表现为义齿承托区黏膜充血呈点状或片状红斑和水肿，严重者伴有颗粒或乳头样增生（文末彩图 20-5）。

（三）辅助检查

涂片法、培养法、组织病理学检查等。

（四）心理 - 社会状况

评估患者的情绪、对疾病的了解及配合程度。

【治疗要点】

1. 局部药物治疗 2%～4% 碳酸氢钠溶液漱口，可抑制念珠菌生长。也可用 0.12%～0.2% 氯己定溶液冲洗或含漱，具有抗菌作用。

2. 全身抗真菌药物治疗 氟康唑为治疗白色念珠菌的首选药物，伊曲康唑对多种念珠菌均有效。

3. 支持治疗 加强营养，增强机体免疫力。对于身体衰弱、有免疫缺陷的患者，需辅以增强免疫力的治疗措施，如注射胸腺肽、转移因子等。

【护理要点】

（一）心理护理和治疗配合

见本节"口腔单纯疱疹"。

（二）健康指导

1. 告知局部用药后的注意事项，2h 内避免漱口、进食及饮水。

2. 宜进食清淡无刺激食物。

3. 长期服用抗生素的患者，建议在治疗允许的前提下，逐步停用抗生素。

4. 定期复查，不适随诊。

第二节　常见口腔黏膜溃疡性疾病患者的护理

 ———————————— 导入情境与思考 ————————————

患者，女，56 岁。长期反复发作口腔溃烂，每次持续约 1 周后自愈。查看口腔，可见 6～7 个黄点，表面有灰黄色假膜覆盖，疼痛明显，刺激时加重，影响进食及言语。

请思考：

1. 该患者的临床诊断是什么？

2. 护士应为患者提供哪些健康指导？

一、复发性阿弗他溃疡

复发性阿弗他溃疡（recurrent aphthous ulcer，RAU）又称复发性阿弗他口炎（recurrent aphthous stomatitis，RAS）、复发性口腔溃疡（recurrent oral ulcer，ROU），是最常见的口腔黏膜溃疡类疾病。女性患病率一般高于男性，好发于 10～30 岁。本病具有周期性、复发性、自限性特征，溃疡灼痛明显。

【病因与发病机制】

本病病因及发病机制尚不明确，但存在明显的个体差异。多数学者认为 RAU 的发生是机体免疫力、遗传、慢性疾病、精神心理等多种因素综合作用的结果。近年来，大量研究提示免疫因素是 RAU 最重要的发病机制。

【护理评估】

（一）健康史

询问患者近期有无上呼吸道感染、过度劳累史；有无精神紧张、生活不规律、睡眠不足等诱因；有无本病家族遗传史、有无系统性疾病及免疫缺陷功能紊乱等疾病；女性患者询问发病与月经周期有无关系；有无咬合异常及咬合损伤；询问每次病程时长，溃疡发生的部位、疼痛程度、发作频率、有无自限性及复发性等。

（二）口腔局部症状

1. **轻型复发性阿弗他溃疡**　初发时多为轻型。溃疡好发于唇、舌、颊部、软腭等无角化或角化较差的黏膜。初期为局灶性黏膜充血水肿，呈粟粒状红点，随之破溃形成圆形或椭圆形溃疡，直径小于 10mm，溃疡中央稍凹陷，上面覆盖有灰黄色假膜。疼痛明显，遇刺激时疼痛加剧，影响进食和言语。10～14d 溃疡愈合，不留瘢痕（文末彩图 20-6）。

2. **重型复发性阿弗他溃疡**　又称腺周口炎，好发于青春期。溃疡大而深，外观似"弹坑"，直径大于 10mm，周围组织红肿隆起，基底微硬，表面有灰黄色假膜或灰白色坏死组织。溃疡期持续时间较长，可达 1～2 个月或更长。疼痛剧烈，常伴有低热、乏力等全身不适症状。溃疡愈合后留有瘢痕（文末彩图 20-7）。

3. **疱疹样型复发性阿弗他溃疡**　多发生于成年女性，好发部位及病程与轻型相似。溃疡直径 2～5mm。溃疡数目多，散在分布如"满天星"。相邻的溃疡可融合成片，黏膜充血，疼痛较前两种阿弗他溃疡严重，唾液分泌增加。可伴有头痛、低热、全身不适（文末彩图 20-8）。

（三）辅助检查

检查血常规，必要时可做病理组织检查。

（四）心理 - 社会状况

患者因溃疡反复发作，影响生活及工作，常表现为痛苦、焦虑、恐惧等心理。

【治疗要点】

RAU 的治疗以对症治疗为主。治疗的目的为减轻疼痛、促进愈合、延长复发间歇期。治疗方法包括药物治疗、物理治疗、心理治疗及中医中药治疗等。

（一）局部治疗

局部用药的目的是消炎、止痛、防止继发感染、促进愈合。常用的药物有抗炎类药物、止痛类药物、促进愈合类药物、糖皮质激素类药物、局部封闭药物。

1. **抗炎类药物**　常用药物包括 0.1% 曲安西龙软膏或凝胶，0.02% 呋喃西林液、3% 复方硼砂溶液等。

2. **止痛类药物**　常用利多卡因凝胶、喷剂等。仅限在疼痛难忍，严重影响进食和生活质量时使

Note：

用,以防成瘾。

3. 促进愈合类药物　常用重组人表皮生长因子凝胶、外用溶液等。

4. 糖皮质激素类药物　常用曲安奈德口腔糊剂、地塞米松软膏、含漱液、泼尼松龙软膏等。

5. 局部封闭　对经久不愈或疼痛明显的溃疡,可做溃疡黏膜下封闭注射,有止痛和促进愈合作用。

（二）全身治疗

全身治疗有望在消除致病因素、纠正诱发因子的基础上,改变溃疡患者的发作规律,延长间歇期,缩短溃疡期,使病情得到缓解。常用的药物有糖皮质激素、免疫抑制剂、免疫增强剂等。

（三）物理治疗

激光疗法、超声波雾化疗法、微波疗法、冷冻疗法等。

（四）心理治疗

由于 RAU 患者多数担心恶变,所以适当的心理疏导十分必要。

【护理要点】

（一）心理护理

讲解疾病相关知识,减轻患者的心理负担,消除恐惧心理。

（二）治疗配合

1. 物品准备　一次性检查盘（口镜、镊子、探针治疗巾）、一次性手套、棉签、0.5% 碘伏棉球、注射器、封闭药物等。

2. 黏膜下封闭

（1）询问患者有无药物过敏史,注射前宜进食。

（2）0.5% 碘伏棉球消毒注射部位。

（3）摇匀醋酸泼尼松龙注射液,抽吸醋酸泼尼松龙注射液 1ml + 2% 利多卡因注射液 1ml + 灭菌注射用水 1ml 混匀,协助医生注射。

（4）观察注射部位有无出血现象。

3. 诊疗结束后　正确处理用物,整理诊疗单元并进行物品表面消毒。

（三）健康指导

1. 避免粗糙、硬性食物、油炸食物及过烫食物对黏膜的创伤。宜进食无刺激、富含维生素类的食物。

2. 当溃疡疼痛导致进食困难时,进食前可用利多卡因凝胶等涂布溃疡面,以减轻疼痛。

3. 保证充足的睡眠时间,提高睡眠质量。

4. 指导患者多听轻音乐,保持乐观精神,减轻压力,缓解焦虑。

5. 去除口腔局部刺激因素,如咬合错位的尖锐牙、不良修复体等,避免口腔黏膜创伤。

6. 指导患者观察并记录溃疡发生的规律,便于调整心态,减少或延缓溃疡的发生。

二、白塞病

【病因与发病机制】

本病病因及发病机制尚不明确,可能与遗传、感染、免疫异常等因素有关。

【护理评估】

（一）健康史

询问患者近期有无感染等诱因;有无本病家族遗传病史;是否患有全身免疫性疾病;全身其他部位有无类似症状。

（二）口腔局部症状

本病全身各系统均可受累，多累及口腔、生殖器及眼部。口腔病损多表现为轻型或疱疹样型口腔溃疡，症状和发作规律与复发性阿弗他溃疡类似。

（三）心理 - 社会状况

患者因反复发作，严重者影响生活及工作，常表现为痛苦、焦虑、恐惧等心理。

【治疗要点】

本病尚无有效的根治方法。治疗目的在于控制现有症状，防治重要脏器损害，延缓疾病进展。可局部及全身用药。

【护理要点】

（一）心理护理及治疗配合

见本节"复发性阿弗他溃疡"。

（二）健康指导

1. 症状表现为口腔溃疡者，其健康指导见本节"复发性阿弗他溃疡"。

2. 急性活动期应卧床休息，注意预防感冒。

3. 出现生殖器溃疡者应注意会阴部卫生，防止继发感染。

4. 及时治疗多系统、多脏器病损，若因身体不适到相应专科就诊时，应主动告诉医生曾被诊断为白塞病。

5. 定期随诊，不适复诊。

第三节 其他常见口腔黏膜疾病患者的护理

一、口腔扁平苔藓

口腔扁平苔藓（oral lichen planus，OLP）是一种常见口腔黏膜慢性炎性疾病，患病率为 0.5%～2%，好发于中年，女性多于男性，多数患者有疼痛、粗糙不适等临床症状。约 15% 的口腔扁平苔藓患者伴有皮肤病损。因口腔扁平苔藓的恶变率为 0.4%～12.5%，WHO 将其列入口腔黏膜潜在恶性疾患的范畴。

【病因与发病机制】

目前本病的病因和发病机制尚不明确，可能与免疫、精神、内分泌、感染、遗传及口腔局部刺激等因素有关。

【护理评估】

（一）健康史

询问患者近期有无精神紧张、内分泌紊乱、免疫性疾病及感染等诱因；有无本病家族遗传史；月经期是否易发病或病情加重；评估口腔内有无咬合异常，有无咬伤。

（二）口腔局部症状

病损为小丘疹连成的线状白色、灰白色花纹，白色花纹可组成网状、树枝状等多种形状。病损大多左右对称，可发生于口腔黏膜任何部位，以颊部最为多见。病损区黏膜可正常，或发生充血、糜烂、溃疡等。有粗糙、口干，烧灼感、木涩感，偶有虫爬、痒感。遇到辛辣、酸、热、咸味食物刺激时，病损部位灼痛、敏感。病损消退后，黏膜上可留有色素沉着。

1. **萎缩型（atrophic type）** 表现为上皮萎缩变薄，常伴充血性红色斑片及糜烂，患者可有烧灼感或刺激性痛等症状（文末彩图20-9）。

2. **糜烂型（erosive type）** 不规则糜烂面上覆盖淡黄色假膜，边缘充血发红，常伴有充血性红斑、白色网纹病损（文末彩图20-10）。

（三）辅助检查

临床上常结合组织病理学检查以明确诊断，必要时辅以免疫病理等实验室检查。

（四）心理-社会状况

患者因口腔糜烂等症状影响言语、进食，因皮肤部位病损导致瘙痒、脱发等影响自我形象，常表现出痛苦、焦虑、自卑、恐惧等心理。

【治疗要点】

1. **局部治疗** 去除局部刺激因素，消除感染性炎症。可使用糖皮质激素、抗真菌药物等局部涂抹。

2. **全身治疗** 可口服糖皮质激素如泼尼松，免疫抑制剂如环磷酰胺，也可进行中医中药治疗。

3. **物理治疗** 光动力治疗、激光治疗等。

4. **心理治疗** 身心调节在治疗OLP中的作用越来越受到重视。应加强与患者的沟通，详细询问病史，了解其家庭、生活、工作情况，帮助其调节心理状态。

【护理要点】

（一）心理护理

讲解疾病的相关知识，减轻患者的心理负担，帮助其调整心理状态。

（二）激光治疗LOP的护理配合

1. **用物准备** 一次性检查盘（口镜、镊子、探针治疗巾）、一次性手套、棉签、纱布、激光治疗仪、护目镜。

2. **激光治疗**

（1）用凡士林润滑口唇，拉开口角，充分暴露治疗部位。

（2）检查激光治疗仪功能，确保光纤能正常使用。

（3）根据治疗部位调节椅位及体位。

（4）患者佩戴护目镜，确定并暴露治疗部位，隔湿。

（5）调整激光治疗仪的照射频率为5～10Hz，调整能量为40～100MJ（或根据激光治疗仪厂家说明书执行），光纤距离患者口腔约1cm。

3. **诊疗结束后** 正确处理用物，整理诊疗单元并进行物品表面消毒。

（三）健康指导

1. 保持乐观精神，避免焦虑情绪，保证充足睡眠。

2. 女性患者注意观察月经周期是否规律，及时调节。

3. 患有免疫性、内分泌性、感染性等全身疾病的应及时规范治疗。

4. 避免进食辛辣、热、酸、咸等刺激性食物，戒除烟、酒等不良习惯。

5. 遵医嘱用药，定期复查，警惕恶变。

二、口腔白斑病

口腔白斑病（oral leukoplakia，OLK）是发生于口腔黏膜上以白色为主的损害，是最常见的一种斑纹类疾病。不能擦去，也不能以临床和组织病理学的方法诊断为其他可定义的损害，属于癌前病变或潜在恶性疾患范畴，不包括吸烟、局部摩擦等局部刺激因素去除后可以消退的单纯性角度过度症。

【病因与发病机制】

本病与局部长期刺激如烟草、嚼槟榔及某些全身因素有关。但目前仍有相当数量的口腔白斑病病因不明。

【护理评估】

（一）健康史

询问患者有无吸烟史，特别是有无吸旱烟、倒转吸烟、吸劣质自卷烟和口嚼烟草等习惯及持续时间；有无饮酒习惯及持续时间；有无喜食过烫或酸辣食物、嚼槟榔、咬颊部等习惯；评估患者口腔黏膜有无被锐利牙、残根残冠、不良修复体、牙结石等损害等。

（二）口腔局部症状

口腔白斑病好发于 40 岁以上的中老年男性，近年来女性患者发病率有增加趋势。可发生于口腔的任何部位，以牙龈、颊黏膜咬合线区域居多。患者可无症状或自觉局部粗糙、木涩，质地较周围黏膜硬。伴有溃疡或癌变时可出现刺激痛或自发痛。口腔白斑病分为均质型（文末彩图 20-11）和非均质型（文末彩图 20-12）两大类。均质型包括斑块型及皱纸型；非均质型包括颗粒型、溃疡型及疣状型。

（三）辅助检查

临床上常结合临床表现及组织病理学检查来明确诊断。

（四）心理 - 社会状况

本病属于癌前病变，评估患者有无焦虑、恐惧心理，讲解疾病相关知识，指导监测方法。

【治疗要点】

目前尚无根治的方法。治疗目标是缓解症状、监测和预防癌变。

1. 去除刺激因素　提倡健康的生活方式，如戒烟、戒酒、停止嚼槟榔，少食酸、辣、烫、麻等食物。

2. 药物治疗　可使用维生素 A 或维 A 酸类口服，注意药物的禁忌证。

3. 手术治疗　当去除可能的刺激因素及保守治疗 3～6 周后仍未见明显好转者，可考虑手术治疗。

4. 物理治疗　物理治疗包括光动力治疗、激光治疗、冷冻治疗等。

【护理要点】

（一）心理护理

讲解疾病相关知识，使患者正确认识本病，缓解患者的焦虑、恐惧心理。

（二）口腔白斑病病理活检的护理配合

1. 物品准备　一次性检查盘（口镜、镊子、探针治疗巾）、棉签、一次性口杯等。病理活检术的各项器械及材料。

2. 病理活检术

（1）术前给予氯己定漱口液含漱 30s。

（2）拉开患者口角，充分暴露治疗部位，用 0.5% 碘伏棉球消毒。

（3）用持针器将刀片安装于刀柄上，协助完成病理组织活检术。

（4）将病理组织浸泡于盛有 10% 甲醛溶液的标本袋内。

（5）标本袋上患者信息正确无误，标本应 2h 内送检。

（6）协助医生缝合切口，剪线。

3. 诊疗结束后　正确处理用物，整理诊疗单元并进行物品表面消毒。

Note：

（三）健康指导

1. 术后24h内勿吸吮手术切口，注意观察有无出血。术后5～7d拆除切口缝线。

2. 保持口腔卫生，饭后漱口，防止伤口感染。

3. 戒除烟、酒、嚼槟榔等不良习惯。避免进食辛辣、热、酸、咸等刺激性食物。

4. 定期随访，建议每3个月复查1次，警惕恶变。

知 识 拓 展

嚼槟榔的危害

槟榔为棕榈科植物槟榔的干燥成熟种子。国际癌症研究中心2004年将槟榔确认为一级致癌物。长期咀嚼槟榔可增加人群口腔癌风险，主要与槟榔含有的化学物质经咀嚼后形成亚硝基化合物有关，还与槟榔质硬易造成口腔黏膜机械创伤有关。

三、天疱疮

天疱疮（pemphigus）是一类严重的、慢性的皮肤黏膜自身免疫性大疱性疾病。寻常型天疱疮为最常见和严重的类型，该部分重点介绍寻常型天疱疮。

寻常型天疱疮一般为慢性起病，病损常累及口腔黏膜、皮肤、鼻腔、眼、外生殖器等部位。口腔黏膜损害最为多见，多累及中年人，儿童罕见，预后差。

【病因与发病机制】

天疱疮的病因尚未完全阐明，与遗传因素、病毒感染、环境因素如电离辐射和紫外线照射等有关系。

【护理评估】

（一）健康史

询问患者有无该病的家族遗传史；发病前有无电离辐射、紫外线等接触史；近期有无病毒感染史。

（二）口腔局部症状

寻常型天疱疮的口腔黏膜表现为反复或持续溃烂数月或数年，经久不愈，伴或不伴有皮肤起疱及溃烂。约有90%的患者在病程中出现口腔黏膜损害，多见于颊、腭、牙龈等易受摩擦的部位（文末彩图20-13）。病情严重者，口腔内难以找到外观正常的黏膜。患者咀嚼、吞咽、言语均感到疼痛及困难，可伴有非特异性口臭，唾液增多并常带有血迹。

（三）辅助检查

酶联免疫吸附测定，必要时做病理组织检查。

（四）心理-社会状况

因病程长，需要较长时间服用激素，易导致并发症的发生，患者往往表现为焦虑、恐惧，甚至不配合医生治疗。

【治疗要点】

（一）局部治疗

选择适用于口腔黏膜的糖皮质激素软膏、凝胶、糊剂，以减轻口腔糜烂面炎症。局部可使用表皮生长因子以促进糜烂面的愈合；用2%～4%碳酸氢钠液含漱预防继发性真菌感染，用氯己定溶液含漱以预防继发性细菌感染。口腔疼痛明显影响进食者，进食前可用2%利多卡因液涂擦或稀释后含漱。

（二）全身治疗

1. 糖皮质激素 治疗天疱疮的首选药物，临床上常选用泼尼松。使用中应遵循"早期应用、足量控制、合理减量、适量维持"的原则。长期使用糖皮质激素，要注意预防和减轻消化道溃疡、糖尿病等、骨质疏松等并发症。

2. 免疫抑制剂 常用硫唑嘌呤、环磷酰胺等。

3. 其他疗法 如静脉注射免疫球蛋白、血浆置换等疗法。还可采用中医中药进行治疗。

（三）全身支持治疗

【护理要点】

（一）心理护理

讲解疾病的相关知识，减轻患者的焦虑、恐惧心理。

（二）健康指导

1. 交代患者规律用药，注意观察用药后反应，及时发现并发症。

2. 长期使用糖皮质激素时，注意预防消化性溃疡、骨质疏松、库欣综合征等并发症的发生。

3. 保持充足睡眠，适当锻炼，增强体质，预防感冒及继发感染。

4. 宜进食高营养、易消化、清淡无刺激的食物。

四、多形红斑病

多形红斑（erythema multiforme，EM）又称多形性红斑或多形渗出性红斑，是一组累及皮肤黏膜及/或其他体腔黏膜的急性炎症性疾病。任何年龄都可发病，以20～40岁青壮年多见。发病急，具有自限性和复发性。黏膜和皮肤可以同时发病。病损表现形式为多种，如红斑、水疱、丘疹、糜烂等。

【病因与发病机制】

多形红斑病因尚不明确，感染、食物及药物均能诱发多形红斑。有研究显示90%的多形红斑发生与感染有关，感染因素中最常见的诱因是单纯疱疹病毒感染。

【护理评估】

（一）健康史

询问患者近期有无病毒感染史；有无使用磺胺类、非甾体抗炎药、青霉素、抗凝药、某些疫苗或生物制剂等药物史；是否为过敏体质，有无食物或药物过敏史；近期有无焦虑、精神紧张表现等。

（二）口腔局部症状

该病的病程1～4周，常在春秋季节发病，病损范围大小各异，可局限，亦可泛发，口腔黏膜病损好发于唇、颊、口底、舌、软腭等部位。病损只限于黏膜和皮肤。口腔黏膜病损可伴发皮肤病损，病损常对称散布于颜面、头颈、手掌、足背及四肢伸侧面。根据皮肤及黏膜受累情况分为轻型和重型。

1. 轻型 皮损＜体表总面积的10%，口腔黏膜可有红斑、糜烂、溃疡，唇部可有血痂形成（文末彩图20-14）。轻型多形红斑一般无全身症状。

2. 重型 口腔黏膜病损范围广泛且严重。除口腔黏膜病损外，至少还有另一部位的黏膜受累，如合并眼或外阴等处的损害。口腔黏膜充血、发红、水肿，并有大面积糜烂，易出血，有剧烈疼痛。

（三）辅助检查

血常规、病损区涂片等。

（四）心理-社会状况

本病发病急骤，口腔黏膜糜烂导致疼痛明显，严重影响进食及言语，给患者生活和工作带来极大的不便。

【治疗要点】

（一）去除致病因素

1. 详细询问患者有无对特殊食物、药物过敏史，如发现可疑致敏物质，应立即停用或避免接触。

2. 如有根尖周炎、牙周炎等口腔疾病或全身疾病时应及时进行治疗。

（二）药物治疗

轻型多形红斑可给予消炎、止痛或促进愈合类的药物，也可局部使用糖皮质激素加以治疗。重型建议全身使用糖皮质激素。

（三）支持治疗

给予高营养、高蛋白，富含大量维生素的食物，必要时进行静脉补液等。

【护理要点】

（一）心理护理

本病发病急骤，因口腔黏膜糜烂、疼痛剧烈，严重影响进食及言语。讲解疾病相关知识，告知本病有自限性，减轻患者的焦虑心理。取得理解及配合，提高疾病的治疗效果。

（二）健康指导

1. 避免接触诱发疾病的食物或药物如磺胺类、青霉素、抗凝药等。

2. 宜进食高营养、高蛋白、高维生素食物。口腔疼痛影响进食者，进食前可用 2% 利多卡因液涂抹或稀释后含漱。

3. 及时治疗全身系统性疾病及牙周炎、根尖周炎等口腔疾病。

4. 告知本病有自限性，减轻患者的焦虑恐惧心理。

5. 遵医嘱用药，全身使用糖皮质激素类药物时，注意观察有无用药并发症。

（石兴莲）

思 考 题

1. 患者，女，49 岁，长期反复发作口腔溃烂、疼痛，每次持续约 1 周后自愈。查体见舌尖、牙龈及颊部散在圆形或椭圆形溃疡，直径小于 7mm，中央稍凹陷，上面覆盖有灰黄色假膜。诊断为复发性阿弗他溃疡，请问护士应为患者提供哪些健康指导？

2. 患者，男，60 岁，自述近来感觉口腔木涩，局部粗糙，无疼痛等其他不适。查体见口底有皱纹纸样灰白色斑块，边界清楚，表面粗糙，周围黏膜正常。患者自述有长期嚼槟榔的习惯，临床诊断为口底黏膜白斑，请问：

（1）医生需要为患者进行病理活组织检查，护士需提供哪些护理配合？

（2）病理检查完毕，护士应为患者提供哪些健康指导？

3. 患者，女，32 岁。自述突发口腔糜烂 4d 来院就诊。查体见口腔黏膜充血水肿，唇、舌、口底、颊部大面积糜烂，疼痛明显，影响言语及进食，伴有轻度头痛、乏力、低热等全身不适症状。诊断为多形红斑，医嘱给予消炎、止痛及糖皮质激素治疗。请问：

（1）护士应为患者提供哪些饮食指导？

（2）使用糖皮质激素的注意事项有哪些？

口腔颌面部感染性疾病患者的护理

21章 数字内容

———— 学 习 目 标 ————

● 知识目标：

1. 掌握口腔颌面部感染的病原菌、途径及临床表现。

2. 熟悉口腔颌面部的解剖特点。

3. 了解口腔颌面部感染的临床诊断；了解口腔颌面部感染性疾病的治疗原则。

● 能力目标：

1. 能为口腔颌面部感染性疾病患者作出正确的护理诊断，实施有效的护理措施。

2. 能为口腔颌面部感染性疾病患者作出正确的健康宣教指导。

● 素质目标：

1. 具有良好的护患沟通合作技巧和尊重患者的职业精神。

2. 给予患者治疗相关的知识指导和心理指导。

第一节　概　述

导入情境与思考

　　患者，男，38岁，主诉：8d前开始左下后牙疼痛，随后出现左侧面部肿胀，自行口服抗生素治疗效果不明显，近3d左侧面部肿胀加剧。专科检查：左侧颞部、颧弓下方、咬肌区及颊部肿胀明显，皮肤色红，皮温高，肿胀区质硬，压痛明显。吞咽困难，平卧时憋气，张口受限。体温：37.8℃；脉搏：92次/min；呼吸：22次/min；血压：96/67mmHg。

　　请思考：

　　1. 该患者可能的临床诊断是什么？

　　2. 护理该患者时应关注哪些要点？

　　3. 该患者的护理问题及护理措施有哪些？

　　感染（infection）是指病原体侵入机体引起的局部或全身炎症反应。按病原体的来源，可分为内源性感染和外源性感染。病菌由体表或外环境侵入体内造成的感染称外源性感染；由原存体内（如肠道、胆道、肺或阑尾等）的病菌造成的感染称内源性感染，亦称自身感染。

　　口腔颌面部感染多为内源性感染，其特点有：

　　1. 口腔颌面部正常时即有大量的微生物存在，当遭受损伤、手术或全身抵抗力下降时会导致正常微生物生态失调的内源性或外源性感染发生。

　　2. 颜面及颌骨周围存在较多相互连通的潜在性筋膜间隙，其间隙含疏松的结缔组织（又称蜂窝组织），形成感染易于蔓延的通道。

　　3. 颜面部血液循环丰富，鼻唇部静脉又常无瓣膜，致使在鼻根至两侧口角区域内发生的感染易向颅内扩散，也被称为面部的"危险三角区"。

　　4. 面颈部具有丰富的淋巴结，口腔、颜面及上呼吸道感染，可沿相应淋巴引流途径扩散，发生区域性的淋巴结炎，特别是儿童淋巴结发育尚未完善，感染易穿破淋巴结被膜，形成结外蜂窝织炎。

　　5. 面颈部感染可以通过颈深筋膜沿气管前间隙、内脏血管隙和内脏血管后隙向颈部和纵隔扩散，形成更为广泛和严重的颈部及纵隔脓肿。

一、病原菌及感染途径

（一）病原菌

　　导致口腔颌面部感染的病原菌主要为口腔内的正常菌群，通常为金黄色葡萄球菌、溶血性链球菌、大肠埃希菌等。口腔颌面部感染多为需氧菌与厌氧菌共同致病的混合感染，此外，随着广谱抗生素的广泛应用，耐药菌株引起的感染日益趋多，如耐甲氧西林金黄色葡萄球菌（methicillin-resistant staphylococcus aureus，MRSA）、耐万古霉素肠球菌（vancomycin-resistant enterococcus，VRE）、耐万古霉素葡萄球菌（vancomycin resistant staphylococcus aureus，VRSA）等。

（二）感染途径

　　感染途径主要有以下5种：

　　1. **牙源性感染**　病原菌通过病变牙或牙周组织进入体内发生感染。牙在解剖结构上与颌骨直接相连，牙髓及牙周感染可向根尖、牙槽突、颌骨以及颌面部蜂窝组织间隙扩散。

　　2. **腺源性感染**　面颈部淋巴结既可继发于口腔、上呼吸道感染，引起炎症改变；又可通过淋巴结被膜向周围扩散，引起筋膜间隙的蜂窝织炎。

　　3. **损伤性感染**　继发于颌面部损伤后的感染。

4. **血源性感染**　机体其他部位的化脓性病灶通过血液循环引起的口腔颌面部化脓性病变。

5. **医源性感染**　医务人员操作时未严格遵守无菌技术造成的继发性感染。

二、临床表现

按病原菌的不同，口腔颌面部感染可分为非特异性感染（化脓性感染）和特异性感染两大类，后者是由结核分枝杆菌、梅毒、放线菌等特异性病原菌引起的感染，其临床表现和治疗均有别于化脓性感染。以下是化脓性感染的临床表现：

（一）局部表现

1. **急性期**　局部表现为红、肿、热、痛和功能障碍，引流区淋巴结肿痛等典型表现，但其程度因感染发生的部位、深浅、范围大小和病程早晚而有差异。炎症累及咀嚼肌部位，导致不同程度的张口受限；病变位于口底、舌根、咽旁，可有进食、吞咽、语言障碍，严重者会压迫气道，导致呼吸梗阻，甚至危及生命。腐败坏死性蜂窝织炎的局部皮肤弥漫性水肿，呈紫红色或灰白色，有明显凹陷性水肿，由于组织间隙有气体产生可触及捻发音。

2. **慢性期**　正常组织破坏后被增生的纤维组织代替，因此局部形成较硬的炎性浸润块，并出现不同程度的功能障碍。有的脓肿形成后未及时治疗而自行溃破，则形成长期排脓的窦（瘘）口。当机体抵抗力减弱或治疗不彻底时，慢性感染可再度急性发作。

（二）全身表现

由于细菌毒力及机体抵抗力不同，口腔颌面部感染临床表现有轻重之分。局部反应轻微的炎症可无全身症状；局部炎症反应较重的，全身症状也较明显，包括畏寒、发热、头痛、全身不适、乏力、食欲减退、尿量减少，舌质红、苔黄及脉速等。严重感染伴有败血症或脓毒血症时，可发生中毒性休克。慢性炎症患者多表现为局部炎症久治不愈，长期排脓或反复发作，可伴有持续低热。因长期处于慢性消耗状态，患者可表现为全身衰弱、营养不良以及不同程度的贫血。

三、诊断

根据发病因素、临床表现，结合影像学和实验室检查可作出诊断。

炎症初期，感染区域主要表现为红、肿、热、痛和功能障碍，是诊断局部感染的基本依据。形成脓肿后，波动试验是临床诊断浅部脓肿的主要方法。深部脓肿，尤其是位于筋膜下层的脓肿，一般很难查到波动感，但压痛点比较明显，按压脓肿区的表面皮肤常出现不能很快恢复的凹陷性水肿，可用穿刺法以协助诊断，必要时借助 B 超或 CT 等行辅助检查，明确脓肿的部位及大小。

脓液涂片及细菌培养可确定细菌种类，必要时做细菌敏感试验，以选择合适的抗菌药物。X 线片对颌骨骨髓炎的诊断、病变范围、破坏程度及形成死骨的部位等能提供可靠的依据。

四、治疗要点

根据感染的严重程度和患者机体抵抗力选择全身和局部治疗措施，改善患者的一般状况，尽早去除感染因素及局部病灶。

（一）局部非手术治疗

在急性炎症期，可采取局部非手术治疗，促进炎症的局限和消散。保持局部清洁，减少局部活动，避免不良刺激，例如面部疖、痈应严禁挤压；颌面部间隙感染应减少说话和咀嚼，以防感染扩散。急性期局部外敷中草药可起到散瘀、消肿、止痛或促进炎症局限的作用；已有局限倾向时，可促使炎症消散或加速形成脓肿及排脓。

（二）局部手术治疗

针对已经形成脓肿的病例，可采取手术联合局部冲洗换药治疗，术中清除病灶，并彻底开放脓肿引流通道。

Note：

1. 脓肿切开引流术　炎性病灶已化脓并形成脓肿，或脓肿已自溃而引流不畅时，都应进行切开引流或扩大引流术。切开引流可使脓液和腐败坏死物迅速排出体外；解除局部疼痛、肿胀及张力，以防发生窒息（如舌根部、口底间隙脓肿）；预防感染向颅内和胸腔扩散或侵入血液循环，并发海绵窦血栓性静脉炎、脑脓肿、纵隔炎、菌血症等严重并发症；颌周间隙脓肿引流，以免并发边缘性骨髓炎。

2. 清除病灶　由牙源性感染引起的炎症治疗好转后，应积极治疗病灶牙。如有病灶牙存在，则炎症常不易彻底控制，并可能反复发作。颌骨骨髓炎应在急性期好转后，及早进行死骨及病灶清除术。

（三）全身治疗

全身治疗包括抗菌药物的合理使用及全身支持治疗。

1. 应用抗菌药物　制订行之有效的、合理的个体化用药方案；诊断为细菌性感染者，根据指征应用抗菌药物；尽早查明感染病原，根据病原种类及细菌药物敏感试验结果选用抗菌药物；按照药物的抗菌作用特点及其体内过程特点选择用药。

2. 支持治疗　保证患者有充足的休息和睡眠，保持良好的免疫防御能力；维持体液平衡；给予营养支持。

第二节　智齿冠周炎患者的护理

智齿冠周炎（pericoronitis）是指智齿（第三磨牙）萌出不全或萌出受阻时，牙冠周围软组织发生的炎症。智齿根据位置分为上颌智齿和下颌智齿，临床中以下颌智齿冠周炎较为多见，因此本节主要介绍下颌智齿冠周炎患者的护理。

一、病因与发病机制

在人类种系发生和演化过程中，随着食物种类的变化，带来咀嚼器官的退化，造成颌骨长度与牙列所需长度的不协调。下颌第三磨牙位于牙弓的最后面，也是口腔内最晚发育、最后萌出的牙。因萌出位置不足，可导致不同程度的阻生。智齿萌出过程中，牙冠可部分或全部被龈瓣覆盖，龈瓣与牙冠之间形成较深的盲袋，食物及细菌极易嵌塞于盲袋内。盲袋内易细菌滋生、繁殖，加之冠部牙龈常因咀嚼食物而损伤，形成溃疡。当全身抵抗力下降、局部细菌毒力增强时可引起冠周炎的急性发作。智齿冠周炎是口腔颌面外科常见的感染类疾病，主要发生在 18～30 岁智齿萌出期的青年人和伴有萌出不全、阻生智齿的患者。

二、护理评估

（一）健康史

评估患者下颌智齿的生长位置、萌出情况；冠部牙龈有无肿胀、损伤；女性患者是否在孕期、生理期；近期有无消耗性疾病、全身衰竭或糖尿病的病史；有无药物过敏史等。

（二）口腔局部症状

冠周炎常分为慢性冠周炎和急性冠周炎。

智齿冠周炎常以急性炎症形式出现。急性智齿冠周炎初期，一般全身无明显反应，患者自觉患侧磨牙后区肿胀不适，当进食咀嚼、吞咽、开口活动时疼痛加重。如病情急性发展，局部可呈自发性跳痛或沿耳颞神经分布区产生放射痛，若炎症侵及咀嚼肌时，可引起肌的反射性痉挛而出现不同程度的张口受限，甚至出现"牙关紧闭"。由于口腔不洁，出现口臭、舌苔变厚、患牙龈袋处有咸味分泌物溢出。如炎症较重，患者可伴有不同程度的畏寒、发热、头痛、全身不适、食欲减退及便秘。

口腔局部检查，多数患者可见智齿萌出不全。智齿周围的软组织及牙龈发红，伴有不同程度的肿胀。龈瓣边缘糜烂，有明显触痛，或可从龈袋内压出脓液。病情严重者，炎性肿胀可波及腭舌弓和咽侧壁，伴有明显的开口困难。化脓性炎症局限后，可形成冠周脓肿，有时可自行破溃。

（三）辅助检查

1. 探针检查　可触及未萌出或阻生的智齿牙冠存在。

2. 实验室检查　显示白细胞总数稍有增高，中性粒细胞比例上升。

3. X线片检查　可帮助了解未全萌出或阻生牙的生长方向、位置、牙根的形态及牙周情况；在慢性冠周炎的X线片上，有时可发现牙周骨质阴影（病理性骨袋）的存在。

（四）心理-社会状况

1. 心理状况　智齿冠周炎的疼痛刺激较强，并伴有不同程度的面部肿胀，患者常表现不同程度的紧张和焦虑。

2. 社会状况　评估患者的家庭状况、教育背景和对疾病的认知程度。

三、治疗要点

智齿冠周炎在发病初期，仅有轻微的症状，常被患者忽视而延误治疗，致使炎症迅速发展甚至引起严重的并发症，因此早期诊断、及时治疗非常重要。

在急性期应以消炎、镇痛、冠周冲洗、切开引流、增强全身抵抗力的治疗为主。当炎症转入慢性期后，若为不可能萌出的阻生牙则应尽早拔除，以防感染再次发生。

（一）冠周冲洗

智齿冠周炎的治疗以冠周冲洗，清除龈袋内食物碎屑、坏死组织和脓液为主。常用生理盐水、1:5 000高锰酸钾溶液、0.1% 氯己定液等反复冲洗龈袋，至溢出液清亮为止。擦干局部，用探针蘸2%碘伏、碘甘油或少量碘酚液入龈袋内，每日1～3次，并用温热水等含漱剂漱口，保持口腔卫生。

（二）切开引流

如龈瓣附近形成脓肿，应及时切开引流，必要时放置引流条。

（三）全身治疗

根据局部炎症及全身反应程度和有无其他并发症，选择抗菌药物及全身支持疗法，并注意休息、进流质饮食。

（四）冠周龈瓣切除术

当急性炎症消退，对有足够萌出位置且牙位正常的第三磨牙，可在局麻下切除智齿冠周龈瓣，以消除盲袋。

（五）下颌智齿拔除术

下颌智齿牙位不正，无足够萌出位置，相对的上颌第三磨牙位置不正或已拔除者，以及为避免冠周炎的复发，均应尽早予以拔除。

知 识 拓 展

妊娠期智齿冠周炎

智齿冠周炎在妊娠期的发病率较常人高出数倍，因为孕期内分泌激素的变化以及孕妇未注意口腔卫生，特别是妊娠后期，胎儿生长发育快，易造成孕妇贫血，营养相对不良，很容易引起冠周炎。妊娠期间如发生冠周炎，不但严重影响妊娠期间女性的生活质量，用药情况也会间接影响胎儿的发育。因此在备孕前进行专业的口腔疾病检查，及时发现阻生智齿，尤其是有冠周炎病史的智齿，应尽早拔除。

四、护理诊断与护理措施

智齿冠周炎患者的护理诊断与护理措施见表21-1。

Note:

表 21-1　智齿冠周炎患者的护理诊断与护理措施

常见护理诊断 / 护理问题	护理措施	措施依据
疼痛 与炎症反应有关	1. 抽吸冲洗液,协助医生冲洗龈袋至无脓性分泌物流出	去除龈袋内致炎因素,减轻炎症引起的疼痛
	2. 如形成冠周脓肿,协助医生切开引流	引流脓液,减轻冠周牙龈张力
	3. 遵医嘱给予止痛药物缓解疼痛,并观察用药后反应	评估止痛效果
	4. 指导患者进食高热量、高蛋白流质或半流质饮食	减少咀嚼和张口引起的疼痛
	5. 保持环境安静舒适,避免不良刺激	增加患者舒适感
有感染扩散的危险 与感染未及时控制有关	1. 局部炎症及全身反应较重时,遵医嘱应用抗菌药物,观察用药后反应	抗菌药物可抑制或杀灭细菌等致病菌
	2. 严密观察患者生命体征变化和颌面部肿胀情况,一旦发现体温高于 38.5℃、颌面肿胀明显等,应及时通知医生给予对症处理	及时发现感染扩散的症状并干预
知识缺乏:缺乏智齿冠周炎相关知识	1. 告知患者冠周炎的发病原因和早期治疗的重要性及预防相关知识	提高患者对疾病的认知水平,减轻紧张焦虑
	2. 指导患者每日用温开水或漱口液漱口。待炎症消退后及时拔除病灶牙,避免复发	保持口腔清洁,消除感染灶,避免再次感染

第三节　口腔颌面部间隙感染患者的护理

　　口腔、颜面、颈部的解剖结构,均有致密的筋膜包绕,筋膜之间,有数量不等而又彼此连续的疏松结缔组织填充。根据解剖结构和感染常见部位,将其分为不同的间隙。感染多为需氧菌和厌氧菌引起的混合感染,也可为葡萄球菌、链球菌等引起的化脓性感染,或厌氧菌等引起的腐败坏死性感染。由于解剖部位各异、感染来源和病原菌不同,以及感染涉及间隙的多少不一,各间隙感染的发病机制和临床表现有所区别,但治疗要点和护理措施大致相同,以下就颌面部间隙感染的临床特点及治疗护理原则进行叙述。

一、病因与发病机制

(一)眶下间隙感染

　　眶下间隙位于眶下方、上颌骨前壁与面部表情肌之间。间隙中有从眶下孔穿出的眶下神经、血管以及眶下淋巴结。眶下间隙感染多来自上颌牙齿根尖化脓性炎症和牙槽脓肿。

(二)颊间隙感染

　　颊间隙有广义和狭义之分。广义的颊间隙指位于颊部皮肤与颊黏膜之间颊肌周围的间隙。狭义的颊间隙指咬肌与颊肌之间的一个狭小筋膜间隙,颊脂垫位于其中,此间隙亦称为咬颊间隙。颊间隙借血管、颊脂垫及脂肪结缔组织,与颞下间隙、颞间隙、咬肌间隙、翼下颌间隙、眶下间隙相通,成为感染相互扩散的通道。颊间隙感染常来自上、下磨牙的根尖脓肿或牙槽脓肿穿破骨膜,侵入颊间隙所致。

(三)颞间隙感染

　　颞间隙位于颧弓上方的颞区,借颞肌分为颞浅与颞深两个间隙;借脂肪结缔组织与颞下间隙、咬肌间隙、翼下颌间隙、颊间隙相通。常由咬肌间隙、翼下颌间隙、颞下间隙、颊间隙感染扩散引起。

(四)颞下间隙感染

　　颞下间隙位于颅中窝底。该间隙中的脂肪组织,上颌动静脉,翼静脉丛,三叉神经上、下颌支的分支,分别与颞、翼下颌、咽旁、颊、翼腭等间隙相通;还可借眶下裂、卵圆孔和棘孔分别与眶内或颅内通连,借翼静脉丛与海绵窦相通。可从相邻间隙,如翼下颌间隙等感染扩散而来;也可因上颌结节、卵圆孔、圆孔阻滞麻醉时带入感染;或由上颌磨牙的根尖周感染或拔牙后感染引起。

（五）咬肌间隙感染

咬肌间隙位于咬肌与下颌支外侧骨壁之间,借颊脂垫、咬肌神经及血管,与颊、翼下颌、颞、颞下等间隙相通。咬肌间隙感染为最常见的颌面部间隙感染之一,主要来自下颌智齿冠周炎,下颌磨牙的根尖周炎、牙槽脓肿。

（六）翼下颌间隙感染

翼下颌间隙位于下颌升支内侧骨壁与翼内肌外侧面之间,借蜂窝组织与相邻的颞下、颞、颊、下颌下、舌下、咽旁、咬肌等间隙相通;感染经颅底血管、神经还可通入颅内。常见为下颌智齿冠周炎及下颌磨牙根尖周炎症扩散所致。

（七）舌下间隙感染

舌下间隙位于舌和口底黏膜之下,下颌舌骨肌及舌骨舌肌之上。舌下间隙后上与咽旁间隙、翼下颌间隙相通,后下通入下颌下间隙。下颌牙的牙源性感染,口底黏膜损伤、溃疡以及舌下腺或下颌下腺导管的炎症均可引起舌下间隙感染。

（八）咽旁间隙感染

咽旁间隙位于咽腔侧方的咽上缩肌与翼内肌和腮腺深叶之间。咽旁间隙与翼下颌间隙、颞下、舌下、下颌下及咽后诸间隙相通。血管神经束上通颅内,下连纵隔,可成为感染蔓延的途径。感染多为牙源性,特别是下颌智齿冠周炎所致。

（九）下颌下间隙感染

下颌下间隙位于下颌下三角内,周界与下颌下三角相同,间隙内包含下颌下腺和下颌下淋巴结。该间隙向上经下颌舌骨肌后缘与舌下间隙相续;向后内毗邻翼下颌间隙、咽旁间隙;向前通颏下间隙;向下借疏松结缔组织与颈动脉三角和颈前间隙相连。因此,下颌下间隙感染可蔓延成口底多间隙感染。多见于下颌智齿冠周炎、下颌后牙根尖周炎、牙槽脓肿等牙源性感染或下颌下淋巴结炎的扩散。

（十）颏下间隙感染

颏下间隙位于舌骨上区,为以颏下三角为界的单一间隙。此间隙借下颌舌骨肌、颏舌骨肌与舌下间隙相隔。两侧与下颌下间隙相连,感染易相互扩散。多来自于淋巴结炎症。下唇、颏部、舌尖、下颌前牙及牙周组织的淋巴回流可直接汇于颏下淋巴结,故以上区域的各种炎症、溃疡、损伤等均可引起颏下淋巴结炎,然后继发颏下间隙蜂窝织炎。

（十一）口底多间隙感染

口底多间隙感染可来自下颌牙的根尖周炎、牙周脓肿、骨膜下脓肿、冠周炎、颌骨骨髓炎的感染扩散等。当口底多间隙感染没有得到及时控制时,感染可沿颈深筋膜间隙向下扩散至颈部甚至到达纵隔,形成更为严重的颈部多间隙感染或纵隔脓肿。

脓性颌下炎

脓性颌下炎又称路德维希咽峡炎,是指以厌氧菌、腐败坏死性细菌为主引起的弥漫性口底蜂窝织炎,多由免疫力低下者的牙源性感染引起。该病发展迅速,可短期内波及颈上部、颌下及口底多个间隙,导致患者吞咽、语言功能障碍,可引起双舌症和严重气道阻塞。护理该类患者时应重点关注气道通气状况、全身情况及对症支持处理。积极切开脓肿引流可迅速缓解呼吸道梗阻,也可减轻全身中毒症状。

Note：

二、护理评估

（一）健康史

评估患者近期有无未彻底治疗的牙病、颌骨骨髓炎、舌下腺感染等感染病史；有无外伤史等诱发因素；有无消耗性疾病、全身衰竭、免疫力低下和糖尿病病史；有无药物过敏史等。

（二）口腔局部症状

化脓性炎症的急性期，局部表现为红、肿、热、痛和功能障碍、引流区淋巴结肿痛等典型症状，炎症累及部位不同也会产生不同的局部症状。

1. **气道通气状况评估** 评估患者是否存在呼吸困难，是否出现"三凹征"；评估口底软组织肿胀情况，是否对气道产生堵塞、压迫。

2. **肿胀评估** 感染区域组织肿胀程度、肿胀区域皮温、肿胀范围、肿胀区域质地及肿胀的进展。

3. **疼痛评估** 进行疼痛评分。

4. **张口受限** 感染部位不同会造成不同程度的张口受限。

（三）辅助检查

1. **波动感检查** 炎症局限形成脓肿后，波动感是诊断浅部脓肿的重要特征。

2. **穿刺检查** 对于深部脓肿可通过穿刺法确定有无脓肿及脓肿所在具体部位。

3. **B 超或 CT 检查** 确定脓肿部位及大小，可引导行深部脓肿穿刺或局部药物注入。

4. **X 线检查** 确定病灶牙位置及是否存在骨感染。

5. **脓液涂片及细菌培养** 确定细菌种类，做细菌敏感实验，指导临床合理用药。

6. **实验室检查** 一般可见白细胞计数明显升高，但重度感染或大量使用抗生素的情况下，白细胞计数可无明显增加，但有中毒颗粒及核左移出现。判断患者是否存在电解质紊乱、低蛋白血症。

（四）心理 - 社会状况

1. **心理状况** 颌面部间隙感染病情进展较快，局部及全身症状严重，甚至威胁生命。由于患者缺乏疾病相关知识，可出现紧张、焦虑、恐惧、烦躁，需要心理安慰和疏导。

2. **社会状况** 评估患者的教育背景、婚姻及家庭情况、工作环境和对疾病的认知水平等。

三、治疗要点

（一）局部治疗

炎性病灶已化脓并形成脓肿时应尽早行脓肿切开引流术；牙源性感染在治疗好转后应去除病灶牙。

（二）全身治疗

全身支持治疗和抗菌药的合理使用。

四、护理诊断与护理措施

口腔颌面部间隙感染患者的护理诊断与护理措施见表 21-2。

表 21-2 口腔颌面部间隙感染患者的护理诊断与护理措施

常见护理诊断 / 护理问题	护理措施	措施依据
有窒息的危险 与感染导致肿胀挤压气道有关	1. 严密观察患者的呼吸频率、节律、深浅度，重点监测血氧饱和度，判断是否存在呼吸困难和低氧血症	及时发现呼吸困难
	2. 及时清除气道分泌物，如存在气道受压引起的呼吸困难，及时通知医生并协助进行气管内插管或气管切开；口底肿胀明显的患者，应观察其舌体活动度，如果出现舌体僵硬、运动受限，患者烦躁，呼吸短促，不能平卧，甚至出现"三凹征"，此时有窒息的风险，应立即手术治疗	保持气道通畅

Note:

续表

常见护理诊断/护理问题	护理措施	措施依据
潜在并发症:中毒性休克、脓毒血症、深静脉血栓、海绵窦血栓性静脉炎、转移性脓肿、发热	1. 严密监测生命体征变化,并观察其是否出现并发症的先兆表现;检测C反应蛋白(CRP),判断细菌感染的严重程度;感染致卧床的患者应给予双下肢空气压力波护理或使用弹力袜,预防深静脉血栓的发生;活动受限的患者可在护士指导下进行床上活动	判断炎症进展情况,是否向邻近组织扩散,早期发现并发症先兆,及时通知医生给予处理
	2. 遵医嘱应用抗生素时,应严格把握间隔时间、滴速。用药期间加强巡视,观察患者用药后的反应,发现异常及时和医生进行沟通。静脉补钾的患者需注意输注速度;对于血糖高的患者,遵医嘱在补液方案中加入胰岛素,并监测用药后的血糖值	控制感染
	3. 如出现并发症,遵医嘱给予对症治疗和全身支持治疗	减轻并发症的症状,维持体液和电解质平衡
	4. 定时监测体温变化并记录;给予冰袋降温、酒精擦浴、温水浴、降温贴等物理降温措施,必要时遵医嘱应用解热药物,并观察用药反应	及时发现体温变化,降低体温,避免体温过高对机体造成伤害;若体温过低,也应及时上报
	5. 对于呼吸道分泌物多、卧床且活动能力差的患者,应给予定时翻身拍背,鼓励患者床上活动	避免发生肺炎
疼痛 与炎症反应有关	1. 尽快完善术前准备,协助医生完成脓肿切开引流术	缓解肿胀引起的张力性疼痛
	2. 术后每日评估并记录疼痛的分值;对于疼痛评分高的患者应遵医嘱给予相应的止痛措施	为止痛药物的使用提供临床依据
营养失调:低于机体需要量 与吞咽困难、摄入过少、感染导致机体处于消耗状态有关	1. 术后可给予全流质高蛋白、高营养、高维生素饮食;糖尿病患者给予糖尿病饮食;低蛋白的患者可补充优质蛋白;肿胀致无法吞咽的患者应给予鼻饲饮食	感染性疾病是一种高消耗疾病,根据病情补充营养素有助于疾病的快速康复
	2. 制订患者每日入量计划并记录每日进食量	每日评估患者进食量,确保每日进食量满足机体需要量
知识缺乏:缺乏口腔颌面部间隙感染疾病相关知识	耐心向患者解释病情及治疗护理计划,鼓励患者说出感受,减轻焦虑	提高患者对疾病的认知,减少因知识缺乏引起的紧张和焦虑

(刘 蕊)

思 考 题

1. 患者入院诊断为"口底多间隙感染",该患者术前护理评估内容有哪些?

2. 患者右下后牙反复肿痛,根据临床表现如何判断是否为智齿冠周炎?

3. 患者已于全麻下行"左咬肌间隙感染脓肿切开引流术",术后患者的护理诊断与护理措施有哪些?

4. 当医生诊断患者为"智齿冠周炎",且有感染扩散的危险时,护理措施有哪些?

牙颌面畸形和颞下颌关节疾病患者的护理

22章　数字内容

学 习 目 标

- 知识目标：
  1. 掌握牙颌面畸形、颞下颌关节脱位、颞下颌关节强直患者的护理诊断及护理措施，颞下颌关节紊乱患者的护理评估。
  2. 熟悉牙颌面畸形、颞下颌关节脱位、颞下颌关节强直患者的护理评估，牙颌面畸形、颞下颌关节疾病患者的治疗要点。
  3. 了解牙颌面畸形、颞下颌关节疾病的病因及发病机制。
- 能力目标：
  1. 能正确进行护理评估，具备观察病情变化、进行临床思维的能力。
  2. 能提供有效的护理措施，能进行相应的康复及功能训练指导。
- 素质目标：
  1. 具有良好的护患沟通技巧和尊重患者的职业精神。
  2. 具备人文关怀和积极促进患者康复的健康素养。

第一节　牙颌面畸形患者的护理

———————————— 导入情境与思考 ————————————

　　患者，女，20岁，主诉：咬合不佳5年余。入院诊断为下颌发育过度。入院后，睡眠差。在全麻下行"双侧下颌升支矢状劈开旋转摆正后退术加双侧下颌骨部分切除术加颏成形术加右侧下颌角修整术"，术后口外敷料加压包扎，间断冰袋冷敷72h，口内行颌间牵引固定，安置负压引流。术后第1d，患者口饲流质饮食，当天进食不足200ml流质，伤口肿胀，不愿下床活动。术后第7d恢复良好并出院。

　　请思考：

　　1. 术前应采取哪些方法做好患者心理护理，减轻患者术前焦虑症状？

　　2. 简述该患者术前护理要点？

　　3. 该患者术后主要的护理诊断有哪些？护理措施是什么？

———————————————————————————————————

　　牙颌面畸形（dento-maxillofacial deformities）是一种因颌骨生长发育异常引起的颌骨体积、形态结构以及上、下颌骨之间及其与颅面其他骨骼之间的位置失调，表现为颜面形态异常、咬合关系错乱与口颌系统功能障碍，又称为骨性错𬌗（skeletal malocclusion）畸形。国内外流行病学调查资料显示，人群中约40%有错𬌗畸形，其中约5%为颌骨发育异常引起的牙颌面畸形。以研究和诊治牙颌面畸形为主要内容的学科称为正颌外科学（orthognathic surgery）。采用手术矫治颌骨发育畸形由Hullihen于1848年创用，直至19世纪末到20世纪初才在欧洲及北美得到发展。我国在20世纪50年代尝试外科手术矫治颌骨发育畸形，20世纪80年代开始外科与口腔正畸科联合治疗。20世纪90年代后采用牵张成骨（distraction osteogenesis，DO）与正颌外科治疗相结合，把牙颌面畸形的治疗推向一个新的发展阶段。牙颌面畸形不但影响面容美观，造成牙颌功能障碍，更重要的是影响患者的全身发育及心理健康。本章主要介绍牙颌面畸形患者正颌外科治疗的护理。

【病因与发病机制】

　　牙颌面畸形是指个体在颌面生长发育过程中，受先天性（遗传性）或后天性（获得性）因素，或者两者联合作用所致的一类颌骨生长发育畸形。

【护理评估】

（一）健康史

　　询问患者有无鼻炎、扁桃体炎、佝偻病等，有无家族遗传史。有无高血压、心脏病、血液病等。了解患者心肺功能、凝血功能、是否感冒、女性患者月经是否来潮等。

（二）口腔局部症状

　　牙颌面畸形往往存在于颅与颌，𬌗与颌以及上、下颌骨之间的三维空间关系异常。常见的颌骨发育畸形主要包括发育过度和发育不足两大类。可单独或同时发生在上颌骨及下颌骨，可以是对称性的或非对称性的。

　　1. 颌骨发育过度畸形　主要包括前后向发育过度畸形、上下（垂直）向发育过度畸形、左右（横）向发育过度畸形。

　　2. 颌骨发育不足畸形　主要包括前后向发育不足畸形、上下（垂直）向发育不足畸形、左右（横）向发育不足畸形。

　　3. 牙源性错𬌗畸形　可表现为多种类型，如上颌前牙伴牙槽前突、下颌前牙伴牙槽前突、牙排列拥挤、错位等。

4. **双颌畸形** 以上畸形同时存在于上、下颌骨的复合性牙颌面畸形。

5. **不对称牙颌面畸形** 指侧方偏离中线大于 3mm 者,大多伴有咬合偏斜。

6. **继发性牙颌面畸形** 在出生后的生长发育期,因各种疾病、外伤等引起的获得性牙颌面畸形。

(三)辅助检查

1. **全身检查**

(1)常规检查:包括体温、血压、脉搏等。

(2)心肺功能检查:心电图、胸部 X 线检查等。

(3)实验室检查:血常规、血生化、尿常规、便常规等。

2. **专科检查**

(1)颌面部外形与功能检查:主要检查面部比例是否匀称。还需对咀嚼肌和面、唇肌的功能,颞下颌关节、下颌运动等口颌系统功能进行检查。

(2)口腔内检查:重点关注牙咬合关系、牙周健康、有无牙缺失及阻生齿等。

(3)头颅影像学检查:包括全口牙位曲面体层片、头颅侧位定位片和头颅正位定位片,以及 CT 扫描和三维重建等。

(4)颌面及牙摄影:用于资料的记录和治疗前后的对比。

3. **X 线头影测量分析** 用于协助诊断,明确畸形的特征,进行方案设计、疗效预测和评价。主要是侧位定位片的分析。

(四)心理 - 社会状况

评估患者和家属对疾病的理解及预期效果;对正畸 - 正颌外科联合治疗的配合和耐受力;对治疗相关知识的掌握程度以及对手术风险的承受能力等。

【治疗要点】

牙颌面畸形的治疗原则可归纳为"形态与功能并举,外科与正畸联合"。形态与功能并举就是必须同时兼顾容貌外形的协调匀称与口颌系统功能的正常,包括牙体、牙周组织的健康与咬合关系以及颞下颌关节功能的稳定等。目前,通过颌面外科与口腔正畸联合治疗的方法可以达到以上目标。牙颌面畸形患者的治疗必须按照严格的治疗程序进行,才能获得最佳预期效果,具体治疗程序如下。

1. **术前正畸治疗(preoperative orthodontics)** 为成功实施正颌外科手术做准备。

2. **正颌外科手术** 正确的术前设计和对预定方案的顺利实施是保证手术成功的重要条件。精确的骨切开术是确保手术成功的关键。

3. **术后正畸与康复治疗** 术后正畸治疗(postoperative orthodontics)的时间以骨组织基本愈合,颌骨关系处于相对稳定的时期开始。通常术后 4~5 周可开始正畸治疗及康复训练。

4. **随访观察** 术后应定期随访检查牙颌关系出现的变化。术后正畸治疗一般在 6~12 个月内完成。正畸治疗完成后还应仔细观察 4~6 周。治疗结束后最好定期复查。

【护理诊断与护理措施】

1. 牙颌面畸形患者术前护理诊断与护理措施见表 22-1。

表 22-1 **牙颌面畸形患者术前护理诊断与护理措施**

常见护理诊断 / 护理问题	护理措施	措施依据
自我形象紊乱 与手术有关	加强护患沟通,介绍疾病相关知识	帮助患者积极应对
焦虑 与担忧手术及术后效果有关	介绍同种病例术后恢复期的患者与其交流;告知患者手术相关知识及术后可能出现的情况,并教会患者应对的方法	相似患者的成功经历有利于消除患者的焦虑;了解相关知识及应对方法,有利于提高患者治疗的自信心

Note:

2. 牙颌面畸形患者术后护理诊断与护理措施见表 22-2。

表 22-2　牙颌面畸形患者术后护理诊断与护理措施

常见护理诊断 / 护理问题	护理措施	措施依据
潜在并发症：呼吸道梗阻与手术、术后伤口渗血、呼吸道分泌物增加有关	1. 体位：对于神志尚未清醒的患者，应采用平卧位 6h，头偏向一侧；待完全清醒后可采取半卧位	有利于防止误吸；防止面部肿胀，减轻缝线张力，促进伤口引流
	2. 密切观察呼吸功能：注意观察呼吸的频率、节律，监测血氧饱和度，一般要求血氧饱和度维持在 95% 以上。关注患者面色变化及主诉	呼吸功能的有效监测有利于发现潜在的呼吸道梗阻早期表现
	3. 保持呼吸道通畅：及时有效地清除口腔和呼吸道内的分泌物；鼓励患者深呼吸和咳嗽；必要时行雾化吸入；注意观察口底肿胀情况，防止因出血导致的呼吸道梗阻的发生	由于手术、麻醉插管都在口腔内进行，颌面部血管丰富，组织疏松，术后口内伤口和咽喉部充血水肿明显，发生呼吸道梗阻的危险性较大。及时湿化气道、清除分泌物，鼓励咳嗽，有利于畅通呼吸道，防止痰液阻塞气道
潜在并发症：切口出血与手术有关	1. 术后应加压包扎伤口	加压包扎可起到压迫止血的作用
	2. 保持负压引流通畅，严密观察术后引流液的量、颜色和性状。观察伤口有无渗血、渗液及肿胀情况，其中下颌骨手术应观察患者口底、舌体及颌下区是否肿胀，伤口有无出血等；上颌骨手术应观察患者咽后壁有无出血和渗血等。一旦发现有出血迹象，应进行加压包扎，肌内注射或静脉输入止血药，必要时应手术探查止血	负压引流液的颜色、量、性状可反映切口积血、积液的情况；口底及局部肿胀情况可反映切口是否有异常渗出
语言沟通障碍与术后颌间固定、牵引等致语言表达困难有关	术前可教会患者一些固定的手势表达基本需要，或通过书面形式进行交流，如：准备纸和笔、小黑板或通过手机短信、微信等方式进行交流	提供便捷的工具有利于有效沟通
有感染的危险与手术有关	1. 患者术前 3d 戒烟，并教会患者有效咳痰方法，学会床上使用大小便器	减少术后呼吸系统感染及泌尿系统感染的发生
	2. 术前 3d 用漱口液漱口，术晨认真刷牙，清洁口腔。术前 30min 再次用漱口液含漱至少间隔 5min	术前保持口腔清洁有利于减少术后切口感染的发生
	3. 术晨建立静脉通道，并在术前 0.5~1h 预防性使用抗菌药物	合理有效地使用抗菌药物是预防术后切口感染的有效措施
	4. 注意观察体温变化。若体温超过 38℃，可遵医嘱给予物理降温或肌内注射退热药物等对症处理，同时进行针对性治疗	由于手术创伤的反应，手术后患者体温略微升高，变化在 0.5~1℃，一般不超过 38℃。术后 1~2d 体温逐渐恢复正常，如果术后 3~6d 患者体温降至正常后突然升高或一直发热，并伴有术区红、肿、热、痛等症状，疑有伤口继发感染的可能
	5. 加强口腔护理。每次进食后，用 0.9% 氯化钠液 250ml 左右冲洗口腔，再用含氯漱口液漱口每日 3 次，必要时借助棉签等彻底清除牙上的软垢、食物碎屑、牙菌斑等	术后因张口受限、咀嚼困难，有时伴有伤口渗血，以致漱口不便，口腔冲洗法有利于保持口腔清洁，避免切口感染

续表

常见护理诊断/护理问题	护理措施	措施依据
疼痛 与手术有关	1.遵医嘱静脉输入药物来减轻患者术后肿胀,并通过留置镇痛泵或肌内注射止痛药物缓解疼痛 2.采用早期局部冷敷等辅助方法减轻术后疼痛,如术后当日立即开始冷敷,冷敷时间一般不超过 3d,此方法无任何不良反应,但应注意防止患者冻伤 3.可通过转移注意力、听音乐等方法减轻疼痛	术区肿胀和疼痛是术后最常见的并发症。药物控制、冷敷、转移注意力等可有效减轻患者面部肿胀、疼痛的发生
营养不良 与术后伤口疼痛、进食方式改变有关	指导患者通过口饲管或鼻胃管进食营养均衡、富含维生素的流质饮食。每次进食量约为 100~300ml,每次间隔 2~3h	有效的营养摄入有利于保证患者机体的热能与营养,促进康复
知识缺乏:缺乏出院后自我护理的知识	1.饮食指导 (1)鼓励患者多补充营养丰富、清淡的流质饮食,如豆浆、牛奶、鸡汤等 (2)术后 1~3 个月内禁忌辛辣刺激、过烫的食物,如火锅、辣椒等 (3)术后 1~3 个月内禁忌当归、红花、枸杞、川芎等中药 (4)禁忌易过敏的食物,如海鲜、热带水果等 2.口腔卫生指导 教会患者清洁口腔的方法,保持口腔清洁 3.活动指导 术后 3~6 个月避免剧烈活动、挤压碰撞患处 4.手术后洗头、洗澡最好分开,水温不宜过高,洗澡时间不宜过长,一般 15~20min 左右 5.康复指导 告知患者张闭口与咀嚼功能的训练方法 6.指导患者定期复查 出院一般 3 个月、7 个月、12 个月后复诊,如有不适,随时就诊	出院后正确的居家护理及随访复诊有利于减少并发症,促进康复

第二节 颞下颌关节疾病患者的护理

导入情境与思考

患者,女,38 岁,主诉:半年前出现张口费力,咀嚼硬物时出现双侧关节酸胀,近来因张口明显受限,影响进食,开闭口时有弹响声。入院后患者精神状态一般,睡眠、饮食较差。完善术前准备于全麻下行"双侧颞下颌关节盘复位锚固术",术后创口加压包扎,外部弹力套包扎,留置负压引流管 2 根,间断冰敷 24h,术后进食、睡眠均较差,患者疼痛剧烈,情绪不稳。

请思考:

1.该患者的术后护理问题有哪些?

2.如何做好术后护理?

Note:

颞下颌关节是颌面部具有转动(rotation)和滑动运动(gliding movement)的左右联动关节,是人体最复杂的关节之一，具有咀嚼、吞咽、言语和表情等功能。咀嚼和吞咽运动时，关节要承受压力；言语和表情时，关节运动又需要非常灵活，因此，颞下颌关节的解剖结构既稳定又灵活。本节主要介绍颞下颌关节疾病中较为常见的疾病——颞下颌关节紊乱病（temporomandibular disorders，TMD）、颞下颌关节脱位（dislocation of temporomandibular joint）和颞下颌关节强直（temporomandibular joint ankylosis）的护理。这些疾病会影响颞下颌关节的正常生理功能，颞下颌关节强直还可影响颌面部的正常发育，造成口腔颌面部畸形，甚至引起阻塞性睡眠呼吸暂停（obstructive sleep apnea，OSA）。

一、颞下颌关节紊乱病

颞下颌关节紊乱病是指累及颞下颌关节或咀嚼肌系统，具有疼痛、弹响、张口受限等相关临床症状的一组疾病的总称。多为功能紊乱，可发展为关节结构紊乱，甚至出现器质性破坏。颞下颌关节紊乱病是最常见的颞下颌关节疾病，也是口腔颌面部常见的疾病之一，好发于青年、中年，以20～30岁最常见。

【病因与发病机制】

颞下颌关节紊乱病的病因目前尚未完全阐明，病因学说较多。多数学者认为本病是在多因素相互作用下发生的，一般认为与精神心理因素、𬌗因素、免疫学因素、关节负荷过重、解剖学因素等有关。

【护理评估】

（一）健康史

仔细询问患者有无药物过敏史、家族史、手术史；家族中有无肥胖、打鼾者；了解患者的全身及精神状况；咀嚼习惯、饮食种类、夜磨牙、不受控制地打哈欠、不良姿势等生活习惯；𬌗干扰、牙尖早接触、创伤𬌗等𬌗因素。

（二）口腔局部症状

1. 下颌运动异常　包括开口度异常（过大或过小）；开口型异常（偏斜或歪曲）；开闭口运动中出现一过性、间歇性锁结（关节绞锁）。

2. 疼痛　开口和咀嚼运动时关节区或关节周围肌肉群出现疼痛。

3. 弹响和杂音

（1）弹响音：即开口运动中有"咔、咔"的声音，多为单音，有时为双音，可复性关节盘前移位时可出现这类弹响。

（2）破碎音：即开口运动中有"咔叭、咔叭"的破碎声音，多为双声或多声，关节盘穿孔、破裂或移位可出现这类杂音。

（3）摩擦音：即在开口运动中有连续的似揉玻璃纸样的摩擦音，骨关节病的骨、软骨面粗糙可出现这类杂音。

4. 其他伴随症状　头痛、耳病（包括耳闷、听力下降、耳鸣等）、眼病以及吞咽困难、言语困难、慢性全身疲劳等。

（三）辅助检查

1. X线平片　可发现关节间隙改变和骨质改变。

2. 关节造影　可发现关节盘移位、穿孔，关节盘附着的改变以及软骨面的变化。

3. 关节内镜　可以直接获取颞下颌关节的组织结构图像，发现疾病的早期改变，对颞下颌结构紊乱进行确诊。

4. 电子计算机体层摄影（computer tomography，CT）　用于鉴别诊断。

5. 磁共振成像（magnetic resonance imaging，MRI）　检查关节盘和翼外肌病变，有利于病变的定位。

Note：

6. **实验室检查** 生化检查,血、尿、便常规检查。

7. **心电图、胸部X线片检查** 检查心脏功能和肺部有无异常。

(四)心理-社会状况

了解患者的心理、经济及社会支持状况;患者对疾病、手术方式等的认识程度。

【治疗要点】

以保守治疗为主,采用对症治疗和消除或减弱致病因素相结合的综合治疗。保守治疗无效,严重影响患者的生活质量才选用关节镜手术治疗。

【护理诊断与护理措施】

颞下颌关节紊乱病患者常见护理诊断与护理措施见表22-3。

表22-3 颞下颌关节紊乱病患者常见护理诊断与护理措施

常见护理诊断/护理问题	护理措施	措施依据
焦虑 与疾病的长期性及对生活的影响有关	做好心理疏导,给予心理支持。告知患者治疗方法以及手术的目的和必要性,使其对疾病有正确的认识,积极配合治疗	消除或减弱心理因素对疾病的影响
疼痛 与疾病引发的器质性破坏或肌痉挛有关	1. 保守治疗患者给予局部热敷、针灸、按摩和理疗等方法减轻疼痛 2. 手术治疗患者 (1)术后取半卧位,伤口局部加压包扎5～7d (2)术后遵医嘱使用止痛药或止痛泵,注意用药反应 (3)术后可间断冷敷72h,每次15～20min,间隔至少30min	有利于伤口引流,减轻头面部肿胀,减轻疼痛
进食障碍 与张口、闭口受限有关	术后进食流食2周,半流食1周,软食1周,逐步过渡到普食	合理有效的进食方式有利于促进患者进食
语言沟通障碍 与张口、闭口受限有关	加强护患沟通,教会患者一些固定的手势表达需要,或通过书面形式进行交流,如准备纸和笔、小黑板或通过手机短信、聊天软件等方式进行交流	帮助患者积极应对
关节运动功能障碍:与张口、闭口受限有关	1. 术后早期关节运动功能训练至关重要。指导患者术后8～12h逐步开始关节运动功能训练,每日5次,每次5～10min。训练内容包括开闭口、前伸、后退及左右侧方运动训练 2. 使用吊颌绷带加磨牙橡皮垫或颌间牵引患者,术后1周内,应限制下颌运动,拆线后开始做张口训练	积极协助患者进行功能锻炼,促进颞下颌关节功能的恢复
知识缺乏:缺乏疾病病因、治疗的相关知识及出院后护理知识	1. 介绍疾病及治疗有关知识 2. 居家饮食指导 (1)鼓励患者补充营养丰富、清淡的流质饮食2周,半流食1周,软食1周,1个月后过渡到普通饮食 (2)术后半年内注意避免食用坚硬食物,避免偏侧咀嚼 (3)禁烟、酒及刺激性食物	使患者了解疾病及相关治疗、居家护理、功能锻炼、复诊的相关知识,积极促进康复

续表

常见护理诊断/护理问题	护理措施	措施依据
知识缺乏：缺乏疾病病因、治疗的相关知识及出院后护理知识	3. 行为知识指导 （1）对患者进行疾病预防知识教育，消除或减弱发病因素 （2）纠正不良生活习惯，避免长期伏案、低头等 4. 关节保护指导 （1）避免过度寒冷刺激，天气转凉时用热毛巾热敷患处 （2）保护关节，避免外部创伤 5. 功能恢复指导 （1）张口训练6个月以上，巩固效果 （2）咀嚼肌康复训练：第一周患者缓和主动用力、尽量大张口。逐渐加大训练开口的幅度，每天4～5次，每次2～3min 6. 指导患者定期复查。术后2周、1个月、3个月、6个月复查，以后视病情而定	

二、颞下颌关节脱位

颞下颌关节脱位是指髁突滑出关节窝，超越了关节运动的正常限度，以致不能自行复回原位者。颞下颌关节脱位按部位可分为单侧脱位和双侧脱位；按性质可分为急性脱位、复发性脱位和陈旧性脱位；按髁状突脱出的方向、位置，又可分为前方脱位、后方脱位、上方脱位及侧方脱位。临床以急性脱位和复发性前脱位较常见。由于脱位的存在，患者不能完全闭口，脸型变长，自我形象紊乱，语言交流、进食、吞咽等也产生困难。而数周未复位者，咀嚼肌群将会产生不同程度的痉挛。

【病因与发病机制】

不同类型颞下颌关节脱位的病因不同，可分为外部原因和内部原因。外部原因是张口过大，如打哈欠、大笑、下颌前区遭受过大压力和骤然暴力；内部原因是关节囊及关节韧带的松弛，翼外肌在张口运动时的过分收缩，同时升颌肌群的反射性痉缩。

【护理评估】

（一）健康史

了解患者的全身及精神状况，有无张口过大，如打哈欠、大笑、咬过大过硬食物等不良生活习惯；下颌前区有无遭受过大压力或暴力，有无习惯性脱位，有无颞下颌关节紊乱病等。

（二）口腔局部症状

1. 脱位发生于单侧或双侧。单侧脱位时中线偏健侧，正中𬌗位丧失；双侧脱位时中线无偏斜，前伸开颌。

2. 张口后不能闭上，上、下牙呈开颌，有语言不清、流涎、咀嚼和吞咽困难。

3. 耳屏前关节区有凹陷，扪之髁状突明显前移。

（三）辅助检查

X线片可协助诊断。

（四）心理-社会状况

评估患者精神状况和情绪状态。

Note:

【治疗要点】

1. 急性脱位者,应及时复位,常用口内法。复位后,为了使被牵拉过度受损的韧带、关节盘诸附着和关节囊得到修复,必须在复位后固定下颌 2～3 周,限制开颌动;开口不宜超过 1cm。

2. 对于复发性关节脱位患者,可采用关节囊内注射 50% 葡萄糖 1～1.5ml,必要时可做重复性注射。注射后限制下颌运动 1～2 个月。如治疗无效,可以采用手术治疗,如关节镜外科手术、关节结节增高术、关节囊紧缩等。

3. 陈旧性脱位者,一般需手术复位治疗。

【护理诊断与护理措施】

颞下颌关节脱位患者常见护理诊断与护理措施见表 22-4。

表 22-4 颞下颌关节脱位患者常见护理诊断与护理措施

常见护理诊断 / 护理问题	护理措施	措施依据
自我形象紊乱 与不能完全闭口有关	做好心理疏导,介绍治疗方法,使患者和家属积极配合治疗	使患者及家属正确认知疾病及形象改变,积极配合治疗
焦虑 与关节脱位对生活的影响有关	让患者做好思想准备,精神不宜紧张,肌肉要放松,必要时给予镇静剂	缓解患者情绪,积极配合治疗
进食障碍 与张口、闭口受限有关	给营养丰富、易消化的软食或流质饮食	保证营养供给
口腔功能障碍 与张口、闭口受限有关	积极配合医生进行手法复位,恢复功能 1. 手法复位前护理 (1) 安排患者坐在高度较低的硬木椅上,端坐位,背部和头部依靠于硬墙面或坚固的高背椅上 (2) 按摩关节区及咬肌区 1～2min (3) 准备无菌手套,无菌纱布缠于医生拇指上 2. 手法复位后护理 (1) 复位后,协助医生用弹力绷带固定 2～3 周以限制下颌运动,开口不宜超过 1cm (2) 注意固定不可过紧,保持患者呼吸通畅 (3) 复位后 20d 内限制运动,防止再脱位	及时有效复位,促进患者口腔功能的恢复
知识缺乏:缺乏疾病病因、自我防护的相关知识	1. 饮食指导 (1) 手法复位患者建议 1 周内进软食,手术患者鼓励进食营养丰富、清淡饮食,流食 2 周,半流食 1 周,软食 1 周,逐步过渡到普通饮食 (2) 禁烟、酒及刺激性食物 2. 行为知识指导:对患者进行疾病预防知识教育,纠正不良生活习惯 3. 关节保护指导 (1) 避免过度寒冷刺激 (2) 局部进行按摩 (3) 避免张口过大 (4) 改变不良生活习惯 4. 口腔卫生指导 教会患者清洁口腔的方法,保持口腔清洁 5. 遵医嘱定期复查	使患者逐步了解疾病相关知识及自我防护知识

Note:

三、颞下颌关节强直

颞下颌关节强直是指由于损伤、炎症或外科手术等而导致的关节运动功能丧失。临床上分为关节内强直和关节外强直。关节内强直是指由于关节病变造成关节内的纤维性或骨性粘连，简称关节强直，也称为真性关节强直；关节外强直由于上下颌间皮肤、黏膜或深层组织发生粘连限制了关节运动，又称为颌间挛缩（intermaxillary contracture），也称假性关节强直；两者同时存在，称为混合性强直。颞下颌关节强直不仅使患者开口困难，语言、进食、咀嚼受限，由于口腔或颌面部畸形的存在，患者还会产生自我形象紊乱，出现焦虑、自卑、自闭等社会心理问题，影响正常生活和社会交往。

【病因与发病机制】

关节内强直多发生于儿童。最常见的病因是关节损伤，其次是炎症，多因邻近器官的化脓性炎症扩散而来，其中以化脓性中耳炎最常见。

关节外强直常见病因是面颊部开放性骨折或火器伤，以及颜面部各种物理、化学的Ⅲ度烧伤后所致瘢痕性挛缩。此外，其他口腔内手术创面处理不当遗留瘢痕挛缩，头颈颌面部肿瘤放疗后致软组织广泛纤维性变，造成瘢痕挛缩。

混合性强直则是关节内和关节外强直同时存在。

【护理评估】

（一）健康史

了解患者的全身及精神状况，询问有无患中耳炎、下颌骨髓炎，以及关节损伤或骨折史、烧伤和放射治疗史以及其他口腔内手术史；了解患者的家族史、过敏史、发热史；女性患者月经是否来潮。

（二）口腔局部症状

1. 进行性张口困难或完全不能张口。

2. 面下部发育障碍、畸形面容两侧不对称，颏部偏向患侧。

3. 𬌗关系有错乱。

4. 髁状突活动度减弱或消失。

（三）辅助检查

1. **X 线片**　可发现关节间隙改变和关节部改变。

2. **CT 及三维成像检查**　有助于判断粘连的范围、部位及程度。

3. **实验室检查**　生化检查，血、尿、便常规检查。

4. **心电图、胸部 X 线片检查**　检查心脏功能及肺部有无异常。

（四）心理 - 社会状况

了解患者的心理、经济及社会支持状况；患者对疾病、手术方式等的认识程度。

【治疗要点】

手术治疗为主。

【护理诊断与护理措施】

1. 颞下颌关节强直患者术前护理诊断与护理措施见表 22-5。

2. 颞下颌关节强直患者术后护理诊断与护理措施见表 22-6。

Note：

表 22-5　颞下颌关节强直患者术前护理诊断与护理措施

常见护理诊断 / 护理问题	护理措施	措施依据
自我形象紊乱 与面部畸形有关	做好患者心理疏导，介绍手术目的和手术必要性，消除恐惧、紧张情绪，使患者和家属对疾病有正确认识，积极配合治疗	患者张口受限，自我形象受损，影响正常生活和社会交往
焦虑 与疾病造成的面部畸形及对生活的影响有关	消除患者紧张情绪，协助患者放松，促进睡眠，必要时给予镇静剂	

表 22-6　颞下颌关节强直患者术后护理诊断与护理措施

常见护理诊断 / 护理问题	护理措施	措施依据
潜在并发症：呼吸道梗阻	1. 体位：取半卧位或头高脚低位 2. 严密观察病情 （1）全麻和双侧颞下颌关节手术的患者，应注意预防术后下颌及舌后坠引起的呼吸道梗阻。保持呼吸道通畅，床边备吸引器，及时将患者咽部分泌物或血液吸出 （2）密切观察生命体征，特别是呼吸频率、节律、血氧饱和度等的变化	有利于伤口引流，减轻头面部肿胀，畅通呼吸道 及时清除呼吸道内分泌物，避免分泌物堵塞呼吸道。做好病情观察，早期发现潜在的呼吸道梗阻，尽早处理
进食障碍 与张口、闭口受限有关	术后进流质饮食或软食，以早期锻炼张口和咀嚼功能。关节内有组织填入的患者，术后进流质饮食或鼻饲饮食，限制张口和咀嚼运动，以免填塞物移位	便于关节功能及咀嚼功能的恢复
语言沟通障碍 与张口、闭口受限有关	1. 采用文字、图片、短信等方式进行交流 2. 加强与患者的沟通，消除患者顾虑	多种形式的交流有利于转移患者对语言沟通障碍的无助，积极配合治疗
潜在并发症：关节强直复发	开口训练是预防颞下颌关节强直复发的重要步骤 1. 被动开口练习：术后第 4d 以拇指和示指分别抵于上下前牙辅助开口，幅度以患者可以承受为宜。每天练习 3～6 次，每次 10min，并根据患者的开口情况制备不同尺寸的楔形橡皮塞置于磨牙区，左右交替，以辅助维持训练效果 2. 主动开口训练：术后 5～6d 开始主动开口训练，5 次 /d，3～5min/ 次 3. 应用开口器的训练：术后 2 周左右使用螺旋式开口器进行被动开口训练。在患者可以承受的范围内尽量达到最大开口度，5 次 /d，3～5min/ 次。取下开口器后患者进行闭口咬合练习以恢复咀嚼肌运动功能 4. 强调每日晨起练习的重要性	积极指导并协助患者掌握自我开口训练方法，有利于预防关节强直的复发

Note:

续表

常见护理诊断 / 护理问题	护理措施	措施依据
知识缺乏：缺乏颞下颌关节强直的病因及治疗的相关知识	1. 讲解疾病及康复训练相关知识 2. 饮食指导：进食营养丰富的食物。禁烟、酒及刺激性食物 3. 口腔卫生指导：教会患者清洁口腔的方法，保持口腔清洁 4. 心理指导：指导患者保持良好的心理状态，避免精神紧张、疲劳、焦虑等精神心理因素 5. 恢复指导 （1）张口训练6个月以上，巩固效果 （2）术后1~2个月内，日夜使用开口器，以后可改为日间练习 （3）强调晨起练习的重要性 6. 保持加力杆的清洁：患者出院后仍带有颌骨牵引器，加力杆会外露，应教会其清洁的方法，及时清除加力杆周围的分泌物，出现局部肿胀疼痛及时就诊 7. 指导患者定期复查，并择期完成牵引器取出或二次手术	促进患者了解疾病相关知识，具备自我护理及康复训练的知识，促进疾病恢复

（毕小琴）

思　考　题

1. 牙颌面畸形患者术后主要护理诊断及护理措施有哪些？
2. 颞下颌关节紊乱病的口腔局部症状有哪些？
3. 颞下颌关节紊乱病居家饮食指导有哪些？
4. 颞下颌关节脱位患者的健康教育有哪些？
5. 对颞下颌关节强直患者术后如何进行开口训练？

Note:

先天性唇腭裂患者的护理

23章　数字内容

学习目标

知识目标：

1. 掌握先天性唇腭裂的分类；先天性唇腭裂患者围手术期的护理诊断与措施。

2. 熟悉先天性唇腭裂序列治疗的要点。

3. 了解先天性唇腭裂的病因。

能力目标：

1. 能正确作出唇腭裂患者围手术期护理诊断，实施有效的护理措施。

2. 能准确掌握唇腭裂语音训练的要点。

3. 能为唇腭裂患者开展正确的围术期健康宣教指导。

素质目标：

1. 具备临床独立判断、解决问题的能力。

2. 具有良好的护患沟通合作技巧和尊重患者的职业精神。

3. 给予患者治疗相关的知识和心理指导。

第一节　概　　述

──────────────　导入情境与思考　──────────────

患儿，男，6月龄，出生后发现唇部至鼻底部分裂开，口内软腭至硬腭完全裂开。进食呛咳，吸吮困难，食物鼻腔反流，口鼻相通；入院后完善相关术前检查，在全麻下行手术，术后患者哭闹不止，拒绝饮食，家属情绪焦虑、烦躁。

请思考：

1. 该患儿的护理诊断有哪些？

2. 根据护理诊断，可以给予患儿哪些护理措施？

3. 如何做好患儿及家属的心理护理及健康宣教？

───────────────────────────────────

唇腭裂是口腔颌面部最常见的先天性畸形，其患病率约为1‰。据统计，唇腭裂男女性别比约为1.5∶1，男性多于女性。唇腭裂患者常有不同程度的功能障碍和外貌缺陷，其治疗主要采用手术整复的方法，以达到恢复外形和重建功能的目的。

一、病因与发病机制

（一）唇腭裂的形成

胎儿在发育过程中，特别是发育成形的前12周，若受到某种因素的影响，使各胚突的正常发育及融合受到干扰时，可导致胎儿出现各种畸形。上颌突与内侧鼻突有一部分或全部未融合，则发生不同程度的唇裂及牙槽突裂；两个内侧鼻突未能正常融合则发生上唇正中裂。腭突的融合过程是由前向后逐渐发生的，原发腭突未能在一侧或两侧与继发腭突融合，则形成了单侧或双侧腭裂。软腭裂与不完全腭裂是在硬腭已经完全融合或部分融合后才发生的，只有正中裂而无单侧或双侧之分。

（二）发病因素

引起胚突发育和融合障碍，可能为多种因素的影响而非单一因素所致，可能因素如下：

1. **家族遗传因素**　唇腭裂家族史是影响唇腭裂发生作用最强的危险因素之一，遗传学研究认为唇裂、面裂、腭裂属于多基因遗传性疾病。

2. **感染和损伤**　临床发现妊娠初期如遇到某些损伤、罹患病毒感染性疾病等可能影响胚胎的发育，导致畸形。

3. **药物因素**　多数药物进入母体后能通过血胎屏障影响胚胎，可能导致畸形的发生。

4. **物理因素**　胎儿发育时期，如孕妇频繁接触放射线或微波等，有可能影响胎儿的生长发育而导致唇腭裂的发生。

5. **营养因素**　各种原因造成女性妊娠期间维生素的缺乏。

6. **母体性格和行为**　流行病学调查资料表明，妇女妊娠期烟酒饮食、肥胖、经受压力等均是导致胎儿唇腭裂畸形的诱发因素。

7. **母体疾病**　据报道，孕前患糖尿病的妇女，其子女患唇腭裂和单纯腭裂的风险是一般人群的2～7倍。

二、序列治疗

唇腭裂序列治疗（the cleft lip and palate team approach）是在患者从出生到长大成人的每一生长发育阶段，治疗其相应的形态、功能和心理缺陷。具体讲，就是由多学科专家组成的序列治疗团队配

Note:

合、协作、参与等,对适龄唇腭裂患者的形态、功能、生理、心理缺陷,按照约定的程序进行系统治疗的过程。

（一）优势

唇腭裂序列治疗可为各学科间的医生合作创造条件,有利于完整收集多学科医生参与的评估、治疗、随访、疗效评定等临床资料,提高唇腭裂的治疗效率和效果。

（二）制订序列治疗计划

1. 尽早建立与患者家长的联系。

2. 首诊医生全面评估患者的营养、发育、健康状况等。

3. 组织全体序列治疗组成员对每位患者进行集体会诊,制订具体的序列治疗内容、程序和时间表。

4. 各序列治疗组成员按每位患者的治疗时间表准时完成本专业内容的治疗工作。

5. 治疗内容可在整个序列治疗过程中根据具体情况进行调整。

6. 制订治疗效果的评定标准,按时进行各专科评定、专项评定、阶段性评定和最终评定。

7. 序列治疗组应对患者全部的唇腭裂序列治疗文件,包括病历、治疗计划、相片、模型、医学影像资料、录像带等进行管理。

（三）治疗原则

1. 腭裂手术应在语音开始发育前完成。

2. 完整的语音及腭咽闭合功能评价应在语音发育完成以后进行。

3. 如需要咽成形术,应在腭咽闭合功能评价之后、学龄前进行。

4. 软组织继发畸形修复应在骨组织畸形矫治完成后进行。

5. 腭部创口裂开或穿孔、唇裂继发畸形二期修复应尽量与其他手术合并进行。

6. 外科正颌手术应在生长发育基本完成后进行。

7. 如需放置中耳引流管,应与腭裂修复术同期进行。

8. 对于在序列治疗过程的中间时段初次就诊的唇腭裂患者,应按序列治疗的时间及内容要求,对以往未进行的项目进行一次补充性治疗。

（四）治疗时间表

唇腭裂序列治疗时间表见表 23-1。

（五）健康宣教指导

唇腭裂患者在不同治疗时期可能存在不同问题,医护人员应及时评估患者及家属对唇腭裂序列治疗相关知识的了解程度、其焦虑状态和心理需求,制订相应的健康宣教计划,针对性地开展健康宣教指导。

1. **家属心理评估**　患者出生后面临着喂养困难、手术治疗等诸多问题,随着生长发育逐渐会出现发育障碍、牙颌面畸形、语音障碍等。这些形态和功能障碍可对患者的精神心理发育产生不良影响,并可造成一些严重的心理社会学问题。入院后即评估患者及家属的焦虑状态、心理需求。

2. **心理护理**　护士不仅要给予患者及家属疾病治疗方面相关知识的宣教指导,心理指导也尤为重要。患者家属的心理状况可对治疗过程和治疗效果产生重大影响,应尽早向其家属介绍唇腭裂序列治疗方面的相关知识和各种必要的治疗措施,帮助其建立信心,积极配合治疗。

3. **健康宣教**　根据患者不同时期的治疗内容制订相应的健康宣教计划。除心理护理外,还包括围手术期健康指导内容、唇腭裂序列治疗的概念、不同时期的护理及喂养知识、唇腭裂序列治疗的相关知识、不同治疗阶段的最佳时间等。家长对唇腭裂患者的喂养、手术最佳时间、患者心理治疗及语音训练等方面的知识,可通过发放唇腭裂序列治疗宣传册、播放教育视频等方式进行指导,序列治疗组要与患者及家属留有联系方式,经常沟通。

表23-1 唇腭裂序列治疗时间表

治疗时间	正畸治疗	手术治疗			腭咽闭合功能评估	语音治疗	心理咨询
出生	术前正畸						
3个月		唇裂整复					
6个月							
9个月			腭裂整复				
1岁							
1岁半							
2岁		定期随访	定期随访				
3岁							
4岁							
5岁							
6岁							
7岁	植骨手术术前（术后）正畸治疗			牙槽突裂植骨手术	定期随访		定期随访
8岁							
9岁							
10岁							
11岁		鼻唇二期整复术	腭再成形术或咽成形术			定期随访	
12岁							
13岁							
14岁							
15岁							
16岁							
17岁							
18岁	正畸正颌联合治疗						
成年后							

（六）注意事项

整个治疗过程中，应培养患者及家属对序列治疗效果的信心，及时对患者的进步予以表扬、鼓励，避免患者及家属产生畏惧或厌烦情绪，要按照序列治疗时间表按时就诊，不影响治疗进程和效果。

三、遗传学咨询

根据多基因遗传病的特点进行系谱分析，预测评估唇腭裂胎儿出生的风险如下：

1. 发病率与亲缘关系的远近有关。

2. 近亲婚配，子女再发风险率增高。

3. 畸形越严重，亲属的再发风险越高。

4. 发病率在不同性别中有明显差异。

5. 家庭中若有一个以上的唇腭裂患者，再发风险增高。

第二节　先天性唇裂患者的护理

唇裂（cleft lip）是口腔颌面部最常见的先天性畸形，常与腭裂伴发，少数患者伴有身体其他部位的畸形，表现为上唇部不同程度的裂开，可造成唇部外形缺陷和吸吮、咀嚼、语言、表情等功能障碍。

Note:

一、病因与发病机制

唇裂是胎儿在发育过程中，受到某些因素的影响，使上颌突与中鼻突未能融合而发生裂隙。导致胚胎发育障碍的因素较多，包括遗传因素、营养因素、感染、药物因素、母体损伤因素、物理因素等，考虑到上唇发育在妊娠第 7 周完成，以上危险因素须早于这些时间点才能影响唇部发育。

二、护理评估

（一）健康史

评估患者全身发育情况，包括体重、营养状况、心肺情况等。因唇部缺陷，吸吮及进食均有一定困难，患者可出现营养和发育不良；评估有无上呼吸道感染以及消化不良；评估面部有无湿疹、疖疮、皮肤病等；对全身或局部出现的不正常情况，均应查明原因，并给予适当治疗；询问有无过敏史、手术史及传染病史，有无家族史等。

（二）口腔局部症状

出生时即会发现上唇部裂开。临床上，根据裂隙部位可将唇裂分为以下几类：

1. 国际常用分类法

（1）单侧唇裂：单侧不完全性唇裂（裂隙未裂至鼻底）；单侧完全性唇裂（整个上唇至鼻底完全裂开）。

（2）双侧唇裂：双侧不完全性唇裂（双侧裂隙均未裂至鼻底）；双侧完全性唇裂（双侧上唇至鼻底完全裂开）；双侧混合性唇裂（一侧完全裂，一侧不完全裂）。

2. 国内常用分类法

（1）单侧唇裂：Ⅰ度，仅限于红唇部分的裂开；Ⅱ度，上唇部分裂开，但鼻底尚完整；Ⅲ度，整个上唇至鼻底完全裂开。

（2）双侧唇裂：按单侧唇裂分类的方法对两侧分别进行分类，如双侧Ⅲ度唇裂、双侧Ⅱ度唇裂、左侧Ⅱ度右侧Ⅲ度混合唇裂等。

此外，临床上还可见到微小型唇裂，即皮肤和黏膜无裂开，但其下方的肌层未能联合或错位联合，导致裂侧出现浅沟状凹陷及唇峰分离等畸形。

（三）辅助检查

1. X 线检查　胸部 X 线检查，排除肺部感染、先天性心脏病、胸腺肥大等情况。

2. 实验室检查　包括心肺功能、血常规、活化部分凝血活酶时间（activated partial thromboplastin time，APTT）或血浆凝血酶原时间（prothrombin time，PT）、血型、肝功能、肾功能、尿常规、便常规，以判定血红蛋白、白细胞、出血时间及凝血时间是否正常。

（四）心理 - 社会状况

1. 心理状况　患者及家属的心理状态始终是唇裂治疗过程应予以特别关注的重要环节，先天性唇裂的患者如未在婴幼儿期进行整复术，常有自卑心理，性格孤僻。患者父母也受到极大的心理创伤，对疾病治疗方法、术后效果和患者的前途担忧。

2. 社会状况　患者及家属对此疾病信息的来源、文化水平和接受能力，以及对疾病和治疗方案的了解与接受程度，均影响患者和家属对医疗和护理的配合。

三、治疗要点

口腔颌面外科手术是修复唇裂最有效的手段。目前，国际上普遍采取综合序列治疗方案。根据不同的裂隙程度，唇裂可通过一期整复手术或二期整复手术进行矫正。严重的完全性唇裂伴有腭裂及鼻畸形患者，术前应先行口腔正畸治疗，利用矫治器，恢复伴有腭裂患者的牙弓形态，改善或减轻裂侧鼻小柱过短和鼻翼塌陷，为唇裂修复手术尽可能创造有利条件。必要时，在唇裂修复前采用唇粘连的手术方法,将完全性唇裂变为不完全唇裂。

手术时间选择上,一般建议,进行单侧唇裂整复术的最适宜年龄为3~6个月;双侧唇裂整复术一般在6~12个月进行。此外,还应考虑患者全身健康状况及生长发育情况。

四、护理诊断与护理措施

1. 先天性唇裂患者术前护理诊断与护理措施见表23-2。

表23-2　先天性唇裂患者术前护理诊断与护理措施

常见护理诊断/护理问题	护理措施	措施依据
营养失调:低于机体需要量 与婴幼儿喂养无效有关	1. 患者吸吮母乳时,可用手指堵住唇裂部位,帮助唇部闭合	使口腔形成密闭环境,患者可顺利吸出乳汁
	2. 婴幼儿术前3d停止母乳和奶瓶喂养,可将母乳吸出,改用汤匙、唇腭裂专用奶瓶、滴管或针管推注喂养	以便患者适应此种进食方式
知识缺乏:缺乏唇裂术前相关知识	1. 向患者及家属宣教疾病相关知识;术前避免患者受凉、感冒等呼吸道问题	改变对疾病和治疗的认知,为患者治疗创造条件
	2. 了解患者及家属的心理需求,主动沟通	建立良好的护患关系
	3. 指导患者家属正确的喂养方法	有助于增加患者营养
	4. 营造舒适、温馨的住院环境	消除患者及家属的陌生感
	5. 了解不同年龄阶段患者的心理特点	消除或减轻患者的恐惧感

2. 先天性唇裂患者术后护理诊断与护理措施见表23-3。

表23-3　先天性唇裂患者术后护理诊断与护理措施

常见护理诊断/护理问题	护理措施	措施依据
有窒息/误吸的危险 与唇裂手术创伤有关	1. 麻醉未完全清醒前,应使患者平卧,头偏向一侧;麻醉清醒后,取半卧位,头偏向一侧	利于口内分泌物流出,防止误吸
	2. 口、鼻腔内分泌物较多时,可用吸痰管及时吸出	保持呼吸道通畅
	3. 术后给予雾化吸入2~3次/d	防止喉痉挛或喉头水肿
	4. 密切观察患者呼吸,必要时吸氧、监测血氧饱和度	及时发现呼吸道梗阻
	5. 注意术区肿胀情况,如严重肿胀,呈青紫色,提示有明显渗血,观察患者有无明显吞咽动作	及时发现有无切口渗血所致误吸,避免出现呼吸道梗阻
	6. 如有鼻模,应密切观察固位情况	鼻模脱落,可能会误入气管
有感染的危险 与唇裂术后手术切口有关	1. 遵医嘱给予抗生素	抗感染
	2. 唇裂术后切口护理 (1)手术当日,用敷料覆盖唇部切口,24h后拆除敷料,每日用生理盐水轻轻擦拭切口2~3次 (2)正常愈合的切口,可在术后5~7d拆线,口内的缝线可稍晚拆除或任其自行脱落 (3)术后或拆线后,防止患者摔跤,以免创口裂开	术后做好切口护理,防止切口感染,减少瘢痕
	3. 成人每餐后用漱口液漱口,小儿每餐后多饮水,保持口腔清洁	保持口腔清洁

续表

常见护理诊断/护理问题	护理措施	措施依据
潜在并发症：切口裂开	1. 对于裂隙较宽的患者或双侧完全性唇裂的患者可应用减张胶条	切口张力过大可能会导致切口裂开
	2. 避免患者摔倒，从患者后背环抱患者，以防擦碰切口	避免外力刺激
	3. 固定患者肘部，避免搔抓切口，指导患者父母使用肘部固定器	避免患者抓挠切口
	4. 向患者家长讲解相关安全措施的重要性	护患共同配合，促进患者早日康复
营养失调：低于机体需要量 与术后饮食方式改变，喂养无效有关	1. 患者完全清醒 4h，可经口进食	缩短禁食、水时间
	2. 首先给予少量清水，无呛咳反应，可以逐步改为配方奶或母乳	循序渐进，逐渐过渡，保证安全
	3. 使用汤匙、唇腭裂专用奶瓶、滴管或针管推注喂养	促进患者进食
	4. 术后建议少量多次喂养；逐步恢复到术前日常进食量；观察患者有无脱水的症状和体征，及时补液	保证每日进食量
有体温失调的危险 与唇裂手术有关	1. 每日测体温 4 次，嘱患者多饮水、温水擦浴，必要时给予物理降温贴	物理降温
	2. 体温高于 38.5℃，遵医嘱，使用退热药，并观察用药后的反应	及时降温，避免高热惊厥
	3. 急查血常规	根据血象结果，判断是否为切口感染
疼痛 与唇裂手术切口有关	1. 鼓励患者父母抱起并安慰患者	父母亲密接触，安抚患者
	2. 播放动画片、音乐，给予患者玩具	分散患者注意力
知识缺乏：缺乏唇裂术后相关知识	1. 指导家长掌握正确的喂养方法	有助于增加患者营养
	2. 指导家长掌握正确佩戴鼻模及清洁鼻模的方法	鼻模的应用有稳定矫正后重新附着肌肉及组织的效果，硅胶鼻模可降低瘢痕形成
	3. 向患者及家属介绍唇裂的预后情况，积极鼓励其参与社会活动和人际交往	减轻患者及家属的不良心理反应
自我形象紊乱 与唇部手术瘢痕有关	1. 年龄较大有认知的患者，医护人员要以尊重和关心的态度和患者进行交谈，接受患者所呈现的焦虑和失落，使患者在表达感受的同时获得情感上的支持	给予患者情感支持
	2. 事先告知患者及家属疾病相关知识，教会患者和家属有关的护理技能	提高患者适应能力

第三节　先天性腭裂患者的护理

腭裂（cleft palate）可单独发生也可与唇裂同时伴发。腭裂不仅有软组织畸形，大部分腭裂患者可伴有不同程度的骨组织缺陷和畸形。在吸吮、进食及语言等生理功能障碍方面远比唇裂患者严重。特别是语言功能障碍和牙颌错乱，对患者的日常生活、学习、工作均带来不利影响，也容易造成患者的心理障碍。

一、病因与发病机制

腭裂与唇裂一样，是胎儿在发育过程中，因某些因素的影响，使腭突未能融合或融合不全而发生裂隙，常与唇裂伴发。可能与遗传和妇女妊娠期的营养、感染、损伤、内分泌、药物等因素有关。此外，妇科疾病或经常接触放射线等，也可能导致胎儿发生畸形。

二、护理评估

（一）健康史

评估患者全身发育、营养、体重情况，有无其他全身疾病及药物过敏史、家族史、手术史等。腭裂患者由于腭部裂开，口鼻腔相通，造成吸吮、进食等功能障碍，因此要评估生长发育状况。

（二）口腔局部症状

1. 腭裂的临床表现　腭裂患者常有腭部解剖形态异常、吸吮功能障碍、腭裂语音、口鼻腔自洁作用的改变、牙列错乱、听力功能障碍、颌骨发育障碍等临床表现。

2. 腭裂的临床分类　至今在国内外尚未见统一的腭裂分类方法，但根据硬腭和软腭部的骨质、黏膜、肌层的裂开程度和部位，多采用下列的临床分类方法：

（1）软腭裂：为软腭裂开，但有时只限于腭垂。不分左右，一般不伴唇裂，临床上以女性比较多见。

（2）不完全性腭裂：亦称部分腭裂。软腭完全裂开伴有部分硬腭裂；有时伴发单侧不完全唇裂，但牙槽突常完整。本型也无左右之分。

（3）单侧完全性腭裂：裂隙自腭垂至切牙孔完全裂开，并斜向外侧直抵牙槽突，与牙槽裂相连；健侧裂隙缘与鼻中隔相连；牙槽突裂有时裂隙消失仅存裂缝，有时裂隙很宽；常伴发同侧唇裂。

（4）双侧完全性腭裂：在临床上常与双侧唇裂同时发生，裂隙在前颌骨部分，各向两侧斜裂，直达牙槽突；鼻中隔、前颌突及前唇部分孤立于中央。

（三）辅助检查及特殊检查

1. 实验室检查　包括心肺功能、血常规、APTT、PT、血型；肝、肾功能；X 线胸片以及专科检查等。

2. 头颅侧位 X 线平片　对软腭的运动功能进行评价，在拍摄静止平片的基础上还要加摄发元音的动态 X 线片。

3. 鼻咽纤维内镜检查　是对腭咽闭合功能进行观察的一种方法，可以对腭咽部的形态和功能进行检查和评价。

4. 鼻音计　是应用于评价腭裂语音的较新的方法，通过分析声音共振能量——声能的输出，反映出发音者发音时的鼻音化程度，间接反映腭咽闭合情况。

（四）心理 - 社会状况

腭裂患者除具有唇裂患者相同的心理社会问题外，由于腭裂语音使患者语言障碍更为突出，部分患者可能产生终生的心理障碍，帮助患者及家属正确认识疾病，增强患者及家属的信心，消除自卑感和心理创伤，积极鼓励患者参与社会活动和人际交往。

三、治疗要点

（一）手术治疗

通过腭裂整复手术恢复腭部的解剖形态，改善腭部的生理功能，重建良好的腭咽闭合功能，为患者正常吸吮、吞咽、语音、听力等生理功能恢复创造必要条件。腭裂整复术合适的手术年龄，至今在国内外仍有争议。此外还需采用一些非手术治疗，如正畸治疗、缺牙修复、语音训练及心理治疗等。

（二）语音治疗

腭裂语音是腭裂术后异常语音的总称，腭裂术后患者能获得清晰的语音，才是腭裂手术治疗的理想效果，因此语音治疗是腭裂序列治疗中既重要又不可缺少的措施之一。

四、护理诊断与护理措施

1. 先天性腭裂患者术前护理诊断与护理措施见表 23-4。

表 23-4 先天性腭裂患者术前护理诊断与护理措施

常见护理诊断/护理问题	护理措施	措施依据
营养失调：低于机体需要量 与腭部畸形吸吮困难有关	1. 吸吮母乳或奶瓶喂养的患者，术前建议改用唇腭裂专用汤匙奶瓶或滴管喂养	指导家属掌握喂养原则及技巧
	2. 每次进食量不宜过多，速度不宜过快，少量多餐	有助于增加患者营养，使患者适应进食方式
	3. 保证机体每日所需营养量	保证每日营养需要量
知识缺乏 与疾病相关知识缺乏有关	1. 入院后评估患者和家属的心理需求，帮助患者及家属正确认识疾病，增强信心	主动表达其情绪，缓解患者和家属的精神压力
	2. 注意保暖，预防上呼吸道感染的发生	避免因患病延迟手术
	3. 向患者和家属讲解本病的特点及唇腭裂序列治疗相关知识	使患者及家属了解序列治疗计划
	4. 介绍成功治愈的病例以及相关资料，使患者及家属对手术充满信心	减轻患者及家属的焦虑
	5. 保持口周皮肤清洁干燥，做好口腔清洁。成人应剪去鼻毛，剃胡须。术前婴幼儿禁食、禁水 4～6h；成人全麻术前禁食、禁水 8h	避免相关并发症的发生

2. 先天性腭裂患者术后护理诊断与护理措施见表 23-5。

表 23-5 先天性腭裂患者术后护理诊断与护理措施

常见护理诊断/护理问题	护理措施	措施依据
有窒息的危险 与咽喉部水肿、腭咽腔缩小有关	1. 全麻未清醒前应有专人看护，取平卧位，头偏向一侧	及时清除口内分泌物，防止误吸
	2. 术后严密观察呼吸频次、节律、深度、血氧饱和度，清醒后可取半坐卧位或半抱坐起，协助患者及时排出口、鼻腔分泌物	有利于分泌物排出，保持呼吸道通畅
	3. 遵医嘱使用预防水肿类药物，进行雾化吸入，减轻腭咽部不适	预防因全麻插管后引起的喉痉挛或喉头水肿
有感染的危险 与手术创伤有关	1. 遵医嘱使用抗生素，观察用药效果	预防术后伤口感染
	2. 保持口腔清洁，鼓励进食后多饮清水，以利于保持创面清洁，可配合者给予漱口液含漱	保持伤口清洁，预防感染
疼痛 与手术创伤有关	1. 全麻完全清醒后，鼓励患者多进温凉清水，减轻腭咽部疼痛	减轻患者术区疼痛
	2. 可给予音乐疗法、视觉吸引、抚慰等方法分散患者注意力	安抚患者，分散疗法
有体温失调的危险 与手术创伤有关	1. 每日监测体温，根据体温变化给予必要措施，如给予物理降温	及时发现患者体温异常
	2. 遵医嘱使用退热药物	避免高热引发惊厥

续表

常见护理诊断/护理问题	护理措施	措施依据
潜在并发症：创口裂开、穿孔及术后出血	1. 避免患者哭闹，可给予音乐疗法、视觉吸引、抚慰等方法	避免伤口张力过大
	2. 指导术后进食温凉全流质饮食，不可进食较热带渣或较硬食物	保证机体的营养需求，避免进食较硬的食物导致伤口裂开或出血
	3. 改用汤匙或唇腭裂专用奶瓶喂养	防止喂养不当
	4. 严禁将坚硬物放入口腔内，如手指、玩具等，可固定患者肘部，避免抓伤口内伤口	避免外力刺激，抓伤伤口
	5. 术后应严密观察伤口出血情况，面色、口唇，尤其注意患者有无明显吞咽动作。如有明显吞咽，提示可能有活动性出血，应及时观察，必要时提醒医生	婴幼儿患者即使少量出血也可能会引起严重后果
营养失调：低于机体需要量 与腭部手术有关	1. 每次进食量不宜过多，速度不宜过快，少量多餐，逐渐恢复至正常机体需要量	有助于增加患者营养，使患者适应进食方式
	2. 指导患者术后给予高热量、高营养的流质无渣饮食	保证机体日常需要量
知识缺乏：缺乏疾病相关知识及护理重点	1. 有针对性地做好心理指导，消除自卑感和心理创伤，鼓励他们积极参与社会活动和人际交往	介绍腭裂治愈情况，增强患者及家属的信心
	2. 麻醉清醒后4～6h可试进食，无呛咳等不适，可先饮水再进食母乳、牛奶等流质饮食，协助患者饮食种类的选择，增加营养	避免进食过早，易引起呕吐
	3. 注意保暖，预防上呼吸道感染的发生	避免术后合并上呼吸道感染
	4. 对患者进行语音评估，根据腭裂语音分类，指导语音训练的方法，制订个性化语音训练方案，使其家属掌握训练方法	增加患者和家属对语音治疗必要性的了解，落实序列治疗计划
	5. 出院后饮食指导：术后10～14d内进食流质，以后逐渐改进半流质，1个月后可进普通饮食	避免因喂养不当，影响治疗效果

（刘　蕊）

思　考　题

1. 患者唇裂术后第2d，应如何给予唇部伤口护理？
2. 患者出生即诊断"双侧腭裂Ⅲ度"，如何指导患者父母进行正确喂养？

Note：

口腔颌面部损伤患者的护理

24章　数字内容

───── 学 习 目 标 ─────

知识目标：

1. 掌握口腔颌面部损伤的急救护理；颌面部软组织损伤的护理评估、护理措施；颌骨骨折的护理评估、护理措施。

2. 熟悉口腔颌面部损伤的特点；软组织损伤的治疗要点、护理诊断；颌骨骨折的治疗要点、护理诊断。

3. 了解口腔颌面部损伤的定义、分类、上颌骨 Le Fort 分型。

能力目标：

1. 能正确进行护理评估，具备观察病情变化、进行临床思维的能力。

2. 能提供有效的护理措施，进行相应的康复指导及功能训练指导。

3. 能应用所学知识对颌面部损伤患者实施抢救。

素质目标：

1. 具有良好的护患沟通技巧和尊重患者的职业精神。

2. 具备人文关怀和积极促进患者康复的健康素养。

口腔颌面部损伤（oral and maxillofacial injuries）平时多因工伤、运动损伤、交通事故和生活中的意外伤害所致，战争时期则以火器伤为主。随着汽车和交通事业的飞速发展，交通事故伤已成为口腔颌面部损伤的主要原因。在诊治口腔颌面部损伤时，要注意可能伴发的其他部位损伤和危及生命的并发症。对患者应做全面的检查和护理评估，并迅速作出伤情判断，根据其轻重缓急，决定救治的先后步骤，优先处理危及患者生命的损伤。

第一节　概　　述

口腔颌面部血液循环丰富，以上、下颌骨为主要骨架，上接颅脑，下连颈部，是呼吸道和消化道的起端。口腔颌面部骨骼及腔隙较多；口内有牙和舌；面部有表情肌和面神经；还有颞下颌关节和唾液腺。这些解剖生理特点，使颌面部具有咀嚼、吞咽、表情、语言和呼吸等功能。口腔颌面部损伤可以造成张口受限、咀嚼和吞咽困难，严重损伤还易继发永久性功能障碍和面部畸形，并影响伤者心理健康。颌面部创伤后最常出现的心理问题为焦虑、抑郁、精神错乱和创伤后应激障碍（post-traumatic stress disorder，PTSD）。因此，护理人员要积极给予患者心理疏导。

在救治口腔颌面部损伤时要注意鉴别多处伤、多发伤、复合伤等，以便采取积极有效的措施。多处伤（multiple site injuries）指同一解剖部位或脏器的两处或两处以上的损伤，如面部多处软组织伤、下颌骨两处以上的骨折、全面部骨折（panfacial fractures）等。多发伤（associated injuries）是指除口腔颌面部损伤以外，还存在颅脑损伤、胸腹伤或四肢伤等。复合伤（combined injuries）则是指两个或两个以上的不同致伤因素引起的损伤，如撞击伤与烧伤或与辐射伤并存。

一、损伤特点

（一）血液循环丰富在损伤时的影响

一方面，由于血液循环丰富，伤后出血较多，容易形成血肿；组织水肿反应快且重，口底、舌体引起的肿胀容易压迫呼吸道，引起呼吸困难甚至窒息。另一方面，由于血运丰富，组织抗感染能力和再生修复能力较强，在遭受创伤后创口更易愈合。因此，颌面部清创术中应尽量保留组织，减少缺损，争取初期缝合。初期清创缝合的期限较其他部位损伤者宽，即使伤后24～48h，甚至更久的伤口，只要未出现明显的化脓性感染，在清创后仍可做初期缝合。

（二）牙在损伤中的作用

口腔颌面部损伤常伴有牙损伤。发生火器伤时，由于击碎的牙飞溅进邻近组织内，造成"二次弹片伤"；附着于牙面上的结石和细菌被带入深部组织，易造成创口感染；颌骨骨折线上的牙处置不当会导致骨折断端的感染，影响骨折愈合。牙列的移位或咬合关系错乱是诊断颌骨骨折的最重要体征之一，而恢复正常的咬合关系是治疗颌骨骨折的重要指标。在治疗牙及牙槽骨或颌骨骨折时，需要利用牙或牙列作为结扎固定的基牙，是进行颌间牵引固定的重要基础。

（三）易并发颅脑损伤

上颌骨或面中1/3部位损伤容易并发颅脑损伤，包括脑震荡、颅内血肿、脑挫伤和颅底骨折等，其主要临床特征是伤后有昏迷史。颅底骨折时可伴有脑脊液从鼻孔或外耳道流出。

（四）有时伴颈部损伤

下颌骨损伤容易并发颈部损伤，要注意损伤发生时有无颈部血肿、颈椎损伤或高位截瘫。颈椎损伤常伴随头部冲击或撞击而发生。此类伤员一旦出现姿态畸形、颈部疼痛、活动受限和神经麻痹症状，应保持平卧、颈部制动，以防颈椎损伤加重。

（五）易发生窒息

口腔颌面部是呼吸道的起端，损伤可导致组织移位、肿胀、舌后坠、软腭部损伤或撕脱等引起阻塞性窒息，昏迷患者因吞咽反射消失导致血凝块和分泌物吸入呼吸道引起吸入性窒息。救治患者

Note：

时，应首要保持气道通畅，防止窒息。

（六）影响进食和口腔卫生

口腔是消化道的起端，损伤或因治疗需要会影响张口、咀嚼、语言、吞咽等功能，妨碍正常进食，口腔自洁功能下降。需要选用适当的食物和进食方法，维持机体营养平衡，注意口腔卫生，预防创口感染。

（七）易伴发感染

口腔颌面部腔窦多，这些腔窦内存在着大量细菌，如与创口相通，易发生感染，应尽早关闭与这些腔窦相通的创口，减少感染机会。

（八）可伴有其他解剖结构的损伤

口腔颌面部有唾液腺、面神经及三叉神经分布，如腮腺受损，可并发涎瘘；如面神经受损，可并发面瘫；如三叉神经受损，其分布区域可出现麻木感。

（九）面部畸形

颌面部发生损伤后，常伴有不同程度的面部畸形，从而加重患者心理负担。治疗时应尽快恢复其外形和功能，减少畸形发生。

二、病史采集和检查

（一）损伤病史采集

除一般的主诉、现病史及既往史外，采集伤史时还应重点注意以下内容：损伤的原因和时间；受伤部位和致伤物的方向与距离；伤后症状；伤后已接受的救治情况。

（二）检查

1. 全身检查　口腔颌面部损伤患者必须进行快速而全面的体格检查，以便作出是否有颅脑、胸、腹、脊柱和四肢重要合并损伤和估计。检查患者，应首先查明患者的神志、呼吸、脉搏及血压等生命体征以及是否有威胁患者生命的危急情况，尤其是呼吸道梗阻、出血性休克、颅脑损伤或其他脏器损伤。询问有无昏迷史、呕吐等，快速判断合并颅脑损伤的情况。口腔颌面部损伤救治的原则为：抢救生命第一，处理颌面创伤第二。

2. 颌面部伤情的检查　可通过视诊、触诊明确伤口类型，查明出血来源，了解骨面的情况，区分是单纯软组织损伤、颌骨骨折或软组织伤合并颌面骨骨折等，从而作出比较准确的诊断。

3. X线检查、三维CT重建　可辅助诊断。

三、诊治原则

1. 迅速判断伤情，及时抢救　通过对患者呼吸、脉搏、血压、体温等生命体征及意识、瞳孔的检查，判断有无危及生命的紧急情况和体征，包括有无呼吸困难、大量失血、休克、昏迷及重要脏器损伤等。针对患者的危急情况及时进行抢救。

2. 根据伤情轻重缓急决定救治先后顺序　有步骤地救治呼吸困难、大出血、休克及颅脑或脏器损伤，颌面部损伤的确定性诊断和治疗应在生命有保障的情况下进行。

3. 尽早实施正确的专科治疗　口腔颌面部损伤包括各种软组织及颌面骨折。除救治患者的危急情况外，应及早进行准确的专科治疗。处理是否正确，直接关系到治疗效果，即伤后畸形及功能障碍的程度。

四、急救护理

现场处理时，应从威胁生命最主要的问题开始，预防窒息、有效止血和抗休克是损伤急救的首要任务。对急性呼吸道梗阻的抢救，要迅速明确原因，解除梗阻，快速建立通气道。对颌面部急性出血的急救，应积极采取相应的止血措施，及时补充血容量，积极防治失血性休克。

Note：

【护理评估】

（一）健康史

准确收集患者受伤史，意识清醒者直接询问，意识不清者从其家属或同伴处获得。评估患者有无危及生命的症状、体征，有无昏迷、恶心、呕吐等，受伤后出血量，有无活动性出血，损伤的部位、深度，有无骨折发生等。评估患者有无药物过敏史、家族史及手术史等。

（二）口腔局部症状

1. 窒息（asphyxia） 窒息可分为阻塞性窒息和吸入性窒息两类。

（1）阻塞性窒息（obstructive asphyxia）

1）异物阻塞咽喉部：损伤后如口内有血凝块、呕吐物、碎骨片、游离组织块及其他异物等，均可阻塞咽喉部或上呼吸道造成窒息，尤其是昏迷患者更容易发生。

2）组织移位：上颌骨横断骨折时，骨块向后下方移位，可堵塞咽喉，压迫舌根而引起窒息。下颌骨颏部粉碎性骨折或双发骨折时，可使下颌骨前部向后下移位，引起舌后坠而阻塞呼吸道（图24-1）。

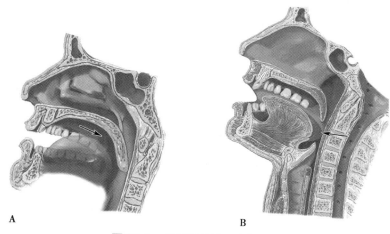

图24-1 **组织移位致阻塞性窒息**
A. 上颌骨骨折后软腭堵塞咽腔；B. 下颌骨骨折后舌后坠。

3）肿胀与血肿：口底、舌根、咽侧及颈部损伤后，可发生血肿或组织水肿，进而压迫呼吸道引起窒息。

（2）吸入性窒息（inspiratory asphyxia）：主要见于昏迷患者，直接将血液、唾液、呕吐物或其他异物吸入气管、支气管或肺泡内而引起窒息。窒息的前驱症状表现为烦躁不安、出汗、口唇发绀、鼻翼扇动和呼吸困难。如窒息不能及时解除，患者在呼吸时出现"三凹征"。如抢救不及时，随之发生脉搏减弱或加快、血压下降及瞳孔散大等危象，以致死亡。

2. 出血 首先判断损伤的血管，一般动脉出血呈喷射状，血色鲜红；而静脉出血呈漫出状，血色较暗红。由于出血导致的失血性休克将有休克的临床表现。

3. 休克 主要为创伤性休克和失血性休克两种。口腔颌面外科患者多为失血性休克，早期表现为轻度烦躁、口渴、呼吸浅快、心率加快、皮肤苍白，随着休克的发展，可出现意识淡漠、脉搏细速、脉压变小、四肢湿冷、尿少等表现。

4. 合并颅脑损伤 由于口腔颌面部邻近颅脑，因此，颌面部损伤尤其是上颌骨骨折易并发颅脑损伤。颅脑损伤包括脑震荡、脑挫伤、硬脑膜外出血、颅骨骨折和脑脊液漏等。表现为神志、脉搏、呼吸、血压、瞳孔及视力的变化。

（1）意识判断：意识是颅脑损伤的主要症状之一，其变化是颅脑损伤程度的重要标志之一，主要利用语言和物理刺激来判断。意识状态评估目前常用格拉斯哥昏迷评分量表（Glasgow coma scale,

Note：

GCS)（表 24-1）。总分最高为 15 分，最低为 3 分，8 分以下表示昏迷，总分越低表明意识障碍越重。另外，还应评估瞳孔大小、形态、对光反射等。

表 24-1　格拉斯哥昏迷评分量表（GCS）

记分项目	记分	反应
睁眼反应	4	自动睁眼
	3	呼唤睁眼
	2	刺激睁眼
	1	任何刺激不睁眼
语言反应	5	对人物、时间、地点定向准确
	4	不能准确回答以上问题
	3	胡言乱语、用词不当
	2	能发出无法理解的声音
	1	无语言能力
运动反应	6	能按指令动作
	5	对刺痛能定位
	4	对刺痛能躲避
	3	刺痛时肢体屈曲（去皮质层强直）
	2	刺痛时肢体过伸（去大脑强直）
	1	对刺痛无任何反应

（2）脑脊液漏的判断方法：将鼻腔或外耳道流出的液体滴在吸水纸或纱布上，如果很快看到血迹周围有一圈被水浸润的环形红晕，即可确定混有脑脊液。

（3）瞳孔变化：单侧瞳孔散大，对侧肢体偏瘫，血压上升，呼吸变慢，意识有中间清醒期，怀疑颅内血肿；双侧瞳孔不等大，血压下降，呼吸快，脉细速，怀疑脑疝；双侧瞳孔对称缩小疑为颅内出血；眼外伤或蛛网膜下腔出血时，一侧瞳孔散大。

（三）辅助检查

1. 颌面部检查　可通过视诊和触诊明确伤口类型、出血来源、了解骨面情况，初步判断单纯软组织损伤、骨折或复合伤。

2. 辅助检查　如有条件，化验血常规、凝血功能，进行影像学检查，以明确损伤部位。

（四）心理 - 社会状况

因突发意外事故致颌面部功能障碍，影响外观，并危及患者生命，常给患者及家属带来重大打击，在急救过程中，可能出现不同程度的恐惧和焦虑情绪。

【治疗要点】

口腔颌面部血运丰富，上接颅脑，下连颈部，骨骼及腔窦较多，伤后易发生窒息、出血、颅脑损伤、休克等危及生命的并发症。现场处理时，应从威胁生命最主要的问题开始，首先处理窒息，然后依次为出血、休克、颅脑损伤等。

【护理诊断】

1. 有窒息的危险

（1）阻塞性窒息：与损伤后口内如有血凝块、呕吐物、游离组织块及其他异物易导致咽喉部阻塞、组织移位、肿胀与血肿等有关。

（2）吸入性窒息：与患者昏迷导致直接将血液、唾液、呕吐物或其他异物吸入气管、支气管或肺泡内有关。

2. 有休克的危险 与伤后大量出血及剧烈疼痛有关。

3. 有合并颅脑损伤的危险 与口腔颌面部邻近颅脑，可伴发颅脑损伤有关。

4. 有感染的危险 与口腔颌面部伤口易被细菌和尘土等污染，导致感染有关。

5. 恐惧/焦虑 与患者机体创伤、精神受到强烈刺激可引发不同程度的恐惧/焦虑有关。

【护理措施】

（一）一般护理

根据伤情准备急救用物，如氧气、负压吸引装置、气管切开包、急救用品等。

（二）预防窒息

预防窒息的关键在于及早发现和及时处理，应及早明确呼吸道发生急性梗阻的原因，并采取积极措施消除诱因。

1. 观察患者呼吸频率、节律和呼吸活动度 对于舌根区损伤和颈上部深在的伤口致舌体抬高或舌后坠患者，尤须密切观察。

2. 阻塞性窒息的急救

（1）若口、鼻腔及咽喉部有分泌物、血液或异物，迅速用手指抠出或用吸引器吸出，保持呼吸道通畅。

（2）如有舌后坠，先托双侧下颌角向前上方，用手或舌钳将后坠的舌牵出，可在舌尖后约 2cm 处用大圆针和 7 号线或别针穿过舌的全层，将舌拉出口外，将缝线固定于外衣扣上或用胶布固定于领部。

（3）悬吊下坠的上颌骨骨块：当上颌骨折块下坠时，出血较多，可能引起呼吸道阻塞或导致误吸，在现场可临时采用筷子、压舌板、铅笔等物品横放于上颌双侧前磨牙位置，将上颌骨骨折块向上悬吊，两端用绷带悬吊固定于颅顶。

（4）改变患者体位：先解开颈部衣扣。在确认患者无颈部损伤后，意识清醒的患者采取侧卧位或头偏向一侧，避免血凝块及分泌物堆积在口咽部；意识不清时，使其俯卧，前额垫高，让分泌物自然流出；也可采用仰卧位，头偏向健侧。

（5）插入通气导管

1）对于咽部和舌根肿胀压迫呼吸道的伤员，可经口或鼻插入通气导管，以解除窒息。

2）如情况紧急，又无适当导管时，可用 1～2 根粗针头做环甲膜穿刺，或做环甲膜切开术进行抢救，随后改行气管切开术。

3. 吸入性窒息的急救 应立即行气管切开术，通过气管导管，充分吸出进入下呼吸道的血液、分泌物和其他异物，解除窒息。这类伤员术后需注意防治肺部并发症。

4. 遵医嘱用药，密切观察用药后反应

（1）可静脉给予糖皮质激素以消除水肿。

（2）发生喉头、气管或支气管痉挛者，可用氨茶碱或麻黄碱作喉头喷雾。

（3）必要时可注射呼吸中枢兴奋剂，如尼可刹米、洛贝林或安钠加等。

5. 保持呼吸道通畅，遵医嘱有效吸氧。

（三）止血

颌面部严重创伤可导致大出血，如处理不及时，可发生出血性休克危及生命。根据损伤的部位、出血来源和程度及现场条件采取相应的方法。紧急止血方法如下：

1. 指压止血 是暂时止血的应急手段，用手指压迫血管阻断出血区供血动脉的近心端，指压部位依据知名血管的体表标志而定（文末彩图 24-2）。

（1）压迫颞浅动脉：用于额颞部血管出血，可在耳屏前指压颞浅动脉。

（2）压迫颌外动脉：用于面中下部血管止血。方法是在咬肌止端前缘压迫颌外动脉于下颌骨体上。

（3）压迫颈总动脉：用于严重的颌面部大出血。方法是在气管外侧与胸锁乳突肌前缘交界处，触及颈总动脉搏动，在第6颈椎横突水平向后将颈总动脉压迫于颈椎横突上。只能进行单侧压迫，每次持续压迫时间不得超过5min。压迫易导致心律失常，甚至心脏骤停，注意压迫同时密切观察患者生命体征变化。

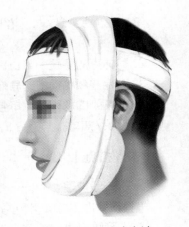

图24-3　包扎止血法

2. **包扎止血**　包扎能起到保护创面、压迫止血、暂时固定、防止污染的作用，主要用于面颈部大面积创面的出血和面侧深区静脉渗血。方法是先清理创面，结扎可探知的活动性出血，明胶海绵填塞渗血的深部静脉，组织复位，再用多层网纱覆盖损伤区，外面用绷带加压包扎（图24-3）。包扎时压力适度，特别是颈部包扎，切勿因压力过大造成呼吸不畅。

3. **填塞止血**　可用于开放性和洞穿性伤口或口底出血，用纱布、碘纱条或油纱条填塞，外面再用绷带加压包扎。鼻出血者可行凡士林纱条填塞鼻腔。

4. **结扎止血**　找到出血点，用止血钳钳夹出血血管。

5. **遵医嘱应用药物止血**　局部可外用中药止血粉、吸收性明胶海绵等；全身止血可静脉给予凝血酶等，密切观察用药后反应。

（四）抗休克

颌面部骨折出血较多，及时止血后，应严密观察生命体征，注意因合并其他损伤（如内脏破裂、骨盆骨折等）引起的出血性休克。抗休克治疗的目的在于恢复组织灌流量：

1. 立即取仰卧中凹位，下肢与躯干抬高20°～30°，以增加回心血量，改善呼吸。

2. 及时补充血容量。迅速建立静脉通道，输血、输液及维持有效血容量。输液过程中根据病情调节滴速及液体种类。快速输液时注意有无咳嗽、急性肺水肿及心力衰竭的发生。

3. 使患者保持安静，避免搬动患者，适当保暖，遵医嘱给予止痛药。

4. 保持呼吸道通畅，遵医嘱给予氧气吸入。

5. 严密观察病情变化，详细记录病情发展和液体出入量。每15～30min观察并记录患者生命体征1次。

6. 留置导尿管，记录尿量，每小时尿量在30ml以上提示休克好转。

7. 遵医嘱用药并观察用药后反应，使用升压药时应5～10min测量血压1次，根据血压情况调节药物输入速度。

8. 注意观察皮肤和指甲的变化，检查创面和出血情况，必要时测量中心静脉压。

9. 纠正酸中毒，维持水、电解质平衡。

（五）伴发颅脑损伤的急救

患者应卧床休息，减少搬动。严密观察神志、脉搏、呼吸、血压及瞳孔的变化，保持呼吸道通畅。瞳孔变化常能反映颅内损伤的程度，如一侧瞳孔变大，常提示同侧颅内有血肿或水肿。

1. **脑脊液外漏患者的护理**　密切观察外漏脑脊液的性质、量。禁止做外耳道或鼻孔的填塞与冲洗及腰椎穿刺，合并使用抗生素预防感染，以免引起颅内感染。一般3～7d后脑脊液外漏逐渐减少或停止。

2. **昏迷的患者**　保持呼吸道通畅，防止误吸和窒息的发生，必要时行气管切开术。严禁作颌间结扎固定。

3. **烦躁不安的患者**　遵医嘱适量应用镇静剂，但禁止使用吗啡，因吗啡有抑制呼吸、缩小瞳孔、引起呕吐等不良作用，影响病情判断。

4. 脑水肿、颅内压增高的患者　可出现意识障碍、瞳孔变大、"颅内高压症"（剧烈头痛、喷射状呕吐、视盘水肿）等表现，应限制液体入量，遵医嘱给予脱水治疗，常用 20% 甘露醇，快速静脉滴注，可同时使用利尿剂与激素。如长时间使用脱水剂和利尿剂，应同时监测血液电解质变化，防止电解质紊乱。

（六）合并颈椎损伤的处理

颈椎损伤常伴随头部受冲击或撞击发生，当怀疑有颈椎伴发伤时，尤其是昏迷患者，不应搬动头部或以头部做支撑而加重颈椎损伤。怀疑有颈椎损伤的患者应通过影像学检查明确损伤部位和范围，颈椎损伤的处理以牵引、制动和固定为主。

（七）防治感染

1. 口腔、鼻腔和鼻窦内有大量细菌存在，若创口与腔窦相通，极易引起创口感染，应尽早关闭创口与腔（窦）间的通道。

2. 遵医嘱应用广谱抗生素、注射破伤风抗毒素，密切观察用药后反应。

3. 如全身情况允许，有条件时应尽早清创缝合，无条件时应包扎伤口，防止细菌污染。

4. 病室内需清洁、通风、定时消毒，严格无菌操作，减少探视与陪伴家属，防止交叉感染。创面大者住单人病房。

（八）心理护理

1. 尽快与患者家属取得联系，减轻患者痛苦和焦虑/恐惧心理。

2. 及时向患者及家属解释手术的必要性和预期效果，鼓励患者和家属面对现实，积极应对。

3. 了解患者的心理状态，采取心理疏导的方法，与其沟通交流，给予安慰，支持患者，树立战胜疾病的信心和勇气。

4. 安慰、鼓励患者家属，帮助患者建立疾病治愈的信心。

（九）转运途中的安全管理

1. 转运前检查患者敷料包扎、止血结扎、留置导管等是否固定稳妥，各种引流是否通畅。

2. 疑似颈椎损伤的患者，应多人同时搬运，一人稳定头部并加以牵引，其他人以身体纵轴为中心平直整体移动，合理使用颈托，没有颈托可用时可在颈部放置小枕，头部两侧加以固定，防止头部的摆动。

3. 昏迷伤员可采用俯卧位，额部垫高，使其口鼻悬空，有利于唾液外流和防止舌后坠。一般患者可采取侧卧位或仰卧位头偏向一侧，避免血凝块及分泌物堆积在口咽部（图 24-4）。

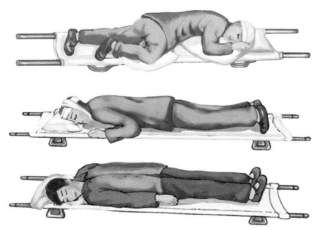

图 24-4　颌面部损伤患者运送时的体位

4. 在运送过程中需将患者固定稳妥，避免发生跌倒、坠床等意外情况，期间严密观察患者生命体征、意识情况，保持呼吸道通畅，防止窒息和休克的发生。

第二节　口腔颌面部软组织损伤患者的护理

 导入情境与思考

　　患者，女，15 岁，主诉：骑自行车不慎摔倒致颌面部外伤 5h。入院查体可见下颌颏部一长约 4cm 挫裂伤伤口，边缘不整齐，创口深达骨面，少量渗血，下唇可见一长约 1cm 挫裂伤伤口，边缘整齐。患者焦躁，反复询问是否"留疤"。行清创缝合术。

　　请思考：

　　1. 对患者应该如何进行心理疏导？

　　2. 该患者存在的护理问题有哪些？应采取哪些护理措施？

　　口腔颌面部软组织损伤是最常见的颌面部损伤，可以单独发生，也可以与颌面部骨折同时发生。据统计，单纯颌面部软组织损伤的发生率约占颌面部损伤的 65%。根据损伤原因和伤情的不同可分为擦伤、挫伤、切割伤、刺伤、挫裂伤及火器伤等。

【病因与发病机制】

口腔颌面部软组织损伤大多因外伤引起。

【护理评估】

（一）健康史

　　了解致伤时间、原因、方式和治疗经过，是否完成免疫接种。询问有无外伤史、手术史、过敏史、家族史和接触传染病史等，是否合并糖尿病、心血管疾病等。

（二）口腔局部症状

　　颌面部软组织损伤分为闭合性损伤和开放性损伤。前者常见有挫伤和血肿，表现为疼痛、肿胀、皮肤颜色改变和皮下淤血等。后者常见有擦伤、割伤、刺伤、撕裂伤、咬伤、火器伤等，损伤部位有不同程度的肿胀、伤口出血、疼痛，甚至有咀嚼功能障碍等。

　　各种损伤的临床表现也各有其特点：

　　1. 擦伤（abrasion wound）　皮肤表层破损，少量出血，创面常附着泥沙或其他异物，有点状或少量出血。由于皮肤感觉神经暴露，痛觉敏感。

　　2. 挫伤（contused wound）　皮下及深部组织遭受损伤而无开放性伤口。伤区的小血管和淋巴管破裂，常有组织内渗血形成瘀斑，甚至发生血肿。主要特点是局部皮肤变色、肿胀和疼痛。

　　3. 刺、割伤（punctured and incised wound）　刺、割伤的皮肤和软组织有裂口。刺伤的创口小而深，多为非穿通伤。切割伤的创缘整齐，伤及大血管时可大量出血；如切断面神经，则发生面瘫。

　　4. 撕裂或撕脱伤（lacerated wound）　此种损伤多为较大的机械力量使组织撕裂或撕脱，患者伤情重，出血多，疼痛剧烈，易发生休克。其创缘多不整齐，皮下及肌组织均有挫伤，常有骨面裸露。

　　5. 咬伤（bite wound）　在城市及农村均可见，有宠物咬伤，熊、狼等野兽咬伤。可造成面颊或唇部组织撕裂、撕脱或缺损，甚至骨面裸露。

　　6. 火器伤（firearm wound）　指由火药燃烧、炸药爆炸等对人体所造成的组织和器官损伤。火器伤伤情复杂，更容易损伤颅脑、眼等邻近器官，伤口污染重，对外形和功能的损毁严重，造成的面部缺损畸形修复困难，也对患者心理造成严重的影响。

　　7. 唾液腺损伤（salivary wound）　唾液腺损伤可引起"涎瘘"，可见切口处肿胀明显，有少量清亮的唾液流出，在进食、咀嚼、嗅、闻或想到刺激性食物时显著增加。

8. 面神经损伤(facial nerve injury)　可引起面瘫,其余面部神经如眶下神经、额神经损伤后,则引起相应区域的皮肤感觉麻木、异常。

（三）辅助检查

当软组织损伤范围大、病情重,需完善 X 线片检查了解有无颌骨骨折。需在全麻下手术的患者应进行血、尿常规,血生化,凝血功能,感染标记物,心电图,胸片等术前检查。

（四）心理 - 社会状况

伤后患者情绪极不稳定,表现为烦躁不安、易激怒、求治心态急切、心理承受能力脆弱。

【治疗要点】

1. **颌面部软组织损伤**　患者一般情况较好,生命体征平稳,应及早对局部伤口进行早期清创缝合术（debridement）。伤后 6～8h 内经彻底清创,应行初期缝合;由于口腔颌面部血运丰富,组织再生能力强,即使在伤后 24～48h 以内,均可在清创后严密缝合;但如伤口范围大,组织破坏多,污染严重,即使早期清创彻底也不应行初期缝合。

2. **擦伤**　主要是清洗创面,防止感染,用无菌凡士林纱布覆盖或用新型敷料湿性愈合。

3. **挫伤**　主要是止血、止疼、预防感染、促进血肿吸收和恢复功能。早期可用冷敷和加压包扎止血。如血肿较大,可在无菌条件下抽出淤血后加压包扎。血肿形成 48h 后用热敷或理疗促进血肿吸收和消散。如血肿部位发生感染,应切开后清洗伤口,局部引流,联合使用抗生素预防感染。

4. **撕脱伤、撕裂伤**　首先要防止休克,给予镇静、止痛及补充血容量,待全身情况稳定后行清创、复位缝合。当组织完全撕脱、撕裂时,如组织损伤不重,可做血管吻合组织游离移植;如撕脱的组织损坏严重或离体时间较长,组织瓣不易存活,可剪除皮下及深层组织,行皮片再植术;如撕脱组织严重损伤,如发生碾压、完整性被破坏、受伤时间超过 6～8h,可在彻底清创后做游离植皮或延期修复。

【护理诊断与护理措施】

1. 口腔颌面部软组织损伤患者术前护理诊断与护理措施见表 24-2。

表 24-2　口腔颌面部软组织损伤患者术前护理诊断与护理措施

常见护理诊断 / 护理问题	护理措施	措施依据
疼痛 与外伤后疼痛有关	1. 进行疼痛评分,询问患者感觉 2. 保持环境安静、整洁,尽可能降低噪声 3. 建立良好的护患关系,耐心听取主诉 4. 保持舒适体位。选择健侧卧位或半卧位 5. 给予播放音乐、深呼吸、按摩、使用止痛药物等措施	评估疼痛的情况 分散注意力等,改善患者感受,减轻对疼痛的关注
有感染的风险 与外伤致皮肤黏膜破损有关	1. 测量生命体征,观察意识和瞳孔变化,保持呼吸道通畅,防止休克 2. 根据伤情及时注射破伤风抗毒素和狂犬病疫苗。一般在伤后 24h 内注射 3. 对已发生感染的伤口不宜进行缝合,需做创面的湿敷、清洗以控制感染,待创面清洁、肉芽组织健康后再做进一步处理 4. 准备清创缝合术的用物,协助医生做好急救处理	 积极配合进行清创缝合,促进创面愈合
焦虑 / 恐惧 与突发意外、担心愈后有关	1. 对于无亲人陪伴的患者,护士应及时联系家属,在家属到来前,应陪伴和照顾患者,缓解孤独感 2. 让患者了解口腔颌面外伤的特点,鼓励患者说出使其不安和担忧的问题,给予耐心解释和安慰	通过陪伴,给予患者心理安慰,减轻焦虑 消除患者及家属的顾虑,减轻思想压力,树立信心

2．口腔颌面部软组织损伤患者术后护理诊断与护理措施见表24-3。

表24-3　口腔颌面部软组织损伤患者术前护理诊断与护理措施

常见护理诊断/护理问题	护理措施	措施依据
潜在并发症：窒息 与损伤致局部肿胀严重，口内血块未及时清除等有关	1．取半卧位，头偏向健侧，以减轻局部肿胀 2．保持患者呼吸道通畅，及时清除口鼻腔分泌物、呕吐物、异物及血凝块以预防窒息，必要时行气管插管或气管切开术，缺氧患者及时给氧	有利于血液回流，减轻局部组织水肿避免误吸导致窒息
潜在并发症：出血 与伤口渗血、手术创伤有关	1．严密观察生命体征和伤口情况，发现异常及时报告医生 2．观察伤口肿胀及渗出情况，伤口敷料包扎以可伸入1指为宜。记录渗出的范围、渗出液的颜色、性质、量、时间等	早期发现出血的征象，及时处理
潜在并发症：感染 与伤口暴露、污染有关	1．及时吸出分泌物、呕吐物或血凝块，预防肺部感染 2．遵医嘱给予抗生素，观察用药反应 3．保持口腔清洁：口内伤口者，术后3～5d给予口腔冲洗 4．密切观察伤口有无渗出，渗出量多少，缝线有无脱落。伤口肿胀于术后3d开始消退，如肿胀较前严重、伤口有脓液溢出则应立即处理 5．腮腺或其导管损伤后可能发生涎瘘，术后绷带加压包扎该部位7d左右，并使用阿托品等药物抑制腺体分泌	及时发现感染征象，保持口腔清洁，避免感染
知识缺乏： 缺乏疾病相关知识	1．讲解疾病相关的知识 2．做好健康宣教 （1）对于全身情况较好的患者，鼓励患者早期活动，以改善局部和全身血液循环，促进康复 （2）嘱患者减少吸烟、喝酒 （3）患者每日洗漱时，应注意避开伤口处，以免引起感染 （4）保持口腔清洁，指导患者用1%～3%过氧化氢溶液和0.9%氯化钠液交替漱口或漱口液漱口，3～5次/d （5）一般5～7d拆线，如创口张力过大可以延长拆线时间或给予间断拆线 （6）告知腮腺及其导管损伤患者，饮食需清淡易消化，避免辛辣、刺激性食物 （7）口服阿托品的患者会出现口干等症状，鼓励其多饮水。阿托品应于餐前0.5h服用 （8）指导患者拆线后，可选择瘢痕减张器、瘢痕软化凝胶及激光手术等方法，淡化色素沉着、软化瘢痕	告知患者及家属疾病相关的知识及康复指导，积极促进康复 烟及酒精对口腔黏膜有较强的刺激，可延缓伤口愈合

第三节　口腔颌面部骨折患者的护理

导入情境与思考

　　患者，女，24岁，主诉：13d前因车祸致颌面部外伤，受伤后无头晕、头痛、恶心、呕吐等症状，急诊入当地医院行CT检查提示：左侧眼眶外侧壁、上颌窦前壁、外侧壁、左侧颧弓粉碎性骨折。行输液抗炎治疗。现以"左侧颧眶上颌骨骨折"转入院。专科查体可见，患者面形不对称，左侧颧面部较右侧塌陷，左侧眶下区、颧弓区稍有触压痛，可扪及骨台阶感，张口受限，张口度约1指半，咬合关系

Note：

可。入院时神志清楚,呼吸平稳,步入病房,T 37.2℃,P 108 次 /min,R 18 次 /min,BP 131/85mmHg,体重 43kg,双侧瞳孔等大等圆,对光反射灵敏,其余器官脏器未查及异常。

请思考:

1. 患者存在哪些护理问题?

2. 应该给予患者哪些护理措施?

颌骨骨折有一般骨折的共性,如出血、肿胀、疼痛、骨折移位、感觉异常和功能障碍等。咬合错乱是颌骨骨折最常见的体征,对颌骨骨折的诊断与治疗有重要意义。患者因咬合错乱而影响咀嚼、言语等功能,可能出现早接触、开𬌗及反𬌗等。不同部位的骨折段移位会引起患者不同的功能障碍,如上、下颌骨骨折可能会出现张口受限、呼吸道阻塞,甚至窒息;面中部骨折会出现颧面部塌陷;颧骨颧弓骨折会出现颞颌关节活动受限;鼻骨骨折出现鼻通气障碍等。

一、上颌骨骨折

上颌骨是面中部的主要骨骼,其内有上颌窦,骨壁结构薄弱,受外力撞击容易发生骨折。上颌骨血供丰富,抗感染能力强,骨折的愈合较下颌骨效果好,但发生创伤后出血也较多。

【病因与发病机制】

上颌骨与鼻骨、颧骨和其他颅面骨相连,骨折线易发生在骨缝和薄弱的骨壁处,临床上最常用的上颌骨骨折分类是 Le Fort 分型(图 24-5)。

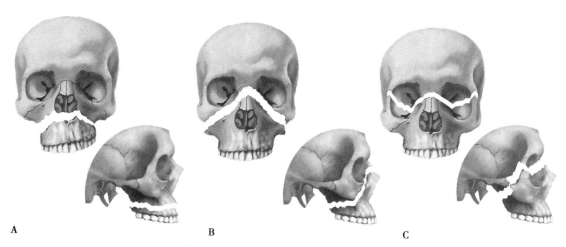

图 24-5 上颌骨 Le Fort 骨折线

A. Le Fort Ⅰ型骨折线;B. Le Fort Ⅱ型骨折线;C. Le Fort Ⅲ型骨折线。

1. Le Fort Ⅰ型骨折 又称上颌骨低位骨折或水平骨折。

2. Le Fort Ⅱ型骨折 又称上颌骨中位骨折或锥形骨折。

3. Le Fort Ⅲ型骨折 又称上颌骨高位骨折或颅面分离骨折。

【护理评估】

(一)健康史

询问致伤时间、原因、方式和治疗经过,是否完成免疫接种。询问有无外伤史、手术史、过敏史、家族史和传染病患者接触史等,是否合并糖尿病、心血管疾病等。

Note:

（二）身体状况

1. **面形改变** 上颌骨骨折后使面中 1/3 变长，如向后移位，则出现面中部凹陷、后缩，形成"碟形面"。在伤后的最初几天内，患者面部尤其是面中部会发生明显肿胀，可使原有面容大为改观。

2. **咬合关系错乱** 上颌骨骨折段的移位必然引起咬合关系错乱，典型表现是前牙开𬌗，后牙早接触。

3. **眶及眶周变化** 上颌骨高位骨折时眶内及眶周常伴有组织内出血、水肿，形成特有的"眼镜征"，表现为眶周瘀斑，眼睑及球结膜下出血，或有眼球移位而出现复视。

4. **口、鼻腔出血** 上颌骨骨折常合并口、鼻腔黏膜撕裂或鼻旁窦黏膜损伤。

5. **颅脑损伤** 上颌骨骨折时常伴发颅脑损伤或颅底骨折，出现脑脊液漏等。

6. **眼的变化** 上颌骨骨折波及眶底时，可出现眼球结膜下出血、眼球移位和复视等，如损伤眼外肌、神经和眼球，可出现眼球运动障碍、视觉障碍或失明。

（三）辅助检查

1. **实验室检查** 完善术前血、尿常规检查；有开放性创口的患者，进行微生物实验室检查。

2. **放射检查** 完善 X 线平片、CT 检查。

（四）心理 - 社会状况

患者及家属多表现为恐惧、焦虑，不知如何面对。

【治疗要点】

上颌骨骨折的治疗原则是早期保持气道通畅和积极止血，待病情平稳应尽快通过复位和固定的方法进行治疗。

1. **复位** 根据骨折的部位、类型和受伤后的时间，选择不同的复位方法。

（1）手法牵引复位：是一种非手术治疗的方法，在局麻下将骨折块手法复位后，采用牙弓夹板拴结固定、颌间牵引固定等方法，颌间固定 3～4 周。

（2）手术切开复位：复杂的上颌骨骨折、受伤后时间较长已发生错位愈合的骨折，手法复位困难，采用手术切开复位。

2. **固定**

（1）颌间固定：采用牙弓夹板、钢丝结扎、正畸托槽、流体树脂或颌间牵引钉固定。

（2）坚强内固定：目前已广泛应用于颌骨骨折的手术治疗，技术已较为成熟。

【护理诊断与护理措施】

1. 上颌骨骨折患者术前护理诊断与护理措施见表 24-4。

表 24-4 上颌骨骨折患者术前护理诊断与护理措施

常见护理诊断 / 护理问题	护理措施	措施依据
焦虑 / 恐惧 与突发创伤、担心愈后等有关	1. 建立良好的护患关系，鼓励患者表达感受，学会放松的方法 2. 介绍疾病及治疗相关知识，让患者了解面部畸形只是暂时的，使其逐渐适应日常生活、社会活动、人际交往等	帮助患者逐步接受受伤的事实，建立治疗的信心
潜在并发症：窒息 与上颌骨骨折段向后下方移位阻塞咽喉部、误吸有关	1. 监测生命体征，观察患者意识、瞳孔变化情况 2. 体位 头偏向健侧，以免骨折处受压；鼻眶筛骨折患者取半卧位 3. 保持呼吸道通畅，及时抽吸口内分泌物，观察分泌物的颜色、性质、量	早期预警，避免窒息的发生有利于血液回流，减轻局部组织水肿

续表

常见护理诊断 / 护理问题	护理措施	措施依据
潜在并发症：出血 与组织损伤有关	1. 密切观察伤口肿胀、出血情况 2. 监测生命体征，特别是注意心率、脉搏及血压的变化 3. 积极配合进行包扎止血等	及时止血，早期发现大出血的情况，促进血容量的恢复
潜在并发症：感染 与外伤、骨折有关	1. 做好创伤局部的清创处理 2. 保持口腔清洁 3. 存在脑脊液漏的患者给予头高位，禁止外耳道或鼻腔填塞与冲洗，也不可用力屏气或擤鼻涕，以免引起颅内感染	采取措施预防感染

2. 上颌骨骨折患者术后护理诊断与护理措施见表 24-5。

表 24-5　上颌骨骨折患者术后护理诊断与护理措施

常见护理诊断 / 护理问题	护理措施	措施依据
潜在并发症：窒息 与术后出现呼吸道梗阻有关	1. 术后取半卧位，鼓励患者排痰 2. 保持呼吸道通畅，及时吸出口鼻腔分泌物 （1）舌后坠者，将舌牵出口外固定 （2）带舌牵引线的患者，要注意观察牵引线是否固定，避免松脱 （3）颌间结扎患者应注意呼吸，特别是在术后 3～5d 伤口肿胀明显。床旁备负压吸引，及时清理口内异物；床旁备钢丝剪，必要时剪断结扎丝；防止呕吐物误吸	减少局部肿胀，预防呼吸道梗阻的发生
潜在并发症：感染 与术后切口感染有关	1. 加强伤口护理，换药时严格无菌操作 2. 保持口腔清洁 （1）口腔冲洗法：适于口内有伤口的患者，术后冲洗 3～5d，2～3 次 /d （2）擦拭法：适用于昏迷或不能配合口腔冲洗的患者，术后擦洗 3～5d，2～3 次 /d （3）含漱法：漱口液含漱，餐前、餐后各 1 次 （4）术后局部伤口肿胀明显者，72h 内可冷敷；72h 后可热敷 （5）鼻眶筛骨折患者术后需吸净鼻腔分泌物；必要时遵医嘱使用 1% 麻黄碱滴鼻，3 次 /d	正确规范的伤口护理有利于促进切口愈合 保持口腔清洁是预防术后切口感染的重要措施
营养失调：低于机体需要量 与疼痛、食欲下降、进食困难有关	1. 饮食种类　选择能提供足够的热量，富含蛋白质和维生素，易消化的流质、半流质饮食或稀软食品 2. 饮食方法　根据患者损伤的部位和伤情不同，采用不同的进食方法 （1）不能张口或颌间结扎的患者可将吸管置于磨牙后区经口进流质；颌间牵引 2～4 周，拆除后可进半流质；半年内禁咬硬物 （2）口内无伤口的患者，手术当日进流质，术后 1d 进半流质，第 4d 后可进普食 （3）伤情较重的者由鼻饲管进食	饮食多样化，根据患者特点有针对性地选择饮食种类及进食方法，促进患者营养的摄入

续表

常见护理诊断/护理问题	护理措施	措施依据
知识缺乏：缺乏相关康复知识	颌骨骨折复位固定2周以内,治疗以固定为主,术后第3周起进行张口训练 1. 术后第3周起,进食时可逐渐去除牵引的橡皮圈,允许适当的活动,以锻炼咀嚼功能;餐后挂上橡皮圈,以维持牵引状态 2. 术后第4周可完全去除牵引的橡皮圈,缓慢进行张口练习,张口度由小逐渐增大 3. 术后第5~6周可拆除固定的牙弓夹板,张口练习逐渐至正常张口度	通过张口练习,以加强肌肉、关节的活动,促进血液循环,加速骨折的愈合,避免术后张口受限
知识缺乏：缺乏出院后护理知识	1. 告知患者及家属非手术治疗行牙弓夹板固定治疗时间为3~4周,手术治疗后行颌间牵引钉牵引时间为1~2周 2. 出院仍需行颌间牵引的,告知其应继续采用口饲或鼻饲流质,选用营养丰富的流质饮食。在咳嗽或打喷嚏时,用手指在鼻孔处固定胃管,以免滑脱 3. 出院如仍需行颌间牵引,应注意观察口内的夹板、结扎丝、牵引钉有无脱落、断开、移位,一旦牵引无效应立即复诊 4. 告知颌间牵引拆除后需张口训练的患者,坚持训练至能将自己的示指、中指、环指三根手指伸入口中为宜 5. 出院后3个月至半年内进软食,避免大力咀嚼食物 6. 注意保护手术部位,避免剧烈活动、挤压碰撞患处 7. 告知患者植入物在体内存留时间至少半年,应注意观察植入物是否出现松动、脱落、暴露、伤口流脓、疼痛等情况	规范正确的健康教育有助于促进患者自我护理,促进早期康复

二、下颌骨骨折

下颌骨骨折按照解剖部位分类可分为下颌正中骨折、体部骨折、下颌角骨折、升支骨折、髁突骨折、喙突骨折和牙槽突骨折等。

【病因与发病机制】

下颌骨是颌面部诸骨中唯一可以活动的骨骼,因其位置突出且易受冲击,在颌骨骨折中的发病率较高。

【护理评估】

（一）健康史

询问致伤时间、原因、方式和治疗经过,是否完成免疫接种。询问有无外伤史、手术史、过敏史、家族史和接触传染病史,是否合并糖尿病、心血管疾病等。

（二）身体状况

1. **骨折段移位**　下颌骨骨折后常因不同部位骨折、不同方向的肌肉牵拉而出现不同情况的骨折段移位,发生口底肿胀、舌后坠,严重者可能引起窒息。

2. **咬合错乱**　这是颌骨骨折最常见的体征,可能有早接触、开𬌗、反𬌗及锁𬌗等多种情况。

3. **骨折段异常动度**　正常情况下,下颌骨运动时是整体运动,只有在发生骨折时才会出现异常

Note:

活动,常常是骨折的体征。

4. 下唇麻木 下颌骨骨折时,突然的撕裂或牵拉常会损伤下牙槽神经,出现下唇麻木。

5. 张口受限 由于疼痛和升颌肌群痉挛,多数下颌骨骨折患者存在不同程度的张口受限症状。

6. 牙龈撕裂 骨折处常可见牙龈撕裂、变色及水肿。

(三)辅助检查

1. 实验室检查 完善术前血、尿常规检查;有开放性创口的患者,进行微生物实验室检查。

2. 放射检查 完善 X 线平片、CT 检查。

(四)心理 - 社会状况

需要评估患者不同的心理过程,了解患者对疾病治疗的认识,对自我形象紊乱的接受度,对愈后的期望值。

【治疗要点】

下颌骨骨折治疗的原则是恢复咬合关系,骨折断端复位正确、固定可靠,能在正确的解剖位置上愈合。治疗方法包括复位和固定。

1. 复位 下颌骨骨折常用的复位方法有手法复位和牵引复位。

(1)手法复位:是通过手法推动将移位的骨折恢复到正常解剖位置,复位后还需要采用单颌固定或颌间固定等方法辅助固定,使骨折愈合。

(2)牵引复位:是利用未发生骨折的上颌牙弓来固定下颌骨骨折段,恢复正常咬合关系,通常采用牙弓夹板或颌间牵引钉复位治疗,需要 6~8 周时间。

2. 固定 下颌骨骨折手法复位后,为保证骨折的愈合,联合使用单颌固定、颌间固定等方法,防止骨折断端移位,促进骨折愈合。也可采用坚强内固定治疗技术。

【护理诊断与护理措施】

1. 下颌骨骨折患者术前护理诊断与护理措施见表 24-6。

表 24-6 下颌骨骨折患者术前护理诊断与护理措施

常见护理诊断 / 护理问题	护理措施	措施依据
焦虑 / 恐惧: 与突发创伤、担心愈后等有关	1. 建立良好的护患关系,鼓励患者表达其感受,学会放松的方法 2. 介绍疾病及治疗的相关知识,使其逐渐适应日常生活、社会活动、人际交往等	帮助患者逐步接受受伤的事实,建立治疗的信心
潜在并发症:窒息与骨折块移位、张口受限、口内分泌物较多有关	1. 监测生命体征,观察患者意识、瞳孔变化情况 2. 保持呼吸道通畅。床旁备负压吸引装置,及时抽吸患者口内分泌物,观察呼吸及口底、舌体肿胀情况 3. 一旦发生窒息,应立即通知医生积极处理,并记录	密切观察,保持呼吸道通畅,预防窒息的发生
潜在并发症:感染与外伤、骨折有关	1. 做好创伤局部的清创处理 2. 保持口腔清洁 3. 遵医嘱给予药物治疗	采取措施预防感染

2. 下颌骨骨折患者术后护理诊断与护理措施见表 24-7。

表24-7 下颌骨骨折患者术后护理诊断与护理措施

常见护理诊断/护理问题	护理措施	措施依据
营养失调：低于机体需要量 与创口、饮食方式改变、饮食种类改变有关	1. 饮食种类 食物应提供足够的热量，富含蛋白质和维生素，易消化 2. 饮食方法 根据患者损伤的部位和伤情不同，采用不同的进食方法	根据患者特点有针对性地选择饮食种类及进食方法，促进营养的摄入
知识缺乏：缺乏相关康复知识	指导患者进行功能训练。可用开口器、筷子或木楔等进行训练。髁突骨折患者开口训练方法： 1. 术后7～10d开始指导患者练习张口，刚开始时不宜过大 2. 术后10d开始进行正常训练，>5次/d，每次以被动开口至有疼痛感，保持5～10min，交替训练，每次训练15～20min 3. 训练应循序渐进，逐渐增大开口度，每周至少应增大1～2mm，成人开口度至少应练习>35mm，儿童视年龄一般应>30mm 4. 开口训练至少需进行6个月，一般进行6～12个月，在不应用开口器被动开口情况下，可开口达35mm为训练成功标准 5. 定期复查，一般应在术后3个月、6个月复查	通过张口练习，以加强肌肉、关节的活动，促进血液循环，加速骨折愈合，避免术后张口受限 防止伤口裂开或出血
知识缺乏：缺乏出院后自我护理方法的相关知识	做好患者的出院健康教育： 1. 告知患者非手术治疗行牙弓夹板固定治疗时间为4～6周，术后颌间牵引钉牵引时间为2～4周 2. 一般术后1个月、3个月、6个月、1年需定期随访 3. 术后3～6个月进食软食，保持口腔清洁 4. 拆除颌间牵引钉后，及时进行张口训练，恢复张口度至能伸入自己手指的3指为宜 5. 面部不对称及畸形的整复，可选择激光、使用瘢痕凝胶或瘢痕贴等方法 6. 若植入材料出现断裂、松动、移位、感染等，应及时就诊，取出植入材料	使患者掌握出院后自我护理及康复的知识，积极促进康复

（毕小琴）

思 考 题

1. 口腔颌面部损伤的特点有哪些？

2. 口腔颌面部损伤发生后的急救护理措施有哪些？

3. 口腔颌面部损伤合并颅脑损伤的患者有哪些临床表现？应当采取哪些护理措施？

4. 如何预防口腔颌面部损伤的患者发生窒息？

5. 请简述颌骨骨折常见的临床表现。

6. 请问颌骨骨折常见的护理措施、术后健康教育有哪些主要内容？

口腔颌面部肿瘤患者的护理

25章 数字内容

━━━ 学习目标 ━━━

知识目标：

1. 掌握口腔颌面部良、恶性肿瘤，瘤样病变，囊肿，唾液腺肿瘤患者围手术期护理评估、护理诊断及护理措施。

2. 熟悉口腔颌面部良、恶性肿瘤，瘤样病变，囊肿，唾液腺肿瘤患者的治疗原则。

3. 了解口腔颌面部良、恶性肿瘤，瘤样病变，囊肿，唾液腺肿瘤的病因与发病机制。

能力目标：

1. 具备临床思维能力，能将理论应用于临床护理，提升专科护理技能。

2. 能应用护理程序对患者进行护理评估，提出护理诊断，采取护理措施。

3. 能对口腔颌面肿瘤患者进行专科护理及健康教育。

素质目标：

1. 将基础医学知识、护理专业知识和人文科学知识应用于临床护理实践中，运用评判性思维，提高护士综合能力。

2. 具备人文关怀及有效沟通素养，关爱患者，积极为患者提供帮助。

第一节　口腔颌面部恶性肿瘤患者的护理

 ———————— 导入情境与思考 ————————

患者,男,55岁,主诉:右舌缘破溃疼痛3月余。右舌扪及一直径约3cm×4cm肿物,表面破溃,质硬,有触痛,边界不清,周围有浸润感。增强CT示:右舌恶性占位。完善术前检查后,于全麻下行"右舌颌颈联合根治术+股前外皮瓣转移修复术+气管切开术"。术后患者头部取正中位制动,气管切开以保持呼吸道通畅,口外伤口处置负压引流。

请思考:

1. 术后护理有哪些观察要点?
2. 如何对患者进行饮食指导?
3. 康复期如何进行功能锻炼?

口腔颌面部肿瘤是口腔颌面外科学的重要组成部分,由于头颈部解剖结构和功能的复杂性,外科手术对患者外貌具有明显影响,该部位肿瘤的治疗具有鲜明特色。作为口腔肿瘤专科护士,应结合该病种特点实施整体护理,运用评判性思维对患者进行整体评估,制订有针对性的护理措施,从而提高患者生存质量。

一、病因

口腔颌面部的恶性肿瘤以鳞状上皮细胞癌(简称鳞癌)最为常见,多发于40~60岁成年人,男性多于女性。其发生和发展是由外来与内在等多种因素相互作用引起,发病因素如下:

（一）外来因素

1. **物理因素**　紫外线、X线及其他放射性物质,热,物理损伤,以及长期慢性刺激等都可能成为致癌的因素。

2. **化学因素**　烟草、乙醇是被证实的致癌因素。

3. **生物因素**　主要是病毒感染,如人乳头状瘤病毒(human papilloma virus, HPV),特别是HPV-16病毒感染是诱发鳞癌的发生因素。

4. **营养因素**　维生素A、维生素B和维生素E缺乏,或人体内硒、锗等微量元素的异常与其发生有关。

（二）内在因素

1. **神经精神因素**　精神过度紧张,心理平衡遭到破坏,造成人体功能失衡。

2. **内分泌因素**　内分泌功能紊乱可引起某些肿瘤的发生。

3. **机体免疫状态**　有免疫缺陷病或异体器官移植后的患者其发生恶性肿瘤的概率比普通人增高。

4. **遗传因素**　癌症患者可能有家族史。绝大多数癌症的遗传规律是以"易感性"的方式表现。

5. **基因突变**　在多种因素的作用下,癌基因被激活,或抗癌基因被抑制(失活)的情况下人体才会出现肿瘤。

6. **其他**　年龄、地区、民族、环境、风俗、生活习性等与肿瘤的发生均有密切关系。

二、护理评估

（一）健康史

询问患者有无鼻炎、扁桃体炎、佝偻病等,有无家族遗传史;有无高血压、心脏病、血液病等。了解患者心肺功能、凝血功能、是否感冒、女性患者月经是否来潮等。

（二）身体状况

1. 症状　肿瘤生长部位不同,其组织结构、恶性程度、转移部位和临床表现不同。早期无症状,因肿瘤的生长快速,根据所累及部位不同,可出现局部疼痛、运动受限,语言、咀嚼、吞咽功能受影响。颌骨破坏严重可造成病理性骨折。

2. 体征　根据肿瘤生长部位,局部表现为溃疡、外生和浸润3种类型。

（三）辅助检查

1. 影像学检查　X线检查、超声、磁共振、放射性核素成像检查等。

2. 病理学检查　为临床治疗提供重要的依据,是肿瘤确诊的"金标准"。

3. 肿瘤标记物　检验结果对于肿瘤的诊断有参考价值。

（四）心理 - 社会状况

由于肿瘤所致疼痛、对颜面的破坏、病情的反复、放疗和化疗后的不良反应、手术对组织器官造成的破坏性效果、生活质量的下降等都可给患者心理上造成很大的压力,因此应评估患者是否存在恐惧或焦虑等心理问题。

三、治疗要点

（一）手术治疗

对于肿瘤早期患者,一般采用肿瘤原发灶切除。有颈部转移时,行颈淋巴结清扫术。病变范围大导致颌面部缺损时,需行邻近组织、带蒂组织、远端组织游离后修复重建术。对于晚期患者,也可采用姑息性治疗,密切随访。

（二）放疗和化疗

未分化癌或低分化癌宜选放疗,此外对于不适宜手术的患者可以考虑局部放疗。对化学治疗也常常在围手术期不同阶段与手术切除联合应用于临床治疗中。

四、护理诊断与护理措施

1. 口腔颌面部恶性肿瘤患者的术前护理诊断与护理措施见表 25-1。

表 25-1　口腔颌面部恶性肿瘤患者的术前护理诊断与护理措施

常见护理诊断 / 护理问题	护理措施	措施依据
焦虑 与容貌改变有关	1. 做好相关知情同意,并主动倾听患者存在的不良情绪及心理问题 2. 定期对患者的心理情况进行评估 3. 有明显焦虑症状的,应及时给予心理干预和疏导	肿瘤对患者的颌面部外观造成极大的影响,导致心理问题更为突出
知识缺乏:缺乏疾病相关知识	1. 评估患者的文化水平,给予术前健康宣教,让患者详细了解疾病相关知识 2. 术前教会患者使用写字板,简单手势进行沟通,表达需求	患者术前了解相关知识及应对方法,可有助于促进其康复的信心

2. 口腔颌面部恶性肿瘤患者的术后护理诊断与护理措施见表 25-2。

表 25-2　口腔颌面部恶性肿瘤患者的术后护理诊断与护理措施

常见护理诊断 / 护理问题	护理措施	措施依据
清理呼吸道无效 与卧床、气管切开、伤口疼痛等导致咳嗽无力有关	1. 将患者置于安静、清洁、空气流通的病室内 2. 保持气道通畅,注意判断吸痰时机,按需吸痰并严格遵循无菌原则,定时雾化。气管切开患者可使用人工鼻,维持气道内温度及湿度 3. 密切观察患者神志、生命体征、血氧饱和度的变化情况	气管切开患者气道与外界空气直接相通,容易形成痰痂,发生气道阻塞

Note:

续表

常见护理诊断/护理问题	护理措施	措施依据
疼痛 与手术引起的组织创伤有关	1. 做好疼痛管理，消除其紧张情绪 2. 提供舒适、安静的环境，放松心情，分散患者对疼痛局部的注意力 3. 定时进行疼痛评估 4. 术后48h内可适当使用镇痛药物，合理正确使用麻醉类止痛药物	患者术后创伤大，且口腔内神经丰富敏感，及时评估患者疼痛程度和有效给予镇痛是术后护理的重点
知识缺乏：缺乏疾病相关的康复、护理知识	1. 住院期间根据患者的恢复情况制订下一步治疗计划 2. 教会患者及家属相关家庭护理的方法 3. 出院健康指导，定期随访复查	通过健康指导提高患者对疾病及康复知识水平
有感染的风险 与手术创伤及引流液排出不畅有关	1. 加强口腔护理，保持口腔清洁，促进切口愈合和增加患者舒适感 2. 做好负压引流护理 （1）妥善固定引流管，采用双固定法 （2）保持引流管通畅，注意引流管有无漏气 （3）定时观察和记录引流液的量、色和性质 （4）倾倒引流液时注意无菌操作 （5）拔除引流管后应观察局部伤口有无肿胀及渗出 3. 必要时进行痰液培养及药敏试验 4. 遵医嘱合理使用抗生素，定时复查血象	术后口腔的自洁作用、咳嗽反射减弱，易使口腔内唾液等分泌物积留和创面积血，易导致分泌物被咽下造成肺部感染
营养失调：低于机体需要量 与疼痛或疾病导致张口受限引起营养摄入不足有关	1. 选择高热量、高蛋白、易消化的食物 2. 鼻饲喂养者，每次营养液进食量控制在200ml以内，操作前后均应注入20ml温水冲洗胃管 3. 营养液应新鲜配制，开瓶后及时食用 4. 不能进食的患者，遵医嘱使用肠外营养	术后高代谢状态，营养风险明显增加
潜在并发症：皮瓣坏死	1. 1周内卧床制动，头部两侧予以沙袋固定。避免牵拉，保证血管吻合口的正常愈合 2. 从颜色、质地、皮纹、皮温等方面定时进行皮瓣观察，发现变化，及时通知医生 3. 供皮区为前臂及下肢，术后肢体应抬高15°～30°，并观察其血液循环和活动情况 4. 配合医生进行毛细血管充盈试验、针刺出血试验等，多种途径判断皮瓣是否存在动脉或静脉危象。如出现皮瓣坏死，则应立即行血管探查术	皮瓣移植术后，由于患者自身血管条件、移植技术等因素，极易发生血管危象

第二节　口腔颌面部良性肿瘤及瘤样病变患者的护理

 ———————————— 导入情境与思考 ————————————

　　患者，男，49岁，1年前无明显诱因出现左下牙龈上一包块，有疼痛及不适感，未予特殊治疗，近2周来疼痛加剧，自行服药后无缓解，病理活检提示：牙龈瘤。专科查体见患者张口度无明显异常，左下牙龈上查见一约2cm×2.5cm大小的包块，界欠清，质中，活动度差，表面溃烂，有触痛，包块浸

Note:

润较浅，舌体活动度可，双侧颌下及颏部未扪及肿大淋巴结。患者有烟酒嗜好，吸烟约 20 年，饮酒约 5 年。患病以来，体重有所减轻，近 2 周睡眠较差，大小便正常。入院行手术治疗，术后第 2d，患者主诉伤口胀痛明显，进食少，精神状态差，疼痛评分为 5 分。测得生命体征：T 37.8℃，P 96 次 /min，R 23 次 /min，BP 146/95mmHg。

请思考：

1. 该患者围手术期有哪些护理诊断？

2. 该患者的术后饮食要注意哪些问题？

3. 该患者术后可能出现哪些并发症，护士应当如何处理？

口腔颌面部良性肿瘤和瘤样病变种类多样，临床上常见的有色素痣、牙龈瘤、纤维瘤、乳头状瘤、牙源性肿瘤、血管瘤与脉管畸形、神经源性肿瘤、嗜酸性粒淋巴肉芽肿、骨源性肿瘤及瘤样病变等。

一、病因

（一）色素痣

色素痣大部分原因不明，可能与先天遗传或发育缺陷等有关，来源于表皮基底层产生黑色素的色素细胞。色素痣多发于面颈部皮肤，亦偶见于口腔黏膜或身体其他皮肤处等。

（二）牙龈瘤

牙龈瘤的发生主要与局部刺激因素、内分泌改变有关，是来源于牙周膜及颌骨牙槽突结缔组织的炎性增生物或类肿瘤性病变。

（三）纤维瘤

纤维瘤的致病因素主要有遗传、内分泌改变、基因突变等。颜面部和口腔内的纤维瘤可起源于面部皮下、口腔黏膜下或骨膜的纤维结缔组织。纤维瘤主要由纤维组织构成，细胞和血管很少；一般生长缓慢，边界清楚。

（四）乳头状瘤

乳头状瘤的病因尚不明确，可能与环境因素、病毒感染、炎症刺激等因素有关，是一组局部上皮呈外生性和息肉样增生形成的菜花状或疣状肿物，在口腔中较为常见。

（五）牙源性肿瘤

牙源性肿瘤的病因比较复杂，乳牙感染、炎症、牙本质细胞反应异常等都是常见诱因，部分与遗传有关，是由成牙组织，即牙源性上皮及牙源性间叶组织发生而来的一类肿瘤。牙源性肿瘤绝大多数为良性，恶性者在临床甚少见。

（六）血管瘤与脉管畸形

血管瘤与脉管畸形的病因尚不明确，可能与先天性的血管畸形有关。血管瘤与脉管畸形是来源于脉管系统的肿瘤或发育畸形，统称为脉管性疾病。血管瘤是婴幼儿最常见的血管源性良性肿瘤，多见于婴儿出生时或出生后不久，其预后良好。

（七）神经源性瘤

神经源性瘤是来源于神经组织的良性肿瘤，可能是自身疾病、环境因素等原因引起的。以神经鞘瘤和神经纤维瘤最常见。神经鞘瘤多见于中年人，生长缓慢，包膜完整，属良性瘤，但也有恶性者。神经纤维瘤是由神经鞘细胞及纤维细胞两种主要成分组成的良性肿瘤。

二、护理评估

（一）健康史

问诊包括基本资料、主诉或求医的理由、目前健康状况、过去健康状况、日常生活型态、家族史、系统回顾、心理社会史。

（二）身体状况

1. 症状 口腔颌面部良性肿瘤随生长部位不同而表现不同。多表现为生长速度缓慢、无痛性肿块、质地较软、大小不等、表面光滑、边缘清楚，与周围组织无粘连，一般皆可移动。早期无症状，生长在表面的良性肿瘤，可以看到突出皮肤存在的肿物。随着肿瘤生长的体积增大，就会出现对周围的压迫症状，会出现疼痛的症状、相应的神经症状、骨质破坏等。

2. 体征 根据肿瘤生长部位，局部表现异常如无痛性肿块、颌骨畸形等。

（三）辅助检查

1. 影像学检查 X线检查、超声、磁共振、放射性核素成像检查等。

2. 病理学检查 是肿瘤确诊的"金标准"。采用免疫组织化学检查、电子显微镜检查、图像分析技术等技术分析从患者体内切取、钳取或穿刺等取出病变组织，实现对肿瘤的诊断、组织来源以及性质和范围的确定等，为临床治疗提供重要依据。

3. 肿瘤标记物 检验结果对于肿瘤的诊断有参考价值。

（四）心理 - 社会状况

由于肿瘤对颜面破坏、病情的反复、手术对组织器官造成的毁坏性效果以及生命质量的下降，对患者心理构成很大压力，易产生偏激情绪（忧郁、恐惧并伴有明显的睡眠障碍）。除上述情况外，还应了解患者家庭关系、家庭经济状况等情况。

三、治疗要点

（一）手术治疗

口腔颌面部良性肿瘤以手术切除为主。

（二）综合治疗

血管瘤与脉管畸形的治疗应根据病损类型、位置及患者年龄等因素决定。常采用的治疗方法有药物治疗、激光治疗、手术切除、硬化剂注射等，对于复杂病例，主张采用综合治疗。

四、护理诊断与护理措施

1. 口腔颌面部良性肿瘤与瘤样变患者术前护理诊断与护理措施见表 25-3。

表 25-3 口腔颌面部良性肿瘤与瘤样变患者术前护理诊断与护理措施

常见护理诊断 / 护理问题	护理措施	措施依据
自我形象紊乱 与颜面部皮肤完整性受损有关	1. 情感支持 要以关心的态度与患者多交流，使患者获得情感上的支持 2. 提高适应能力 告知疾病的相关知识，帮助患者及家属正确认识疾病所致的外观改变，提高对形体改变的认识和适应能力 3. 给患者宣教减轻瘢痕增生的相关知识	颌面部手术，可能会破坏颜面部外观及部分功能，患者术后易发生自我形象紊乱
知识缺乏：缺乏本疾病相关的康复、护理知识	1. 术前做好疾病的介绍，让患者了解疾病相关知识 2. 对语言沟通受限的患者，及时了解其需求 3. 住院期间教会患者及家属康复功能锻炼的相关知识 4. 及时评估患者知识掌握情况，个性化宣教 5. 落实出院健康宣教	对疾病的治疗、预后及护理等相关知识不了解；术后沟通交流受限
焦虑 与担心疾病预后不良、术后外观改变有关	1. 术前要详细了解患者的要求并将术后预期结果给予充分告知，帮助患者做好充分的思想准备以面对预后 2. 教会患者排解焦虑情绪的方法，保持心情愉快，建立良好的生活方式 3. 严重焦虑症的患者，可请心理医生协助其缓解焦虑情绪	由于病灶位置相对特殊，术后可能会对面部外观造成一定影响，从而导致机体与心理应激更为突出

2. 口腔颌面部良性肿瘤与瘤样变患者术后护理诊断与护理措施见表 25-4。

表 25-4 口腔颌面部良性肿瘤与瘤样变患者术后护理诊断与护理措施

常见护理诊断/护理问题	护理措施	措施依据
疼痛 与手术引起伤口疼痛有关	1. 向患者解释伤口疼痛的原因,可能持续的时间,消除患者的紧张情绪,增加患者的耐受力 2. 定时进行疼痛评估 3. 如术后 2~3d 后疼痛仍持续存在,或疼痛减轻后再度加重,应警惕血肿或感染的可能,及时反馈医生,采取相应的措施	手术创伤且口腔颌面部神经丰富敏感,及时评估患者疼痛程度和有效给予镇痛是术后护理的重点
营养失调:低于机体需要量 与摄入不足、丢失过多或机体分解代谢增强等有关	1. 选择高热量、高蛋白、易消化的食物,如新鲜果汁、小米粥、鲜奶、营养液等 2. 部分口内有伤口患者术后前 3d 可进食温凉流质饮食,注意口腔护理 3. 与营养师一起为患者制订饮食计划 4. 经胃管鼻饲喂养的患者需确保胃管在胃内、通畅 5. 不能进食的患者遵医嘱使用静脉营养	术后高代谢状态使得营养物质消耗增加而合成减少,患者术后营养不足风险明显增加,尽量达到满足日常机体需要量,避免因营养不良而影响患者康复进程
有感染的风险 与术后伤口感染有关	具体护理措施同本章第一节"口腔颌面部恶性肿瘤患者的护理"	由于术后口腔的自洁作用减弱,口腔内唾液等分泌物积留和创面积血,成为细菌繁殖的良好场所,易导致口内菌群失调,继而发生感染;术后机体抵抗力下降

第三节 口腔颌面部囊肿患者的护理

导入情境与思考

患者,女,70 岁,因左上颌骨肿物 3 个月收治入院,诊断为"左上颌骨囊肿"。入院 3d 完善术前检查后,于全麻下行"左上颌骨囊肿开窗术"。术后口内伤口予以碘仿纱条填塞,口外伤口予以弹性绷带加压,患者予以口饲全流质。术后第 2d,患者左侧颌面部肿胀明显,主诉伤口胀痛,疼痛评分为 5 分。测得生命体征:T 37.8℃,P 92 次/min,R 23 次/min,BP 136/80mmHg。

请思考:

1. 患者目前有哪些护理诊断?

2. 术后有哪些护理要点?

3. 护士该如何对患者术后的疼痛进行评估?并采取哪些措施帮助患者缓解疼痛?

囊肿是一种良性疾病,是长在人体内某一脏器、组织的囊状良性包块,其内容物的性质是液态的,常根据生长部位命名,如"肾囊肿""肝囊肿""颌骨囊肿"等。口腔颌面部囊肿较多见,主要包括软组织囊肿和牙源性囊肿,临床以牙源性囊肿多见。牙源性囊肿是由成牙组织或牙的上皮或上皮剩余演变而来。

一、病因

(一)软组织囊肿

1. 皮脂腺囊肿 囊肿内毛囊下外根和皮脂腺导管合并发生,囊内含有多量皮脂和少量角质碎片,囊壁不等量皮脂腺组织,炎症刺激和细菌感染,皮脂腺排泄管阻塞可引起皮脂腺囊肿的形成。

2. 牙龈囊肿　成年人牙龈囊肿上皮为薄而扁的鳞状上皮，胞质充满角质，呈圆形，表面光滑或波浪状，复层鳞状上皮衬里，表面不全角化，基底细胞扁平，囊胞内充满角质，含有炎性细胞。

3. 甲状舌管囊肿　是指在胚胎早期甲状腺发育过程中甲状舌管退化不全、不消失而在颈部遗留形成的先天性囊肿。

4. 鳃裂囊肿　又称鳃裂畸形，病因多数认为由胚胎鳃裂残余组织形成。该病常见于 20～50 岁，囊肿位于面颌侧方。

5. 皮样囊肿　胚胎发育时期遗留于组织中的上皮细胞发育而形成。

（二）牙源性囊肿

1. 根端囊肿　由于根尖肉芽肿，慢性炎症的刺激，引起牙周膜内的上皮残余增生。增生的上皮团中央发生变性与液化，周围组织液不断渗出，逐渐形成囊肿，亦称根尖周囊肿。

2. 始基囊肿　成釉器发育的早期阶段，牙釉质和牙本质形成之前，在炎症或损伤刺激后，成釉器的星网状层发生变性，并有液体渗出，蓄积其中而形成囊肿。

3. 含牙囊肿　又称过滤泡囊肿，发生于牙冠或牙根形成之后，在缩余釉上皮与牙冠面之间出现液体渗出而形成含牙囊肿。是最常见的牙源性颌骨囊肿之一，占 18%，仅次于根尖囊肿。

4. 角化囊肿　来源于原始的牙胚或牙板残余，故又称始基囊肿，占牙源性颌骨囊肿的 9.2%。

二、护理评估

（一）健康史

1. 现病史、既往史、治疗情况和家族史评估　同本章第二节"口腔颌面部良性肿瘤及瘤样病变患者的护理"。

2. 生活史　重点了解有无烟酒嗜好，有无锐利牙嵴、残根或不良修复体长期对口腔黏膜的损伤，口腔内有无白斑或扁平苔藓等危险因素。

（二）身体状况

身体状况评估同本章第二节"口腔颌面部良性肿瘤及瘤样病变患者的护理"。

（三）辅助检查

辅助检查同本章第二节"口腔颌面部良性肿瘤及瘤样病变患者的护理"。

（四）心理-社会状况

由于囊肿所致疼痛、对颜面的破坏、进食困难、手术对组织器官造成的破坏性效果、导致生命质量下降等都可给患者造成很大的心理压力。应评估患者是否存在恐惧或焦虑等心理问题，以及其家庭关系、家庭经济状况等。

三、治疗要点

治疗以手术治疗为主。囊肿较为局限时，根据囊肿的部位及波及范围行囊肿摘除术或开窗引流术。囊肿范围较广或生长迅速时，遵医嘱行颌骨重建修复术。

四、护理诊断与护理措施

1. 口腔颌面囊肿患者的术前护理诊断与护理措施见表 25-5。

表 25-5　口腔颌面囊肿患者的术前护理诊断与护理措施

常见护理诊断 / 护理问题	护理措施	措施依据
焦虑 与担心疾病预后有关	1. 理解患者感受，分析焦虑产生的原因，对其焦虑作出评价 2. 创造安静环境 3. 对于患者的合作予以肯定和鼓励	由于病灶位置特殊，术后可能会对面部外观造成一定影响，导致机体与心理应激更为突出

Note：

2. 口腔颌面部囊肿患者的术后护理诊断与护理措施见表 25-6。

表 25-6　口腔颌面部囊肿患者的术后护理诊断与护理措施

常见护理诊断/护理问题	护理措施	措施依据
有感染的风险 与术后伤口感染有关	1. 保持口腔清洁湿润，减少口腔异味和口腔感染，促进切口愈合，增加患者舒适感 2. 在进行换药等操作时严格执行无菌操作 3. 遵医嘱合理使用抗生素 4. 遵医嘱定时复查血象，每班观察患者伤口情况，如有出血、渗血等情况，及时通知医生并协助处理	由于术后口腔的自洁作用减弱，患者咳嗽反射减弱，从而容易使口腔内唾液等分泌物积留和创面积血，成为细菌繁殖的良好场所
急、慢性疼痛 与手术创伤及留置各种导管有关	1. 疼痛等级评分≥4 分，或主动向护士主诉疼痛，应及时报告医生，根据医嘱采取药物或非药物镇痛。镇痛后 0.5h 再次评估疼痛并记录 2. 对患者术后疼痛实施认知行为干预疗法，告知患者术后创伤是造成疼痛的主要原因	患者术后创伤大，口腔内神经丰富敏感，及时评估患者疼痛程度，有效给予镇痛
知识缺乏：缺乏疾病相关的康复、护理知识	1. 术后评估并发症，及时作出干预措施 2. 出院健康指导，定期随访	囊肿开窗术后患者缺乏口腔冲洗和保持口腔清洁卫生相关知识和意识

第四节　唾液腺肿瘤患者的护理

—————　导入情境与思考　—————

　　患者，女，56 岁，主诉：右耳垂下肿块 3 年余，约樱桃大小，无明显疼痛及进食胀痛，无口干及其他不适。门诊拟"右腮腺肿瘤"收治入院。既往体健，无慢性病史及药物过敏史。右耳垂中心扪及类圆形肿块，约 3cm×4cm，界限清楚，可活动，无触痛，无面神经瘫痪症状。增强 CT：右腮腺占位。完善术前检查后，于全麻下行"右腮腺肿物切除术 + 右腮腺浅叶切除术 + 面神经解剖术"。手术顺利，伤口有 1 个引流球，术后第 2d，引流液为 200ml 清亮性液体。术后出现右眼睑闭合不全。次日，遵医嘱予以佩戴弹力帽。

　　请思考：

　　1. 术后护理有哪些观察要点？

　　2. 患者可能出现什么并发症？

　　3. 对该患者的术后饮食做哪些指导？

　　涎腺又称唾液腺，包括腮腺、下颌下腺和舌下腺 3 对大涎腺，以及分布于口腔、咽部、鼻腔及上颌窦黏膜下层的小涎腺。所有腺体均能分泌唾液，通过导管排向口腔，与吞咽、消化、味觉、语言、口腔黏膜防护以及龋病预防密切有关。肿瘤是涎腺组织最常见的疾病，可发生在任何年龄。不同病理类型的肿瘤的临床表现、治疗、预后都不同，产生的护理问题也会不尽相同。

一、病因病理分类

　　根据肿瘤生物性行为，大致将唾液腺恶性肿瘤分为三类。①高度恶性肿瘤：包括低分化黏液表皮样癌、腺样囊性癌、鳞状细胞癌等。这类肿瘤淋巴结转移及远处转移率高，术后易复发，预后较差。②低度恶性肿瘤：包括腺泡细胞癌、多形性低度恶性腺瘤等。这类肿瘤淋巴结及远处转移率低，预后较好。③中度恶性肿瘤：包括基底细胞腺癌、乳头状囊样癌，其生物学行为介于上述两者之间。以下为临床常见唾液腺肿瘤类型说明：

1. 多形性腺瘤　又名混合瘤，涎腺肿瘤中最常见的类型，多见于腮腺。多形性腺瘤由肿瘤性上皮组织和黏液样或软骨样间质所组成，可分为细胞丰富型和间质丰富型。多形性腺瘤生长缓慢，病程可达数年至数十年，患者常无自觉症状。

2. 沃辛瘤　又名腺淋巴瘤或乳头状淋巴囊腺瘤。目前认为沃辛瘤发生在胚胎发育时期，具有下列临床特点：①好发于40~70岁中老年，多见于男性，男女比例为6:1；②可能与吸烟有关，肿瘤有消长史；③绝大多数肿瘤位于腮腺后下极；④肿瘤常呈多发型，约有12%患者为双侧腮腺肿瘤。

3. 黏液表皮样癌　黏液表皮样癌以具有柱状、透明和嗜酸性粒细胞样特点的黏液细胞、中间细胞和表皮样细胞构成的腺体的上皮性恶性肿瘤，是儿童和成人最常见的原发性涎腺恶性肿瘤。约一半发生在大涎腺，多数表现为实性、固定的无痛性肿块，是涎腺恶性肿瘤中最常见者。多数得到适当治疗的患者预后好。

4. 腺样囊性癌　根据其组织学形态可分为腺样、管状型、实性型。前者分化好，后者分化较差。

二、护理评估

（一）健康史

明确患者此次就诊的主要原因和治疗目的，仔细询问患者慢病史、用药史及过敏史。育龄期女性患者的月经史。

（二）局部症状

肿瘤局部有红、肿、热、痛的表现张口受限、导管口红肿、挤压腺体有分泌物流出；有无面神经损失症状。

（三）辅助检查

1. 影像学检查　B超可以判断有无占位性病变及肿瘤的大小；CT检查可确定肿瘤的部位及与周围组织，包括重要血管之间的关系；磁共振检查可获得横断、矢状及冠状图像。

2. 病理学检查　实现对肿瘤的诊断、组织来源以及性质和范围的确定等，为临床治疗提供重要依据，是肿瘤确诊的"金标准"。

3. 肿瘤标记物　检验结果对涎腺肿瘤的诊断有参考价值。

（四）心理-社会状况

因涎腺解剖位置均在颜面部位，附近有面神经、腺体导管及多条血管交错，解剖结构复杂，因而术中损及神经引发术后并发症风险较高。此外手术对多数患者而言属于典型的心理应激源，可产生恐惧、紧张、忧虑等不良情绪。

三、治疗要点

1. 手术治疗　无论良、恶性肿瘤，目前治疗以手术为主。

2. 放疗　唾液腺恶性肿瘤对放射线不敏感，单纯放疗很难达到根治。但放射治疗可以降低复发率。

3. 化疗　唾液腺恶性肿瘤有可能发生远处转移，特别是腺样囊性癌和唾液腺导管癌，远处转移率在40%左右，因此术后需要配合化学药物治疗。

四、护理诊断与护理措施

1. 唾液腺肿瘤患者的术前护理诊断与护理措施见表25-7。
2. 唾液腺肿瘤患者的术后护理诊断与护理措施见表25-8。

表25-7　唾液腺肿瘤患者术前护理诊断与护理措施

常见护理诊断 / 护理问题	护理措施	措施依据
焦虑 与预感身体健康受到威胁有关	1. 理解患者感受，与其一起分析焦虑产生的原因，对其焦虑作出评价 2. 介绍疾病的治疗过程、手术的必要性，解释常规切口的位置，缓解患者对手术瘢痕产生的恐惧 3. 对于患者的合作予以肯定和鼓励	由于病灶位置均位于颜面部，术后的面神经暂时性或永久性损伤及瘢痕对患者的面部外观造成一定影响，而导致的机体与心理应激更为突出
知识缺乏： 缺乏本疾病相关的康复、护理知识	1. 评估患者的文化水平，术前做好疾病的介绍，让患者了解疾病相关知识 2. 指导患者清淡饮食，忌酸，忌辣，忌浓茶和咖啡 3. 保持口腔清洁	患者及家属缺乏专业护理知识手术创伤造成的面瘫患者，缺乏促进神经恢复功能锻炼方法

表25-8　唾液腺肿瘤患者术后护理诊断与护理措施

常见护理诊断 / 护理问题	护理措施	措施依据
自我形象紊乱 与疾病手术造成永久性面瘫有关	1. 鼓励患者表达目前感受，思考和看待自我的方式有关的感受 2. 鼓励患者询问与康复、预后等相关的问题 3. 鼓励患者进行外观修饰的行为，为其创造与有相同经历的患者一起交流的机会 4. 教会照护者正性鼓励患者的方法	疾病原因造成永久性面瘫，外观改变，导致患者不能正面接纳自我，对疾病所表现出的症状存在羞耻感或厌恶感
潜在并发症：面神经损伤	1. 术后密切观察患者面部表情，查看患侧是否存在眼睑闭合不全，鼻唇沟变浅，口角歪斜，讲话流涎、漏风等表现 2. 耐心向患者解释发生面神经损伤的原因及治疗方法 3. 按医嘱给予营养神经药物的治疗，如维生素 B_1、维生素 B_{12} 4. 指导患者进行抬眉、鼓腮、闭眼等表情肌的功能锻炼 5. 必要时进行理疗康复	患者及家属缺乏相关知识，容易造成焦虑及恐惧
潜在并发症：涎瘘	1. 评估涎瘘发生的时间、症状，及时通知医生 2. 指导术后 3～6 个月忌酸辣等刺激性食物 3. 向患者解释涎瘘发生的可能原因，缓解紧张情绪 4. 按医嘱落实治疗，密切观察治疗效果 5. 指导患者正确佩戴弹力帽	由于术中肿瘤切除同时引起腺叶损伤，或术后饮食不当引起腺体分泌增多，密切观察引流液的色、质、量是关键

（侯黎莉）

思　考　题

1. 如何保持口腔颌面部恶性肿瘤患者术后气道通畅？
2. 如患者存在术后营养失调风险，护士应如何进行干预？
3. 口腔颌面部良性肿瘤及瘤样变者术后常见的护理问题有哪些？
4. 应对口腔颌面部囊肿患者术后疼痛采取哪些有效的护理措施？
5. 利用思维导图的方式分析涎腺肿瘤患者术后并发症的观察与护理。
6. 如何做好腮腺切除术后负压引流护理观察？

Note：

NURSING 中英文名词对照索引

[1] 周学东, 唐洁, 谭静. 口腔医学史 [M]. 北京: 人民卫生出版社, 2013.

[2] 张震康, 俞光岩, 徐韬. 实用口腔科学 [M]. 4 版. 北京: 人民卫生出版社, 2016.

[3] 赵信义. 口腔材料学 [M]. 6 版. 北京: 人民卫生出版社, 2020.

[4] 张志君. 口腔设备学 [M]. 3 版. 成都: 四川大学出版社, 2017.

[5] 江泳. 口腔设备学 [M]. 北京: 北京大学医学出版社, 2020.

[6] 王美青. 口腔解剖生理学 [M]. 7 版. 北京: 人民卫生出版社, 2019.

[7] 张祖燕. 口腔颌面医学影像诊断学 [M]. 7 版. 北京: 人民卫生出版社, 2020.

[8] 罗汉萍. 眼耳鼻咽喉口腔科护理学 (案例版)[M]. 北京: 科学出版社, 2018.

[9] 席淑新, 赵佛容. 眼耳鼻咽喉口腔科护理学 [M]. 4 版. 北京: 人民卫生出版社, 2017.

[10] 赵佛容. 口腔护理学 [M]. 3 版. 上海: 复旦大学出版社, 2017.

[11] 张志愿. 口腔颌面外科学 [M]. 8 版. 北京: 人民卫生出版社, 2020.

[12] 周永胜. 口腔修复学 [M]. 3 版. 北京: 北京大学医学出版社, 2019.

[13] 赵铱民. 口腔修复学 [M]. 8 版. 北京: 人民卫生出版社, 2020.

[14] 冯希平. 口腔预防医学 [M]. 7 版. 北京: 人民卫生出版社, 2020.

[15] 王兴. 第四次全国口腔健康流行病学调查报告 [M]. 北京: 人民卫生出版社, 2018.

[16] 冯希平. 中国龋病防治指南 [M]. 北京: 人民卫生出版社, 2016.

[17] 孟焕新. 牙周病学 [M]. 5 版. 北京: 人民卫生出版社, 2020.

[18] 高学军, 岳林. 牙体牙髓病学 [M]. 2 版. 北京: 人民卫生出版社, 2013.

[19] 樊明文. 牙体牙髓病学 [M]. 北京: 人民卫生出版社, 2015.

[20] 周学东. 牙体牙髓病学 [M]. 5 版. 北京: 人民卫生出版社, 2020.

[21] 张志愿. 口腔科学 [M]. 9 版. 北京: 人民卫生出版社, 2018.

[22] 李秀娥, 王春丽. 实用口腔护理技术 [M]. 北京: 人民卫生出版社, 2016.

[23] 高岩. 口腔组织病理学 [M]. 8 版. 北京: 人民卫生出版社, 2020.

[24] 葛立宏. 儿童口腔医学 [M]. 5 版. 北京: 人民卫生出版社, 2020.

[25] 赵志河. 口腔正畸学 [M]. 7 版. 北京: 人民卫生出版社, 2020.

[26] 陈谦明. 口腔黏膜病学 [M]. 5 版. 北京: 人民卫生出版社, 2020.

[27] 赵志河. 口腔正畸学 [M]. 7 版. 北京: 人民卫生出版社, 2020.

[28] 宫苹. 口腔种植学 [M]. 北京: 人民卫生出版社, 2020.

[29] 林丽婷. 口腔专业护理健康教育 [M]. 广州: 广东科技出版社, 2017.

[30] 周海静. 口腔健康教育与促进 [M]. 北京: 科学出版社, 2015.

[31] 陈曦. 社区口腔健康教育指导 [M]. 上海: 上海交通大学出版社, 2015.

[32] 赵红. 社区护理 [M]. 北京: 人民卫生出版社, 2017.

[33] 鲁喆，赵晓曦. 口腔门诊护理基础 [M]. 北京：人民卫生出版社，2018.

[34] 赵佛容. 口腔护理诊疗与操作常规 [M]. 北京：人民卫生出版社，2018.

[35] 毕小琴，龚彩霞. 口腔颌面外科护理基础 [M]. 北京：人民卫生出版社，2019.

[36] 李芸，蔡耀婷，袁忠梅，等. 全科护理适宜技术 [M]. 成都：四川科学技术出版社，2019.

[37] 陈燕燕. 眼耳鼻喉口腔科护理学 [M]. 4 版. 北京：人民卫生出版社，2019.

[38] CRAIG R G，KAMER A R. 牙周病的全身影响：临床指南 [M]. 李昂，主译. 西安：世界图书出版西安有限公司，2017.

[39] LOSEE J E，KIRSCHNER R E. 唇腭裂综合治疗学 [M]. 石冰，郑谦，主译. 北京：人民卫生出版社，2011.

[40] BIRD D L，ROBINSON D S. 现代牙医助理 [M]. 李秀娥，王春丽，主译. 北京：人民卫生出版社，2021.

[41] 李云鹏，石冰，张俊睿. 口腔颌面部间隙感染诊疗专家共识 [J]. 中华口腔医学杂志，2021，56（2）：136-144.

[42] 刘洪臣. 老年人的口腔保健 [J]. 中华老年口腔医学杂志，2017，15（05）：292.

[43] 万呼春，杨征，吴红崑，等. 残障人口腔疾病的临床治疗 [J]. 华西口腔医学杂志，2017，35（04）：348-354.

[44] BEKES K. Pit and fissure sealants[M]. Berlin：Springer，2018.

[45] WRIGHT J T，CRALL J J，FONTANA M，et al. Evidence-based clinical practice guideline for the use of pit-and-fissure sealants：A report of the American Dental Association and the American Academy of Pediatric Dentistry[J]. J Am Dent Assoc，2016，147（8）：672-682.

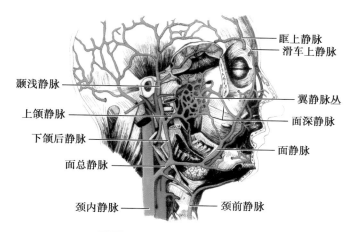

彩图 2-19　面颈部浅、深静脉

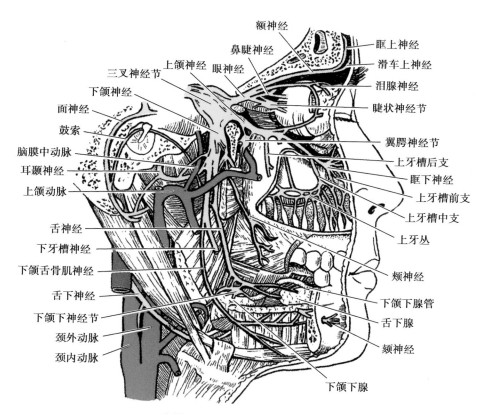

彩图 2-21　三叉神经及其分支

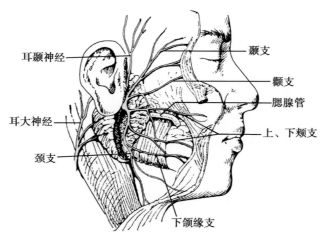

耳颞神经
颞支
颧支
腮腺管
上、下颊支
耳大神经
颈支
下颌缘支

彩图 2-22　面神经及其分支

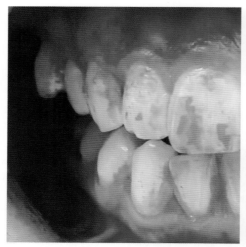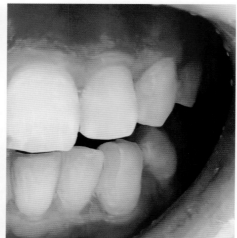

彩图 8-5　涂菌斑显示剂前后对比图

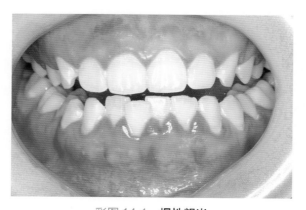

彩图 14-1　慢性龈炎

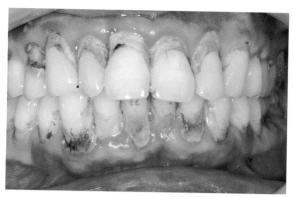

彩图 14-2　龈上洁治前

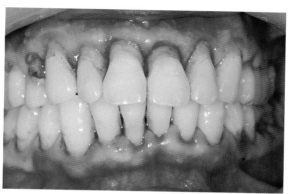

彩图 14-3　龈上洁治后

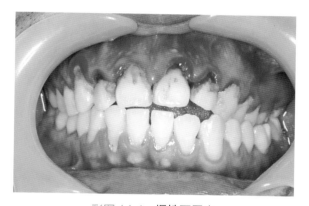

彩图 14-4　慢性牙周炎

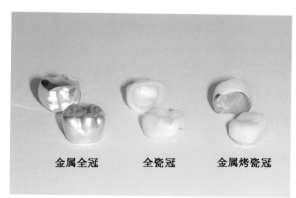

金属全冠　　全瓷冠　　金属烤瓷冠

彩图 16-12　各类全冠修复体

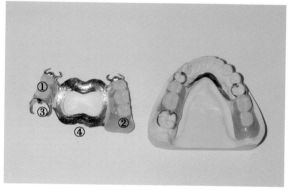

彩图 16-15　可摘局部义齿（活动义齿）

①人工牙；②基托；③固位体；④连接体。

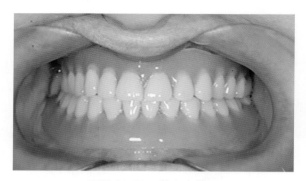

彩图 16-25 总义齿戴牙

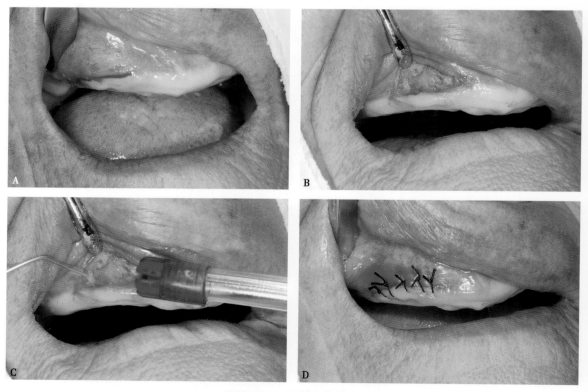

彩图 18-1 牙槽突修整术

A. 切口；B. 翻瓣、去骨；C. 锉平；D. 缝合后。

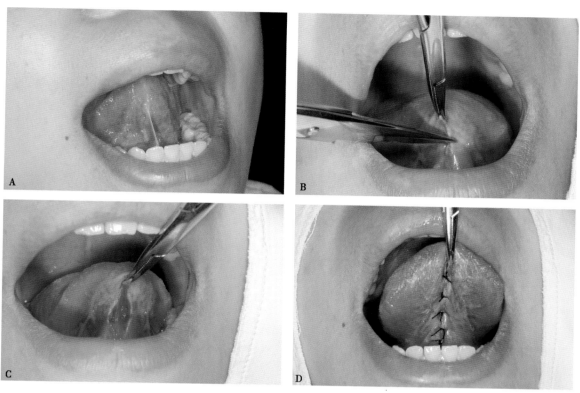

彩图 18-2　舌系带矫正术
A. 舌系带过短；B. 切开；C. 形成菱形创面；D. 缝合后。

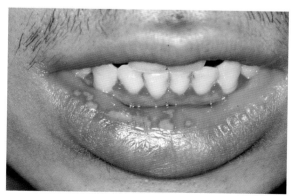

彩图 20-1　原发性疱疹性龈口炎

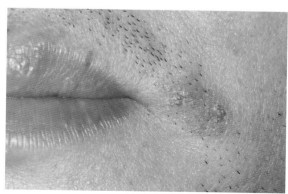

彩图 20-2　复发性疱疹性口炎

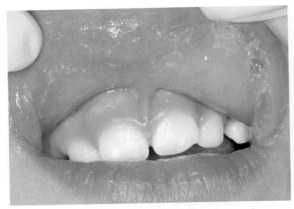

彩图 20-3 急性假膜型念珠菌口炎

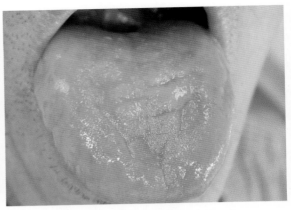

彩图 20-4 急性红斑型念珠菌口炎

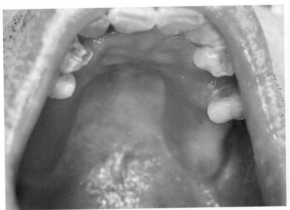

彩图 20-5 慢性红斑型念珠菌口炎（义齿性口炎）

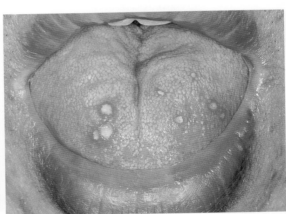

彩图 20-6 轻型复发性阿弗他溃疡

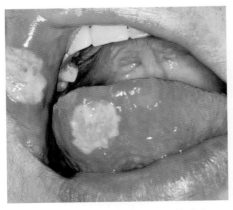

彩图 20-7 重型复发性阿弗他溃疡

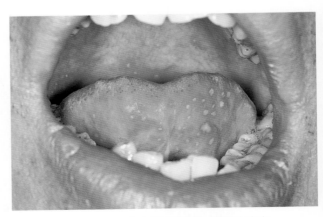

彩图 20-8 疱疹样型复发性阿弗他溃疡

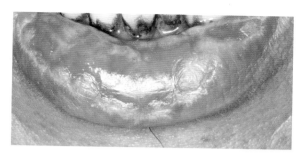

彩图 20-9　口腔扁平苔藓（萎缩型）

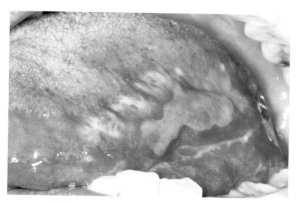

彩图 20-10　口腔扁平苔藓（糜烂型）

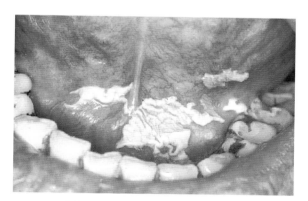

彩图 20-11　口腔白斑病（皱纸型）

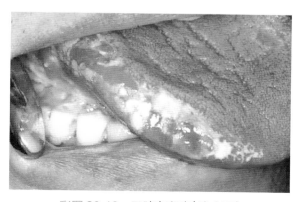

彩图 20-12　口腔白斑病（溃疡型）

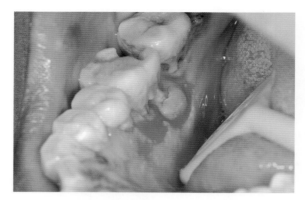

彩图 20-13　寻常型天疱疮的新鲜糜烂面（牙龈黏膜）

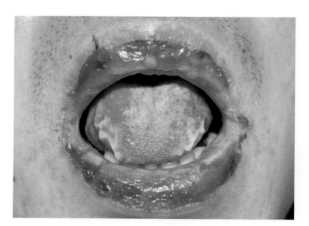

彩图 20-14　多形红斑

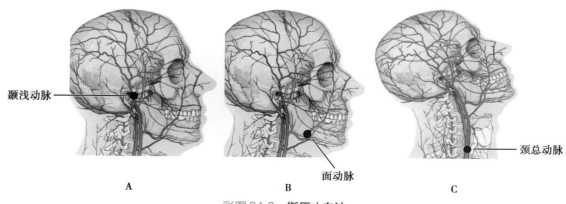

彩图 24-2　指压止血法

A. 压迫颞浅动脉；B. 压迫面动脉；C. 压迫颈总动脉。